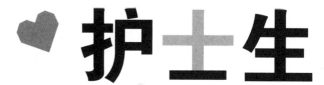

护士生
心理健康教育概论

HUSHISHENG

XINLI JIANKANG JIAOYU GAILUN

陈　文　汪小容／编著

U0264794

西南交通大学 出版社
·成 都·

图书在版编目（ＣＩＰ）数据

护士生心理健康教育概论 / 陈文编著. —成都：
西南交通大学出版社，2014.8
ISBN 978-7-5643-3299-0

Ⅰ．①护… Ⅱ．①陈… Ⅲ．①护士－心理健康－健康
教育 Ⅳ．①R395.6

中国版本图书馆 CIP 数据核字（2014）第 192020 号

护士生心理健康教育概论

陈文　汪小容　编著

责 任 编 辑	罗爱林
封 面 设 计	墨创文化
出 版 发 行	西南交通大学出版社 （四川省成都市金牛区交大路 146 号）
发行部电话	028-87600564　028-87600533
邮 政 编 码	610031
网　　　址	http://www.xnjdcbs.com
印　　　刷	四川川印印刷有限公司
成 品 尺 寸	170 mm×230 mm
印　　　张	15.75
字　　　数	282 千字
版　　　次	2014 年 8 月第 1 版
印　　　次	2014 年 8 月第 1 次
书　　　号	ISBN 978-7-5643-3299-0
定　　　价	32.00 元

《护士生心理健康教育概论》编委会

按编写章节顺序排名：
陈　文（四川广播电视大学）
陈　华（西南交通大学）
宁珂雪（四川广播电视大学）
戴建峰（四川广播电视大学）
汪小容（西南交通大学）
李湘华（四川广播电视大学）

前　言

在当今复杂多变的社会环境下，护理学专业学生（护士生）的心理健康问题日益突出并引起了广泛的关注与重视。虽然有关大学生心理健康教育的教材、书籍繁多，但新颖、针对护理学专业学生的心理健康教育的教材、书籍还比较罕见。鉴于此，作者从 2010 年开始，开展了护士生心理健康教育需求的调查研究、护士生心理健康教育课程内容的设置研究，并在此基础上，借鉴、消化了国内外关于大学生心理健康教育的大量研究成果，编著了本书。本书涵盖了"了解心理健康的基础知识""提高自我心理调适能力"和"提高对病患者的心理调适能力"内容。

本书最重要的特点在于"针对性""实践性"和"可操作性"。我们精心设计了与护士生身心健康有密切关系的学习、生活、工作等方面的内容，特别体现了"护士生是心理健康教育的主体"的指导思想，不仅有理论上的阐述，而且在内容安排上也更侧重于对学生的实际指导，包括一些案例、测试题等。参加本书编著的作者，有的长期在高校从事应用心理学、心理健康教育、医护心理学的教学、研究和应用工作；有的在医院从事了多年的临床护理工作、临床护理教育与临床护理管理。在编著本书的过程中，我们坚持"实用、好用、够用"的原则，特别强调本书的实用性、针对性、时代性和可操作性。

本书共有十章内容，包括护士生心理健康导论、护士生常见的心理问题、护士生的自我意识与心理健康、护士生的人格发展与心理健康、护士生的人际交往、护士生的职业心理发展、护士生的情绪管理、护士生的压力管理、护士生心理健康的维护、护士生临床心理健康教育的实施等内容，以满足护士生自我教育和利他教育的需要。

护士生心理健康的维护是一项长期的工作，需要我们在工作中不断总结经验，需要我们根据护士生的学习、生活、工作的实际，从现实出发，不断完善。

本书各章节的编写分工：陈文（四川广播电视大学，第一章、第二章、第九章），陈华（西南交通大学，第三章、第四章），宁珂雪（四川广播电视大学，第五章），戴建峰（四川广播电视大学，第六章），汪小容（西南交通大学，第七章、第八章），李湘华（四川广播电视大学，第十章）；统稿由陈文、汪小容、陈华完成。

本书既可作为高校医学生尤其是护士生开设心理健康教育的教材，也可以作为在职护理人员心理健康教育的自助读物，适合高校医学生，从事医学生心理健康教育教学或心理咨询的教师、辅导员以及相关工作者阅读和参考。

在本书的编著过程中，查阅和参考了大量的文献资料，借鉴了很多优秀的研究成果，在此向各位作者表示由衷的感谢。限于作者水平与能力，本书存在一些缺点与不足，恳请广大读者批评指正。

编著者

2014 年 6 月于青城山下

目　录

第一章　护士生心理健康导论

护理专业是一个集人文社会科学、医学基础、预防保健等为一体的特殊的专业。该专业大学生所处的社会、学习、生活、就业环境等方面均具有一定的特殊性。随着社会经济的快速发展和医学模式的转变，社会对护士的护理水平提出了更高的要求，这就需要护理工作者不仅要具有精湛的专业技能，还必须具备良好的心理素质和健康的心理状态。今天的护理专业在校大学生就是将来医院护理队伍的主力军，因此，护理专业大学生的心理健康教育就显得尤为重要和紧迫。

第一节　心理健康对护士生成长的意义

护理生心理健康教育是综合素质教育的重要组成部分。护士生是大学生中一个特殊的群体，他们与普通院校大学生比较既有共性也有个性，有针对性地对他们进行心理健康教育，能够很好地引导护理生形成良好的心理素质，学会自我完善，有利于培养护理生顽强的意志和承受、战胜挫折的能力，使他们能够更好地适应大学的学习和未来的护理临床或教育工作。

一、认识心理世界

（一）了解心理现象

心理学是研究心理现象的科学，其研究对象就是心理现象，具体而言是心理现象的产生和发展变化规律。即心理学是一门研究人类心理现象的发生、发展和活动规律的科学。

心理现象包括了心理动力、心理过程、心理状态和个性心理特征四个方面。

1. 心理动力

心理动力决定个体对现实世界的认知态度和对活动对象的选择与方向，主要包括动机、需要、兴趣和世界观等心理成分。

（1）动机。人的各种活动，都是在一定的动力推动下进行的。这种推动人进行活动的，并使活动朝向某一目标的动力，就是人的活动动机。它使个体产生一定的行为并指向特定的对象，在活动过程中不断调节行为的强度、持续的时间，最终达到预定的目标。

（2）需要。指个体感到某种缺乏而力求获得满足的心理倾向。需要是个体进行活动的基本动力，是个体积极性的源泉。人有生理的需要，也有社会的需要；有物质的需要，也有精神的需要。人一旦有了需要就会产生寻求需要满足的动力即动机，并产生相应的行为。

（3）兴趣。是一个人对事物、世界好奇而进行探索认知的需要，可促使一个人产生探索认知的行为。

（4）世界观。是个体对客观世界的总体看法与基本态度，决定一个人行为的基本方向。

2. 心理过程

心理活动过程包括认知过程、情绪（情感）过程和意志过程三个方面，三者从不同的角度能动地反映了客观事物及其相互之间的关系。

（1）认知过程。认知过程是个体认识世界、获取并运用知识的过程，包括感觉、知觉、记忆、思维和想象等。人对客观世界的认识始于感觉与知觉，将感觉、知觉过程中所获得的知识经验贮存在人们的头脑中，并在需要时再现出来，这就是记忆。人不仅能直接感知个别、具体的事物，认识事物的表面联系和关系，还能运用头脑中已有的知识经验去间接地、概括地认识事物，揭露事物之间的本质联系和内在规律，这就是思维。人对客观事物在头脑中形成的形象进行加工改造，从而产生新形象的过程，即为想象。

（2）情感过程。在认识客观世界的过程中，人会对事物产生一定的态度，引起主观的体验：喜、怒、哀、乐、爱、憎、惧、恐等，这就是情绪（情感）。它是人对客观事物是否符合自己的需要而产生的态度与体验。凡是符合人的需要的客观事物，就会使人产生积极肯定的情绪；反之，则会产生消极否定的情绪。

（3）意志过程。人和动物不同的是，人不仅能认识世界并对之产生肯定或否定的情绪，而且能调节自己的活动并有目的，有计划地改造世界。心理学把人自觉地确定目的、并为实现目的而克服困难、有意识地支配和调节自己行为的心理过程，称作意志过程，表现为激励个体去从事达到目的所需的行为和抑制与预定目的不相符合的行为两个方面。

认知过程、情感过程与意志过程三者在现实生活中总是紧密联系、相互作用的。一方面，认知决定人的情绪和意志，"知之深，爱之切"，认识到学习的重要性才会付出意志努力；另一方面，情绪和意志又影响人的认知，如"情人眼里出西施"就是情绪对认知的影响，坚强的意志能促进人认知的积极性，并取得良好的认知效果。情绪可以加强或减弱意志，而意志也可以控制情绪。

3．心理状态

心理状态是人的心理活动在一段时间里出现的相对稳定的持续状态，其持续时间可以是几个小时、几天或更长一段时间。它既不同于动态的心理过程，也不同于静态的心理特征。例如，在感知活动时可能会出现聚精会神或漫不经心的状态；在思维活动中可能会出现灵活或刻板状态；在情绪活动时可能会产生某种心境、激情或应激的状态；在意志活动时可能会出现犹豫或果敢的状态等。

人反映客观现实的心理活动，总是有注意状态相伴随。注意作为一种比较积极的心理状态，使人的心理活动指向和集中在一定的对象上，并使人对被注意的事物进行清晰的反映。没有注意的作用，人就无法清晰地认识事物，也无法准确而迅速地完成各种活动。

4．个性心理特征

个性心理特征是人们在长期的认知、情绪和意志活动中形成的稳固而经常出现的心理特性，主要包括能力、气质和性格。

（1）能力是人顺利地完成某种活动所必须具备的心理特征，体现了个体活动效率的潜在可能性与现实性。

（2）气质是表现在人的心理活动动力方面的特征，如心理活动速度、强度、稳定性、灵活性等，这些特征与生俱来，很少受个人活动的目的、动机和内容的影响。

（3）性格是人对现实的稳固的态度和习惯化的行为方式。气质与性格有时也统称为人格。正是这些心理特征，使一个人的心理活动与其他人的心理活动彼此区别开来。

人的心理系统的上述四个方面总是彼此密切联系、相互作用的，反映了心理现象的发生、发展过程及规律。

人内在的心理与外在的行为有着密切的对应关系，我们不仅可以根据所给的刺激来预测人的行为，也可以根据所表现出来的行为来推测人的心理。因此，心理学家在研究人内在的心理现象时，往往也研究人外在的行为反应，并通过探讨心理与行为的关系，来全面准确地理解人的心理活动及规律。

心理学除了研究人的意识外，还研究人的无意识。人的绝大多数活动是受意识支配的，也有一些是无意识的（如做梦、口误、笔误等）。通过对意识和无意识的研究，能更全面地理解人的心理现象。

心理活动的具体内容见图 1-1。

$$
心理活动
\begin{cases}
心理过程
\begin{cases}
认知过程——感觉、知觉、记忆、想象、思维 \\
情感过程（情绪） \\
意志过程
\end{cases} \\
心理动力\quad 个性倾向性——需要、动机、兴趣、信念、理想、世界观 \\
个性心理
\begin{cases}
个性特征——能力、气质、性格 \\
自我意识——自我认知、自我体验、自我调节
\end{cases} \\
心理状态
\end{cases}
$$

图 1-1

心理动力、心理过程、个性心理和心理状态既有区别又有密切联系。个性心理和心理状态是在个体的心理过程中形成和表现出来的；反过来，认知、情感和意志活动也受个性心理和心理状态的影响和制约。个性心理和心理状态之间也有密切联系。个性心理是个体经常、稳定的特征，心理状态是相对可变的、流动的。如果某类心理状态（如漫不经心）经常反复出现，并且持续时间越来越长，那么这种心理状态就会转化为这个人的个性心理（粗心大意的人格特征）。而个性心理又会影响心理状态。如内向、顺从的人受到挫折时多半会产生内疚、自责等心理状态，而机灵活泼、自信心强的人面对挫折往往是泰然自若。

无论人的心理是多么复杂多样，它的本质都是相同的。科学地理解人的

心理的实质，是学习心理学必须首先要明确的基本观点。

辩证唯物主义认为：第一，人的心理是人脑对客观现实的反映。客观现实是人的心理活动的源泉。没有客观事物作用于人，人的心理活动就不可能产生。第二，人脑是人的心理活动的器官，如果人脑由于外伤或疾病而遭受破坏时，人的心理活动就会全部或部分失调。第三，人的心理是在人的实践活动中，人脑对客观事物的能动反映。

（二）心理健康的起源与发展

1. 国外心理健康的起源与发展

心理卫生的思想渊源悠久，心理健康运动的兴起与心理卫生运动的发展密不可分。

19 世纪以前，精神病患者被认为是魔鬼附体，长期受到惨无人道的折磨。

比尔斯（Cliford W. Beers，1876—1943）出生于美国康涅狄格州，18 岁就读于耶鲁大学商科。因其兄患有癫痫病，他担心自己也会因遗传原因而患上此病，成天处于恐惧和焦虑之中而精神失常。在三年的住院治疗期间，他亲眼目睹和亲身体验了精神病人所遭受的种种冷漠和非人折磨，以及社会对精神病的误解，对精神病人的歧视和偏见。他痊愈出院后，立志把自己的余生献给精神病患者。他向各方呼吁，要求改善精神病患者的待遇，并积极从事精神病的预防工作。1908 年 3 月，他根据自己的亲身体验，出版了《一颗发现自我的心》（*A Mind That Found Itself*）一书。当时美国著名心理学家、哈佛大学教授威廉·詹姆斯（William James）给该书高度评价，并为之作序。该书问世后，在美国社会引起轰动，受到社会舆论的重视。美国许多著名学者、知名人士，如精神病学家、心理学家、大学教授、律师等积极支持，引发了一场心理卫生社会运动，推动了心理卫生的发展。1908 年 5 月 6 日，在社会各界的赞助和支持下，由比尔斯发起，在他的家乡成立了世界上第一个心理卫生组织"美国康涅狄格州心理卫生协会"（The Connecticut State Society for Mental Hygiene）。该协会提出五项工作目标：

（1）保持心理健康；

（2）防治心理疾病；

（3）提高精神病患者的待遇；

（4）普及关于心理疾病的正确知识；

（5）与心理卫生有关的机构合作。

1909 年，在比尔斯等人的努力下，"美国全国心理卫生委员会"（The National Committee for Mental Hygiene）在纽约成立。

1918 年，加拿大成立了全国心理卫生协会。随后的 20 年，法国、比利时、英国、巴西、匈牙利、德国、日本、意大利、挪威等国相继成立心理卫生组织。1930 年 5 月在华盛顿召开了第一届国际心理卫生大会，到会者有包括中国在内的 53 个国家和地区的 3 042 人。会上产生了一个永久性的国际心理卫生委员会，其宗旨是："完全从事于慈善的、科学的、教育的活动。尤其关注于世界各国人民的心理健康的保持和增进心理疾病、心理缺陷的研究、治疗和预防，以及人类幸福的增进。"

1949 年，世界卫生组织（WHO）总部设立了心理卫生部，来自 38 个国家和地区的 100 名专家参加了该部的工作。1960 年为"国际心理健康年"，呼吁全人类重视心理卫生。从此，心理卫生运动在世界各地蓬勃展开。

2. 中国的心理卫生思想的发展

中国早在两千多年前，就已经注意到精神因素对于养身的重要性。在古代思想家和医学家的许多著作中，有着非常丰富而精湛的关于修身养性、增进健康、益寿延年的论述。如记录在《尚书》中的"人心惟危，道心惟微；惟精惟一，允执厥中"，一直被尊奉为尧、舜、禹代代相传的"十六字心经"。又如"恬淡虚无，真气以之；精神内守，病安从来"（《素问·上古天真论》），即通过修身养性达到健康的目的。在我国第一部医学经典著作《黄帝内经》中即阐述了各种情绪与人体健康的关系，人的起居、心态应适应自然界及四季的变化，人们的心理应能动地适应社会环境的变化等心理卫生思想。

我国系统科学的心理卫生运动是在 20 世纪 30 年代兴起，我国著名教育家吴南轩先生于 1930 年前后，首先在中央大学心理系开设了"心理卫生"选修课。他还在中央大学《旁观》杂志内发刊《心理卫生专号》。1936 年 4 月 19 日在南京正式成立了"中国心理卫生协会"，选举了吴南轩等 35 位理事及 21 位监事。第二年由于抗日战争爆发，这一工作被迫停止。抗日战争胜利后，1948 年在南京召开了一次部分的心理卫生代表会议。

新中国成立后，特别是改革开放以来，我国的心理卫生事业得到了迅速的发展和普及。1985 年 4 月，"中国心理卫生协会"（Chinese Mental Health Association）恢复成立，推选了我国著名精神病学家陈学诗教授为理事长。

在协会的组织领导下，1987 年创办了《中国心理卫生杂志》，1989 年创办了《心理卫生通讯》；成立了心身医学、儿童心理卫生、青少年心理卫生、老年心理卫生、特殊职业群体心理卫生等专业委员会；1990 年成立了大学生心理咨询专业委员会。

1999 年，四川的大学生首倡在 5 月 25 日设立大学生"心理健康日"，谐音"我爱我"，意为大学生关爱他人先从关爱自我开始，爱自己才能更好地爱他人。2000 年，由北京师范大学倡议，确定 5 月 25 日为北京大学生心理健康日。2004 年，团中央、全国学联把 5 月 25 日确定为全国大中学生心理健康日。

二、护士生心理发展的特点

(一)护士生心理发展的一般特点

护士生的内心世界多变而复杂，但也是可以认知的。护士生通过掌握自身心理发展的特点及规律，有助于更好地设计自我、发展自我和把握自我。

1. 自我分裂与统一

性成熟及生理、解剖课程的学习催化了护士生自我意识的醒悟。他们开始意识到自我的生理已经开始成熟，自我的认识也发生了深刻的变化。这时，他们开始把视线移向自我，移向自己的内心世界，并发现这个世界比外部世界更广阔、神秘而精彩。

护士生的主要心理收获是发现了自己的内心世界。但是，对一个新世界的认识并不是一朝一夕就能实现的，护士生深深体验到了自我的矛盾性和内心冲突的尖锐性，并努力寻求自我的统一。实际上，护士生独立人格的形成是一个贯穿于整个青年期的不平静过程。

一般来说，护士生自我意识的发展与普通大学生一样会经历自我意识的分化、矛盾和统一三个阶段。

在青年期，自我意识开始分化。护士生在成长过程中要面对诸多心理问题，涉及自我探索、爱情、人际交往、学习与发展、环境适应和人生信念等方面，本质上都是自我认识的问题。自我意识分成了观察者的自我和被观察者的自我两个部分。观察者的自我是本人对"我"的看法，如我是什么、我做什么等。被观察者的自我是他人对"我"的看法，如别人如何看我、要我做什么等。由于自我意识的分化，护士生已经能够从自己的观点出发，认识、评价和体验自己的内心活动，自我意识得到大大增强。他们开始具备深思自我内心感受的能力，发现了一个新的情感世界，以及追求自我价值和思索未来对自己的意义。

自我意识的分化使护士生发现了观察者的自我。但由于护士生缺乏自我认识的思想准备和经验，他们闯进了一个让人不可捉摸且无法解答的神秘世界。即他们发现的是一个不成熟的自我。因此，护士生的内心充满剧烈动荡和矛盾冲突。常常表现为理想自我与现实自我的不协调。理想自我指一个人按社会理想、规范和道德准则形成的关于他想成为一个什么样的人的看法；现实自我指个人从自己的立场出发对自己目前的实际状况的看法。理想自我是个人追求的目标，它与现实自我有一定的距离，现实自我一般落后于理想自我。这种理想自我与现实自我的分化与矛盾往往会导致护士生产生明显的内心冲突，引起一些痛苦、不安全感和孤独感。因此，护士生们力图摆脱这种痛苦、不安和孤独，力图在新的水平上达到理想自我与现实自我的统一。

自我意识怎样统一和以什么样的性质统一，是决定护士生自我意识发展水平的关键。在青年后期，多数护士生自我意识的发展趋于成熟和稳定，逐渐获得了自我统一的感觉，即自我意识开始确立。具体表现为护士生的自我意识在时间和空间上的整体化。他们已能把过去、现在和将来的自我相互联系起来；已能把现实自我与理想自我统一起来；已能把主体我和客体我统一起来。这时，自我意识作为一个整体，对个性的各个组成部分起到稳定的监督与调节作用，并激励理想自我的实现。随着个体自我意识的确立，自己的人生价值观也逐渐形成。

2. 情绪动荡起伏

护士生与这个年龄段的青年一样，都会出现青年期显著的"叛逆"。其情绪发展表现出两极性，出现了一些显著的互相对立的冲动。例如，既精力旺盛，又很疲倦；既自信、自高自大，又怕羞、自卑；既快乐，又痛苦；既期待友情，又希望孤独；既有利他主义，又有自私倾向；既崇拜偶像和权威，又可能敌视、否定一切……

随着独立意识的增强，护士生的思维方式发生了巨变，看待事物有了自己的观点。由于缺乏社会阅历，容易出现思想偏激和情绪化。与其他大学生相比，护士生情绪的冲动性和波动性相对减少，但社会转型期国家医疗卫生改革的外部条件对护士生心理产生了相当大的冲击，还未跨入社会，就感受到激烈的社会竞争压力和执业压力。在现今的知识经济时代，护理专科学历已逐渐处于现代护理教育的最底层，护士生切实体会到仅凭一纸文凭已难以获得真正的成功。传统观念对护理的评价、社会的更高要求与自身综合素质的不足极易挫伤护士生"天之骄子"的优越感。

外因是变化的条件，内因是变化的根据，外因通过内因而起作用。毫无疑问，消极情绪的产生受到生理因素和环境因素的影响，但对大学生情绪变化起决定性作用的还是自身原因。

护士生要加强自身的情绪管理，改善自己的不良情绪，可从以下几方面入手：

第一，加强身心锻炼。青年人有喜爱运动的本性，应在一定范围内自由表现。体育锻炼既能增强体质，愉悦精神，又能磨炼意志，优化人格。护士生应根据自己的特长和兴趣选择适宜的身心运动，并积极参加竞技运动，在竞争与嬉戏中抒发情感。

第二，增强辩证思维。青年人容易产生情绪思维。这种"是或非"的思维方式容易把问题简单化，如"不好就坏""不是朋友就是敌人""我失败了，所以我再也没有机会了"……护士生要学会辩证地看待问题。对待"失败"，若视为一次宝贵的经验积累，则"失败是成功之母"；对待压力，若视为人生奋进中不可或缺的存在，则压力也可转化为动力；对待自我评价，要力求客观，既不妄自菲薄，也不妄自尊大。

第三，发现自己的积极特质。既要看到自己的短处，又要看到自己的长处。多想想由于自己的宽容、善良、关心和体贴给他人带来的快乐，多想想自己救死扶伤可以挽救他人的生命。一个有效的方法是记录下自己所有积极的特质，如成就动机、自信心、双赢的心态、担当与责任心、谦虚的态度、善良、感恩之心……

第四，展示真实的情感。多和亲朋好友交流，表达真实的自我。可以适时在朋友中谈论自己以及自己的梦想和自己的喜怒哀乐，但切忌夸夸其谈，不着边际。也不要刻意隐瞒自我脆弱的一面，这是情绪中真实的一面，适当谈论，可释放出长期压抑的负面情绪，从而缓解情绪。朋友是一面镜子，可以帮助我们发现自己不易看到的方面。

3. 交往需要

交往需要是大学生成长过程中的一种主要的社会性需要。尽管大学生存在显著的自我封闭性，但其内心依然渴望得到理解与尊重，希望摆脱孤独，获得真心的朋友。

交往是大学生走向成熟的必由之路。大学生必须经历社会交往的历程，才会实现充分的社会化，即由自然人到社会人的转变。对于护士生来说，他们对交往比其他大学生的需求更加迫切。护士生在大学三年级就要进入医院实习，实际上从这时开始，护士生就已经踏入了"社会"。

护士生在大学这个"小世界"，交往的范围显著扩大，需要与男女同学建立新型关系，需要增进师生间的沟通，需要加强社会联系。在进入医院实习后，他们需要与带教的医生、护士老师沟通，与技术人员沟通，还要与病人、病人家属沟通。由于缺乏沟通经验及相关技能，在实际交往中往往会遇到种种难题。

护士生要想增进交往能力，获得更多友谊，应把握以下原则：

第一，人际价值观相近原则。尽管价值和态度不是最初关系的决定性因素，但从建立和保持长久关系的角度来说，价值与态度的相近性是必不可少的条件。青年人的交往目的更为明确，往往是按照自己的价值体系与态度去感知他人的言行，进而做出是否深交的决定。经过初步或表面的接触以后，他们会根据交往双方的价值观念和态度是否一致或相似来协调双方的关系，并根据各自的兴趣与需要选取不同的交往活动，折射出不同的人际价值取向。所谓"物以类聚，人以群分"就是这个道理。

第二，互益双方原则。通过交往活动，护士生可以达到互益双方、相互学习的目的。有的人进行交往是为了提高学习成绩，有的是为了寻求真正的友谊，有的是为了沟通情感，而有的仅为了休闲娱乐等。最新的调查显示，护士生择友原则倾向于"为人正直、可靠"和"彼此志趣相投"。在实际交往中，大多看重"诚恳""互助""志同道合"的价值取向。但仍有相当一部分护士生过分强调"为我所用"的人际价值取向，过分看重人际交往中的物质利益，忽略内在精神的提升。

人际交往的发展也会受到外在因素的影响，具体为：

首先，空间距离与社会背景对关系发展有显著影响。在人际关系的最低水平（无接触和单方面意识的水平），空间的接近性因素有显而易见的作用。许多研究显示，空间的接近性是人际关系的一个重要因素。成语中的"远亲不如近邻"也说明了这一点。

其次，社会背景在单方面意识和表面接触阶段也发挥着重要的作用。在实际的情景中，我们更倾向于与社会背景、信仰、职业地位相似的人来往。我们生活中的多数朋友关系和婚姻关系都具有相似的社会背景。

再次，身体与外貌也具有相当的影响力。外在形象就像一个人的"名片"，迅速概括了一个人的身份和气质。在交往的最初阶段，外在形象往往决定着关系的进一步发展。

最后，语言的应用也很关键。在人际交往中，要注意语言沟通中的理解、得体与可接受。在语言沟通中，应极力避免因用语不当而造成的误解。应注意审视自己的用语，如用词的选择、语气、语调等，不要滥用词汇；应以双方的角色为基础选择适当的用语，并采取适宜的谈话角度和立场；交谈的话题、内容和形式要适合交谈者的经验和知识范围，使对方乐于接受。在日常的人际交往中，应尽量避免采用居高临下的语言和语气，也不必卑怯。应注意交往双方的相互平等性，对他人的尊重也是对自己的尊重。护理这一特殊职业需要护理人员善于交流，这点在临床中与病人及病人家属的沟通显得尤其重要。

4. 性意识与性困惑

性成熟对大学生性心理发展起着很大的作用，它是性心理发展的生物条件。性成熟的外在表现为第二性征凸显。第二性征指区分男女两性的身体特征，主要表现为胸部的成熟、变音、阴毛的产生等。第二性征是生理成熟的重要标志，青年期的男女都会出现第二性征。

随着性机能的成熟和第二性征的出现，青年人对自身和异性的看法会发生重大的变化。他们开始意识到两性关系，逐渐产生对异性的兴趣，并有了新的情感和体验。环境、教育是影响性心理发展的另一因素，是性心理发展的外部条件。

护士生通过专业理论知识的学习懂得了生物学范畴的性，但是对心理学和社会学范畴的性的认识则有所欠缺。由于护士生正处于性欲求最为旺盛的时期，对各种性刺激极为敏感，在生理上对性有较高的渴求。同时，他们也意识到性欲求的满足受到社会道德、法律和文化等规范的制约，心理上难免产生种种关于性的苦闷。性意识与性困惑的矛盾主要体现在以下几方面：

第一，性兴趣的深刻性。护士生学习了人体生理学、人体解剖学、妇产科学以及泌尿生殖系统疾病与性病知识，对与性有关的解剖、生理、病理、生儿育女等知识都受过系统训练，与其他专业的大学生不同，护士生的性兴趣更具内涵，对性的关注更侧重两性差异的其他方面，如性格、内心的想法、交往方式等。对异性的兴趣主要表现在三个方面：一是希望能在异性心中留下一个好印象，以此创造与异性交往的机会；二是喜欢与同性朋友谈论异性，以此探讨理想男性或女性的标准；三是对小说、画报、影视中的性描述感兴趣，以达到间接的性满足。

第二，性心理的矛盾性。异性交往是护士生心理发展中的重要内容。由于护士生内心的封闭性，且护理专业学生99%以上为女生，大学中的男女交往并非想象的那么容易。伴随着性成熟产生的性冲动极易受到外界刺激（如报刊、书籍中的性描绘，偶尔与异性身体的接触等）的强化。各种性刺激（如色情影片、色情网站等）针对青年人求新求异的心理特点，传播不科学、不健康的"性知识"。护士生若沉溺于此，只会让自己视野狭隘，意志消沉，审美低俗，职业道德丧失。如何抵御外部的性诱惑，正确了解性及生殖健康教育的内涵、意义，把握好自己的前进方向，是护士生思考和苦恼的问题。

第三，性观念的多样性。性观念反映了人生态度。面对开放的社会，护士生不仅要面对传统文化的影响，同时还要承受外来文化的冲击，在这种社会背景下，其言行必然受到所处时代的影响。在大多数情况下，他们会按照时代的需要来调整自我，但他们终归年轻，虽然他们知道人类的性生活所应遵循的基本规范，但未必真正领悟这些规范的文明性质、伦理道德、科学依据和法律依据。护士生由于许多原来的价值体系已经崩溃，新的价值体系正在形成，没有一个现成的、稳定的价值体系，有时候他们难以做出理智的选择，甚至有一部分人会迷失方向。因此，应注意对护士生进行性及生殖健康教育，让他们懂得判断是非，明确什么可以做，什么不可以做，后果是什么，社会责任是什么，从而提高自身素质。

5. 高水平思维与社会阅历缺失

进入青年期后，一种新的认识能力，即所谓的"形式运算智力"开始出现。具备形式运算智力的人表现出能用科学的推理检验可能的解释，并推翻证明为误的假设。处于青年期的护士生能够辨明他认为是错的假设，能用抽象思维进行推理。

青年期是人的思维发展从量变到质变的飞跃时期，其主要特征表现在以下几方面：

第一，理论思维逐渐成熟。进入青年期后，理论型的抽象逻辑思维开始迅速发展。这种新获得的认知能力是护士生认识世界的重要手段。随着抽象逻辑思维能力的增强，护士生能够对自己的观点、思想提出疑问，并且能分析出别人思维中不合逻辑和自相矛盾的地方。他们力求对各种经验做出理论的、规律性的解释，并用理论指导自己的实践活动。经过系统的学习、训练以及各种实践，他们逐步掌握了形式逻辑、辩证逻辑和数理逻辑，其理论思维逐渐成熟。

第二，思维具有高度的概括性。护士生思维的高度概括性在思维过程中主要反映为，善于分析和归纳，逻辑抽象性强，善于抓住事物的本质。

第三，思维具有鲜明的批判性。随着自我意识的发展和经验的不断丰富，护士生已表现出独立思考的能力。他们不满足于现成的答案，喜欢怀疑、争论和辩驳，并能提出自己的一些见解。他们一般不愿轻信和盲从别人提出的观点或思想，要求有说服力的逻辑论证，对自己的观点和想法也经常反复思考，力求论据充分。护士生开始对复杂的人生课题（社会公正、生活的意义、信仰的有效性、物质财富的价值等）进行深刻的思考与怀疑。他们可以不受个人经验和具体情景的限制，在心理上探索各种"如果……那么……"的可能性。应该说，这种思维的批判性是思维成熟的表现，有助于青年人思维的发展。

第四，思维具有独创性。思维的独创性是一种高级思维的智力品质，反映了在新问题或困难面前采取对策的能力。护士生思维的独创性突出表现出三个特点：独特性，即提出的问题常有鲜明的个性色彩；发散性，即思维过程中存在着多种可能的答案、结论或假设；新颖性，即思维的结果，无论是概念、理解、假设或是结论，都包含着新的因素。这种新颖不是脱离现实的凭空捏造，而是具有一定的社会价值。它可能暂时被人们所忽视或误解，但终究会被社会所承认。

护士生缺乏社会阅历，对事物、对人生的理解往往还不全面；对于一些正确的、但未经自己证实的观点，可能采取偏激的态度。护士生也会犯固执己见的毛病。因此，作为一名护士生，不仅要积极鼓励自己独立思考，培养独立思考的能力，还要认真反思已出现的问题。

（二）护士生心理发展的任务

护士生心理发展的任务表现在以下三方面：

第一，如何积极调适个人的心理状况，以顺应变化的环境，从而达到提高学习效率和生活满意度的目的。

人是环境的产物。人的身心发展不总是与环境发展完全同步，两者之间是一种动态平衡。当这种平衡被打破时，人们会感到困惑、痛苦、不知所措。帮助护士生在不断更新的社会中建立起新的平衡，学会适应环境的技巧，既能提高学习效率，又能维护身心健康。这是护士生心理发展的任务之一。

第二，富有建设性地、有效地发展和完善自我。

人不仅要学会顺应环境，还要学会去能动地改造环境，从而找到生活、学习的价值和意义，发展积极而良好的个性。这是护士生心理发展的重要任务。

第三，揭示导致护士生心理困惑、障碍与心理疾病的原因及规律，针对影响心理发展的因素，采取预防的方法与手段，以求防患于未然，并且培养护士生自我保健的意识，这是护士生心理发展不可忽视的任务。

三、心理健康与护士生成才

（一）护士生心理健康状况

护理专业学生所应具备的知识结构、专业特点和职业技能使他们在学习上面临更多的压力，更易导致各种心理问题的发生。而且护理工作对象、工作环境、社会地位、压力等原因造成的护士心理应激比一般职业更为突出，这就要求护士具有稳定、良好的心理素质才能为服务对象提供优质的护理服务。职业素质的培养当从职业教育阶段开始，护士生的心理健康水平、心理健康调节能力直接影响其职业生涯，由于环境、生活、人际、学习、实习等方面适应不良而发生心理问题的护士生不在少数，直接影响护士生的心理健康和学习，并进而影响其专业成长和职业发展。

护理专业学生99%以上为女生。女生的生理心理发展特点给她们带来的心理困扰和适应问题比男生多，使她们容易产生紧张和不安，再加上家庭从小对女孩的关心、照顾、保护比较多，更容易导致女生胆怯、敏感等。大量的调查研究表明，女护士生心理健康状况较一般人群及其他专业学生差，其中检出率较高的存在心理问题者占8.5%以上，主要表现为人际关系敏感、精神病性、强迫、焦虑、敌对和抑郁；男护士生人际敏感阳性发生率100%，精神病性阳性发病率为60%。专科生的心理健康水平比本科生稍差，而学习压力、人际关系处理不良和受惩罚等生活事件对护士生心理健康水平影响最大。

所以，一个具有良好心理素质的护士生，可以更好地适应外部环境的变化，更好地发挥自身的潜能。心理健康是护士生成才的基础！

（二）对护士生进行心理健康教育的意义

1. 心理健康教育是提高护士生综合素质的有效方式

心理素质是个体在心理方面比较稳定的内在特点，包括个人的精神面貌、气质、性格和情绪等心理要素，是其他素质形成和发展的基础。护士生的求知和成长，实质上是一种持续不断的心理活动和心理发展过程。教育提供给护士生的文化知识，只有通过个体的选择、内化，才能渗透于个体的人格特质中，使其从幼稚走向成熟。这个过程也是个体的心理素质水平不断提高的过程。护士生综合素质的提高，在很大程度上要受到心理素质的影响。护士生各种素质的形成，要以心理素质为中介，创造意识、自主人格、竞争能力、适应能力的形成和发展要以心理素质为先导。在复杂多变的社会环境中，保持良好的心理适应状况，是抗拒诱惑、承受挫折、实现自我调节的关键。从这个意义上可以说，护士生综合素质的强弱，主要取决于他们心理素质的高低，取决于心理健康教育的成功与否。

2. 心理健康教育是驱动护士生人格发展的基本动力

心理健康教育与受教育者的人格发展密切相关，并直接影响个体人格的发展水平。一方面，护士生以在心理健康教育过程中接受的道德规范、行为方式、环境信息、社会期望等来逐渐完善自身的人格结构；另一方面，客观存在的价值观念作为心理生活中对自身的一种衡量、评价和调控，也影响着主体人格的发展，并且在一定条件下还可转化为人格特质，从而使人格发展上升到一个新的高度。同时，心理健康教育不是消极地附属于这种转化，而是在转化过程中能动地引导受教育者调整方向，使个体能把握自我，对自身的行为进行认识评价，从而达到心理优化、健全人格的目的。

3. 心理健康教育可以使护士生克服依赖心理增强独立性

经过努力的拼搏和激烈的竞争，他们告别了中学时代、跨入了大学，进入了一个全新的生活天地，必须从依靠父母转向依靠自己。上大学前，他们想象中的大学犹如"天堂"一般，浪漫奇特，美妙无比。上大学后，紧张的学习，严格的纪律，生活的环境，实习面临的病患，使他们难以适应。因此，必须对护士生进行心理健康教育，使护士生尽快克服依赖性，增强独立性，积极主动地适应大学生活，度过充实而有意义的大学时光。

4. 进行心理健康教育是护士生取得事业成功的坚实心理基础

目前，我国大学毕业生的就业形势非常严峻，择业的竞争必然会使护士生在心理上产生困惑和不安定感。因而，面对新形势对护士生进行心理健康教育，能够培养护士生自立、自强、自律的良好心理素质，使护士生保持思想活跃、善于独立思考、参与意识较强、朝气蓬勃的精神状态；同时，锻炼他们的社会交往能力，使他们在复杂的社会环境中，做出适宜自己角色的正确选择，为事业的成功奠定坚实的心理基础。

第二节　护士生心理健康标准

一、健康与心理健康

（一）健康的概念

传统的健康观认为，健康就是"机体处于正常运作状态，没有疾病"。因此健康问题仅仅是生物因素所致，即"生物医学模式"。

然而，随着知识经济、信息时代的发展，生活节奏的加快，社会竞争的加剧，都市化生活及一切不良因素的精神刺激，不恰当的生活方式、行为与环境因素，都导致大量的非生物因素疾病的发生。1977年，美国罗切斯特大学教授恩格尔提出了"生物—心理—社会医学模式"最新理论。

1948年世界卫生组织（WHO）章程明确给出了健康的定义：健康不仅仅是指没有疾病或病痛，而且是一种躯体上、精神上和社会上的完全良好状态。也就是说，健康的人要有强壮的体魄和乐观向上的精神状态，并能与其所处的社会及自然环境保持协调的关系。1989年世界卫生组织（WHO）深化了健康的内涵，提出了现代健康新概念："健康不仅仅是指没有疾病，而且包括躯体健康、心理健康、社会适应良好和道德健康。"这种新的健康观念是生理的、心理的、社会的与道德健康的完美整合，是"生物—心理—社会医学模式"的有力补充和发展，它既考虑到人的自然属性，又考虑到人的社会属性。

生理健康——指人体结构完整，生理功能正常。

心理健康——情绪稳定，积极向上，热爱生活，知足常乐，有良好的心理状态；人与人之间具有同情心、爱心、和睦相处，善于交往。

社会适应良好——能够良好地适应和胜任社会生活中的角色；若适应不良就是缺乏角色意识，即一位好大夫，不一定就是位好父亲、好母亲、好丈夫和好妻子。

道德健康——道德的最高标准是无私奉献，最低标准是不损害他人，不健康的标准是损人利己或损人不利己。

现代健康的含义是多元的、广泛的，包括生理、心理、社会适应性和道德四个方面，在生理健康的物质基础上发展心理健康与良好的社会适应性。道德健康是生理健康和心理健康的发展，是整体健康的灵魂。其中，社会适应性归根结底取决于生理和心理的素质状况。心理健康是身体健康的精神支柱，身体健康又是心理健康的物质基础。良好的情绪状态可以使生理功能处于最佳状态，反之则会降低或破坏某种功能而引起疾病。身体状况的改变可能带来相应的心理问题，生理上的缺陷、疾病，特别是痼疾，往往会使人产生烦恼、焦躁、忧虑、抑郁等不良情绪，导致各种不正常的心理状态。作为身心统一体的人，身体和心理是紧密依存的两个方面。

世界卫生组织根据健康的定义给出了衡量健康的十项标准：

（1）精力充沛，对日常工作和生活，不感到过分紧张和疲劳。

（2）乐观、积极，勇于承担责任。

（3）善于休息，睡眠良好。

（4）应变能力强，能适应环境的各种变化。

（5）抗病能力强，对一般感冒、传染病具有抵抗力。

（6）体重适中，身体匀称，站立时头、肩、臂比例协调。

（7）眼睛明亮，反应敏锐，眼睑不浮肿。

（8）牙齿清洁、且坚固，无缺损、无痛感、无龋齿、齿龈色泽正常，无出血现象。

（9）头发有光泽，无头屑。

（10）肌肉丰满，皮肤富有弹性，走路、活动感到轻松。

（二）亚健康及其表现

1. 亚健康

世界卫生组织在 20 世纪 80 年代初提出了一个崭新的概念——亚健康。这是一种机体无器质性病变，但是有一些功能改变的状态，也称为"第三状态""慢性疲劳综合症""疾病的早期阶段"或"疾病的非临床阶段"等。

根据世界卫生组织对健康的定义，亚健康应该是反映人在身体、心理和社会环境等方面表现出的不适应，介于健康与疾病之间的临界状态。往往是患者自己感觉难受却检查不出什么问题。由此，亚健康指以下几种情况：① 功能性改变，而不是器质性病变。② 体征改变，但现有医学技术不能发现病理改变。③ 生命质量差，长期处于低健康水平。④ 慢性疾病伴随的病变部位之外的不健康体征。也就是指机体虽无明显的疾病诊断，却过早表现出活力降低，反应能力减弱，适应性减退，是介于健康与疾病之间的一类生理功能低下状态。亚健康是否发展为严重器质性病变具有不确定性，但是，亚健康本身就是需要解决的问题。

2．亚健康的症状表现

亚健康的症状主要表现为躯体性亚健康、心理性亚健康、社会适应性亚健康、道德（思想）性亚健康。

世界卫生组织制定了有 30 个项目的指标，认为只要符合其中 6 项以上，就可以初步认定为处于亚健康状态。

（1）精神紧张，焦虑不安；

（2）孤独自卑，忧郁苦闷；

（3）心悸心慌，心律不整；

（4）耳鸣耳背，易晕车船；

（5）记忆减退，熟人忘名；

（6）兴趣变淡，欲望骤减；

（7）懒于交往，情绪低落；

（8）易感乏力，眼易疲倦；

（9）精力下降，动作迟缓；

（10）头昏脑涨，不易复原；

（11）体重减轻，体虚力弱；

（12）不易入眠，多梦易醒；

（13）晨不愿起，昼常打盹；

（14）局部麻木，手脚易冷；

（15）掌腋多汗，舌燥口干；

（16）自感低烧，夜有盗汗；

（17）腰酸背痛，此起彼伏；

（18）舌生白苔，口臭自生；

（19）口舌溃疡，反复发生；

（20）味觉不灵，食欲不振；

（21）返酸嗳气，消化不良；

（22）便稀便秘，腹部饱胀；

（23）易患感冒，唇起疱疹；

（24）鼻塞流涕，咽喉肿痛；

（25）憋气气急，呼吸紧迫；

（26）胸痛胸闷，心区压感；

（27）久站头昏，眼花目眩；

（28）肢体酥软，力不从心；

（29）注意力分散，思考肤浅；

（30）容易激动，无事自烦。

亚健康状态是健康与疾病之间的临界状态，是新的医学理论、新的概念，也是社会发展、科学与人类生活水平提高的产物，它与现代社会人们不健康的生活方式及所承受的社会压力不断增大有直接关系。

造成护理人员亚健康的主要原因是多方面的。原国家卫生部 36 年前（1978 年）制定的 1：0.4 的"床护比"至今难以达标，人手紧缺导致护士必须长期高负荷、高压力的工作，造成护士持续的极度疲劳；某些医院重"医"轻"护"，医生能直接创造经济效益，护士却只能增加医院投入成本，从成本控制上医院并不愿意增加更多的护士；日益紧张的医患护患关系，伤医伤护事件频发，已经影响了学生报考护理专业的积极性，人手紧缺导致护士必须长时间超负荷工作，这在一定程度上又影响医院的服务质量，进而加剧医患、护患关系紧张。更有甚者，一些在岗护理人员面对长时间超负荷工作，执业环境进一步恶化，让他们下决心辞职从事其他行业。

二、心理健康的概念和标准

（一）心理健康的概念

心理健康，英文为 Psychological Well-being 或 Mental Health，指一种良好的心理或精神状态。

心理健康，指心理的各个方面及活动过程处于一种良好或正常的状

态。心

理健康的理想状态是保持性格完美、智力正常、认知正确、情感适当、意志合理、态度积极、行为恰当、适应良好的状态。

心理健康又称心理卫生，包括两方面的含义：① 心理健康状态。个体处于这种状态时，不仅自我状态良好，而且与社会契合和谐。② 维持心理健康、减少行为问题和精神疾病的原则和措施。心理健康还有狭义和广义之分：狭义的心理健康，主要目的在于预防心理障碍或行为问题；广义的心理健康，则是以促进人们心理调节、发展更大的心理效能为目标，使人们在社会环境中健康地生活，保持不断提高的心理水平，从而更好地适应社会生活，更有效地为社会和人类做出贡献。

1946 年，第三届国际心理卫生大会为心理健康下过一个定义——所谓心理健康，指在身体、智能及情感上，在与他人的心理健康不相矛盾的范围内，将个人心境发展成为最佳的状态。这个定义强调，如果一个人与其他人比较，符合同年龄阶段大多数人的发展水平，那么这个人就是健康的；反之就是不健康的。

心理健康是相对而言的，绝对的健康是不存在的。人们都处在较健康和极不健康的两端连续线中间的某一点上，而且人的心理健康状态是动态变化的，而非静止不动的。人的心理健康既可以从相对的比较健康变成健康，又可以从相对健康变得不健康，因此，心理健康与否是反映某一段时间内的特定状态，而不应认为是固定的和永远如此的。

专家们虽然对心理健康的定义有着各自不同的看法，但对心理健康的认识达成了以下共识。

（1）心理健康分为正负两个方面，它不仅是消极情绪情感的减少，同时也是积极绪情感的增多。心理健康也就被默认包含了这两种情感。积极情绪情感和消极情绪情感彼此相互独立。换句话说，积极情绪情感的增加/减少并不意味着消极情绪情感的减少/增加，它们可以同时存在。

（2）心理健康内涵的核心是自尊。所谓自尊，是指个体对自己（或自我）的一种积极的、肯定的评价、体验和态度。自尊是心理健康的核心，因为自尊与心理健康各方面的测量指标都有着密切的联系。

（3）心理健康是一种个人的主观体验，主要体现为主观性、积极性、全面性。主观性是指一个人的心理健康与否往往来自于个人的主观体验，客观条件只是作为影响体验的潜在因素；积极性强调心理健康的人会表现出肯定的、正面的精神面貌，热忱的、进取的心理状态；全面性是指一个人心理健康与否，不仅表现在知、情、意的各个过程和个性的各个方面，而且也往往表现在个人生活的各个方面。

因此，心理健康不仅指没有心理障碍（这是心理健康的最基本条件），而且指一种积极向上发展的心理状态（这是心理健康最重要的方面）。积极发展的心理状态是指积极主动地调节不良情绪，善于从积极角度思考问题。

美国哈佛大学著名精神病学家弗列曼教授认为："人们患病的原因，心理因素占了很大比例。"

世界卫生组织认为心理健康比躯体健康的意义更重要。世界卫生组织把每年 10 月 10 日，设立为"世界心理健康日"，旨在宣传精神卫生知识，提高人们对心理精神卫生知识的认识，进而尊重、理解和关心精神疾病患者。

（二）心理健康的标准

如何判断一个人的心理是否健康？心理健康的标准是什么？由于心理健康不可能像生理健康那样有较精确的指标，而且还要随着社会物质文化与时代发展而变化，所以心理健康的标准也是动态变化的。目前，心理健康判断的标准有下面几种著名的观点。

1. 第三届国际心理卫生大会提出的标准

（1）身体、智力、情绪十分调和；
（2）适应环境，人际关系和谐；
（3）有幸福感；
（4）在工作和职业中，能够充分发挥自己的能力，过着有效的生活。

2. 学者坎布斯提出的标准

美国学者坎布斯（A. W. Combs）认为一个心理健康的人有四种特质：
（1）积极的自我观念；
（2）恰当地认同他人；
（3）面对和接受现实；
（4）主观经验丰富，可供取用。

3. 人格心理学家奥尔波特提出的标准

美国人格心理学家奥尔波特对心理健康提出了七项标准：

（1）自我扩展能力；

（2）与他人热情交往的能力；

（3）自我接纳能力和安全感；

（4）实际的现实的知觉；

（5）具有各种技能并专注于工作；

（6）自我客观化；

（7）内在统一的人生观。

4. 心理学家许又新提出的标准

我国知名心理学家许又新提出衡量心理健康可以用三个标准：体验标准、操作标准和发展标准。

5. 我国知名心理学家郭念锋先生提出了心理健康的十项标准

（1）周期节律性。人的心理活动在形式和效率上都有着自己内在的节律性，如白天思维清晰，注意力高，适于工作；晚上能进入睡眠，以便养精蓄锐，第二天工作。如果一个人每到了晚上就睡不着觉，那表明他的心理活动的固有节律处在紊乱状态。

（2）意识水平。意识水平的高低，往往以注意力水平为客观指标。如果一个人不能专注于某种工作，不能专注于思考问题，思想经常开小差或者因注意力分散而出现工作上的差错，就有可能存在心理健康方面的问题。

（3）暗示性。易受暗示的人，往往容易被周围环境引起情绪的波动和思维的动摇，有时表现为意志力薄弱。他们的情绪和思维很容易随环境变化，致使精神活动不太稳定。

（4）心理活动强度。这是指对于精神刺激的抵抗能力。面对强烈的精神打击时，抵抗力低的人往往容易遗留下后患，可能因为一次精神刺激而导致反应性精神病或癔症；而抵抗力强的人虽有反应但不会致病。

（5）心理活动耐受力。这是指人的心理对于现实生活中长期反复地出现的精神刺激的抵抗能力。这种慢性刺激虽不是一次性的强大剧烈刺激，但久久不消失，几乎每日每时都缠绕着人的心灵。

（6）心理康复能力。由于人们各自的认识能力不同，各自的经验不同，从一次打击中恢复过来所需要的时间也会有所不同，恢复的程度也有差别。这种从创伤刺激中恢复到正常水平的能力，称为心理康复能力。

（7）心理自控力。情绪的强度、情感的表达、思维的方向和过程都是在人的自觉控制下实现的。当一个人身心十分健康时，他的心理活动会十分自如，情感的表达恰如其分，辞令通畅、仪态大方，既不拘谨也不放肆。

（8）自信心。一个人是否有恰当的自信心是精神健康的一个标准。自信心实质上是一种自我认知和思维的分析综合能力，这种能力可以在生活实践中逐步提高。

（9）社会交往。一个人与社会中其他人的交往，也往往标志着一个人的精神健康水平。当一个人严重地、毫无理由地与亲友断绝来往，或者变得十分冷漠时，这就构成了精神病症状，也叫接触不良。如果过分地进行社会交往，也可能处于一种躁狂状态。

（10）环境适应能力。环境就是人的生存环境，包括工作环境、生活环境、工作性质、人际关系等。人不仅能适应环境，而且可以通过实践和认识去改造环境。

将这十项标准综合起来考察，就可以看出一个人的心理健康的水平。在本书中，我们赞同这一心理健康标准。

（三）护士生心理健康的标准

护理专业的大学生既是社会群体的一部分，也是大学生群体的一部分，但又有其特殊性，因而在心理上也有别于社会群体与大学生群体。因此，必须要确立护理专业的大学生的心理健康标准，这是开展职业院校大学生心理健康教育的基本前提和基本依据。纵观中外心理学家和医学心理学家从不同角度提出的心理健康标准，结合护理专业学生心理发展的特征及特定的社会角色，护士生心理健康的标准概括为以下几个方面。

（1）智力正常。智力是衡量心理健康的标准之一。智力正常是护士生进行正常学习、生活的最基本的心理条件，是护士生胜任特定职业学习、适应特定工作环境达到心理平衡的基础和保证。因此，正常的智力是衡量护士生心理健康的首要标准。

（2）人格健全。有坚强的意志，在一切工作活动中都有自觉的目的性，善于分析问题、解决问题，在困难挫折面前能够采用自己特有的方法及心理防御机制战胜困难，消除消极情绪，能够忍受一时的打击而保持自身人格的完整，维持心理平衡。这是护士生保持心理健康、适应职业环境和社会需求的最根本的条件和努力方向。

（3）有尊重感。尊重自己，有良好的自我意识，自信而不自负，自谦而不自卑，自尊而不自骄，自爱而不自恋；尊重他人，谦虚谨慎，吸取别人的长处，认识和改正自己的不足，达到取长补短、不断提高自身素质的目的。作为护士生更要尊重患者的生命价值和人格，尊重患者平等就医的权利。

（4）人际关系和谐。乐意与人交往，与人为善，对他人充满理解、同情、尊重、关心和帮助。能够建立良好的医护沟通、护技沟通、护护沟通、护患沟通，使医护关系、护护关系、护患关系达到和谐。

（5）有吃苦精神。一个人能吃苦是人生最大的能力之一，吃过苦是人生的财富。具有吃苦精神，才能够应对各种困难与挫折，始终保持一种乐观主义精神，战胜各种困难获得成功。

（6）独立、自主、有责任心。对周围的人与事均有独立自主的见解，不盲从，热爱并专注于自己的工作、学习、事业，有强烈的责任心，并能在负责的工作中体验生活的充实和自己存在的价值。

（7）自我调节能力较强。心理健康的人，愉快、乐观、开朗、满意等情绪状态总是占优势的，虽然也免不了因挫折和不幸产生悲、忧、愁、怒等消极情绪体验，但不会长期处于消极情绪状态中，善于适度地表达、调节和控制自己的情绪。在社会交往中，既不妄自尊大也不退缩畏惧，争取在社会规范允许的范围内满足自己的需求，心境积极乐观。

（8）良好的自我意识。能正确认识自己悦纳自己，大胆恰当地表现自己，能正确地对待自己的长处和不足；既不狂妄自大、自满自足，也不过于自责、自暴自弃。

（9）有团结协作和集体主义精神。具有集体主义精神，能够团结协作，这是 21 世纪人才的最根本要求，也是护士生的根本要求。一个具有完善人格的人才能够识大体顾大局，能够融入集体、为集体建设出力；才能够团结他人，共同协作，发挥集体的才智。

（10）环境适应能力良好。能正确地认识环境和处理个人与环境的关系，能保持与环境的良好接触，善于将自己融入到不同的环境中，是自己的心理需要与社会协调统一，从而最大限度地满足自己的需要，实现自己的人生理想。

三、心理健康的特点

（一）心理健康状态具有相对性

一个人有不健康的心理和行为与一个人心理是否健康，并非完全是一回事情。假如有一个人，平时性格开朗，活泼大方，可近几个星期以来，他变得郁郁寡欢，神思恍惚，工作出错，还常常半夜哭醒，那么他心理就不健康吗？如果告诉你他失恋了，你会怎样认为呢？人的心理健康具有相对性，与人们所处的时代、环境、年龄、文化背景等方面的因素有关，所以不能从一时一事的偶然行为来判断他人或自己的心理是否健康。

（二）心理健康状态具有连续性

人的心理健康水平可分为不同的等级，"心理健康"与"心理不健康"不是泾渭分明的对立面，而是一种连续或交叉的状态。良好的心理健康状态到严重的心理疾病之间是渐进的、连续的。异常心理与正常心理，变态心理与常态心理之间没有绝对的界限，只有程度的差异。

（三）心理健康具有可塑性

如果我们不注意心理保健，经常出现不良的心理状态，那么心理健康水平就会下降，甚至会出现心理变态和心理疾病；反过来，如果心理有了困扰或在出现失衡时，学会及时自我调整和寻求心理咨询的帮助，很快就会解除烦恼，恢复健康的心理。

（四）心理健康具有动态性

心理健康的水平会随着个人的成长、经验的积累、环境的改变，以及自我保健意识的发展而发展变化。

第三节　保持健康心态，提高心理素质

一、护士生心理健康的一般状况

护士生心理健康状况较一般人群及医学院校其他专业生差，其中检出率较高的是抑郁、强迫、人际关系及敌对。本专科护士生的心理问题以人际敏感、抑郁、强迫、焦虑、敌对、偏执最常见；且男护士生人际敏感阳性发生率100%，精神病性阳性发病率为60%；专科生的心理健康水平比本科生稍差，主要表现在人际敏感及抑郁因子上存在显著差异。护士生的心理问题主要有："人际敏感、抑郁、焦虑、强迫和恐怖，并且随年级增加阳性症状更明显。"

二、影响护士生心理健康的因素

(一)人格因素

人格因素可以影响一个人的行为方式。人格理论认为，个体在面对环境，保持心理健康方面都有其人格所决定的特征性风格。

人格因素影响人们对社会支持的感知，具有高社会支持感的人格因素多以积极的心理反应为主，如积极地评价别人，积极地评价自己，自信，认为自己有较强的人际交往能力；具有较低的社会支持感的人格因素则相反，多以消极的心理反应为主，消极地看待自己和别人，焦虑，人际关系较差等。

(二)处于人生的转型期

护理专业学生同其他大学生一样面临从青少年期到成人期的转变，他们思维活跃，但幼稚偏激；情绪激烈，富有感染力，但易波动，难以自控，渴望交友，而又心理封闭；虽然生理上逐渐成熟，但阅历浅，生活经验不足，对自己缺乏全面正确的认识，易产生抑郁、嫉妒、报复、焦虑等不良情绪。

除以上因素外，护理专业学生还有其自身特有的原因。

(三)专业思想不稳定

专业思想是人们对自己所从事专业的总的看法和观点，是学生对自己所学专业的情感、兴趣、意志和个性心理品质的总称。专业思想健康会促进护士生努力学习；专业思想不稳定则会使护士生对自己所学的专业不感兴趣，情绪低落。护理专业由于受传统习俗和社会偏见的影响，还没有得到社会公众的广泛认可，有相当一部分人，仍以传统观念看待护士，以为护理工作"不用动脑子"。这种低期望值的评价使对自己未来职业充满憧憬的护士生困惑、动摇以至丧失信心。在这种理想与现实的冲突下，护理专业学生极易出现心理适应不良，产生心理问题。

（四）女生特有的心理、生理特点

国内护理专业学生多以女生为主，女生自身性格内向、敏感，易产生心理矛盾。且进入青春期后，一般有与异性交往的心理，建立良好的异性间的人际关系对完善人格有重要作用，这是保持心理健康的重要途径。护理专业学生，与其他专业相比，生活在一个女性相对较多的环境中，缺乏与异性间的经常交流沟通，这在一定程度上影响了他们的心理健康。

而学习压力、人际关系处理不良和受惩罚等生活事件对护士生心理健康水平影响最大。

护士生的心理健康程度与护理专业的职业能力、行为方式和护理职业对人格的自我要求是正相关的，且学生的心理健康状况以及适合的人格特征与护理工作对护理人员的要求密切相关。

三、护士生心理健康的促进

（一）加强心理健康教育

开展心理健康教育是提高护理专业学生心理健康水平的必由之路。心理健康教育可以普及心理健康知识，提高护士生对心理问题的识别能力，加强护士生心理保健意识，帮助护士生解决学习、人际交往、婚恋、生活适应等方面的问题，及时调节护士生的认识偏差、情绪障碍和不良行为，使护士生免受心理障碍的困扰，保持良好的心理状态。

从专业角度看，心理健康还是一个人可以依赖的重要的内在资源。护理工作责任强，职业环境高度紧张，工作量大，人际关系复杂，要求从业者有较高的心理素质。因此，护士生心理健康教育在深入研究护士生心理特点和了解心理需求的基础上，能够帮助护士生提高心理素质，健全人格，增强承受挫折、适应环境的能力，使之具备稳定、乐观的情绪，敏捷的思维，坚强的意志和较强的心理承受力。

（二）加强专业思想教育

专业思想的形成是一个漫长的过程，它不局限于专业价值的认识，它同人生观、世界观都有密切关系。因此，结合护理专业的发展史、专业特性和特点以及国际国内护理的现状，在学习过程中使护士生认识到内在美与外在美相结合的"白衣天使"对病人所起的重要作用，从而热爱专业，明确学习目标，了解专业特点，把理想和现实相结合，正确评价自身价值，及时消除心理问题。

（三）关注特殊群体

针对不同情况、不同背景的护士生开展不同的心理辅导，做到因人而异，因材施教。对大一新生，主要帮助其适应大学集体生活环境，脱离父母羽翼的呵护，培养其独立解决问题的能力。在实习前后存在的心理问题，应有计划的对护士生开展心理健康干预，实习前特别针对临床实习中突出存在的，影响护士生心理健康的问题进行心理引导，使护士生在临床实习过程中摆正位置，处理好和病人、医生及带教老师的关系。学校有关管理部门和实习带教老师应重视对学生的心理健康教育，加强与学生沟通，正确引导学生处理好学习、实习及生活的关系，减轻心理压力，端正职业态度，使护士生以积极良好的心态去完成实习任务。对毕业护士生开展职业能力指导和择业心理疏导，并提供就业信息，帮助护士生充分认识自己的个性特点及有关学业、职业特点，让学生具有健康的心理素质，逐步走向社会。

第二章　护士生常见的心理问题

　　随着护理学科的迅速发展，生物心理社会医学护理模式的转变，对护士的综合素质要求越来越高。护理科学的先驱南丁格尔说："一个护士必须十分清醒，绝对忠诚，有适当信仰，有奉献自己的心愿，有敏锐的观察力和同情心……"当代护士除要具有全面扎实的基础护理理论知识及熟练的临床操作技术，还必须具有良好的心理素质。而护士的护理工作属于科学性、技术性、服务性行业，集高风险、人文关怀于一体，疾病的危重、生命的脆弱、责任的重大，得不到理解或受到威胁等，都会给护士身心带来很大的压力。加之专业的发展、知识的更新、事业的竞争，致使护士心理健康问题越来越严重。护士生是护士的后备队伍，是护理带教工作的重点，有针对性地加强护士生心理素质的培养和锻炼，使其今后能以积极、乐观、健康的心态全身心地投入到护理工作之中，为患者提供更全面、更优质的护理服务，是提高护理水平和质量，促进"以患者为中心"整体护理目标实现的重要保证。

第一节　护士生心理问题及其识别

　　护士生在校学习期间，身兼两种角色：学生和实习护士。在校紧张繁重的学习和实习时角色的转换、面临的职业要求等，都会给护士生带来极大的心理挑战，使其心理容易失衡而出现心理健康问题。为此，护士生要学会对心理问题的识别、产生心理问题原因的分析、掌握调适的方法，这对维护自己的身心健康有着积极的意义。

一、心理问题及其类别

　　心理问题也称心理失衡，是正常心理活动中的局部异常状态，不存在心理状态的病理性变化，具有明显的偶发性和暂时性，常与一定的情境相联系，并常由一定的情境诱发，脱离该情境，个体的心理活动则完全正常。

心理问题不同于生理疾病，它是由人内在精神因素准确地说是大脑中枢神经控制系统所引发的一系列问题，它会间接地改变人的性格、世界观及情绪等。

根据对心理健康的定义，按照程度的不同，可以将个体心理问题的类型划分为三类：发展性心理问题、适应性心理问题与障碍性心理问题。

(一)发展性心理问题

发展性心理问题，主要指个体自身不能树立正确的自我认知，特别是对自我能力、自我素质方面的认知，其心理素质及心理潜能没有得到有效、全面的发展。

发展性心理问题的特点主要体现在自负或缺乏自信、志向愿望过高或偏低、责任目标缺失等几个方面。

(1)发展性心理问题针对的是心理健康、身心发展正常的个体，但在发展方面仍有潜力可挖，心理素质尚待完善。

(2)发展性心理问题的解决，重在引导个体在一个更新的层面上认识自我，开发自我潜能。而这种潜能的开发因此更具有突破自我认识局限性的特征，往往使个体在能力发展、信心重建等方面实现质的飞跃，使自己得到更充分的发展。

(3)强调发展的原则。发展性心理问题的解决，虽然也对个体的工作、适应、发展等问题给予指导与帮助，但更侧重于"发展"方面，即促进心理素质的发展。它对个体所做的一切工作包括指导个体调节和控制情绪、改善精神状态、建立自信心等，都是以个体能够更好、更充分地发展为目标。

(二)适应性心理问题

适应是个体通过不断做出身心调整，在现实生活环境中维持一种良好、有效的生存状态的过程。而适应性心理问题则是个人与环境不能取得协调一致所带来的心理困扰。

哈特曼认为：适应是个体终生维护心理平衡的持续过程，以无需付出太高的代价去处理一个具有一般性及可预期性的环境。由此不难发现，适应是个体与环境在相互作用中发生改变的过程，既然是相互作用，则发生改变的应该是双方。但人们在谈到适应时，心目中想的主要是个体的改变，是个体改变自身去顺应环境的变化；个人与环境的关系体现为一种状态，即个人与环境之间的一种和谐、平衡的状态。平衡是机体在不断运动变化中与环境所取得的状态，这种平衡不是绝对静止的，某一个水平的平衡成为另一个水平平衡运动的开始。如果机体与环境失去平衡，就需要改变自身以重建平衡。

适应性心理问题的特点如下：

（1）适应性心理问题针对的是身心发展正常，但有一定的心理、行为问题的个体，或者说"在适应方面发生困难的正常人"。

（2）适应性心理问题的解决，注重的是个体的正常需要与其现实状况之间的矛盾冲突，大部分工作是在个体的认识水平上加以帮助。

（3）强调教育的原则，适应性心理问题的解决，重视个体自身理性的作用，教育者并不是要亲自帮助个体直接去解决问题，满足其需要，而是帮助其分析情况，提出合理的解决途径和方法，强调发掘、利用其潜在的积极因素，自己解决问题。

（4）适应性心理问题的内容，侧重于工作指导、交往指导、生活指导等方面，主要解决个体在这些方面所遇到的各种心理问题。

（三）障碍性心理问题

障碍性心理问题有时候也称为"心理障碍"，指个体的心理状态、心理过程或人格等明显偏离正常。主要表现包括：行为适应不良、与社会规范冲突或个人心理痛苦。

常见的心理障碍有：焦虑性障碍、抑郁性障碍、恐怖性障碍、强迫性障碍、疑病性障碍。

障碍性心理问题的主要特征：一是个体持久地感受到痛苦（一般以6个月为界限）；二是社会功能受损，表现为人际关系糟糕，容易产生对抗甚至敌对行为；三是表现出非当地文化类型的特殊行为。

当个体遭遇人际关系的严重冲突、重大挫折、重大创伤或面临重大抉择时，一般都会表现出情绪焦虑、恐惧或者抑郁，有的表现出沮丧、退缩、自暴自弃，或者异常愤怒甚至冲动报复。有的往往是过度应用防卫机制来进行自我保护，且表现出一系列适应不良的行为。如果长期持续的心理障碍得不到适当的调适或从中解脱，就容易导致严重精神疾病的产生，产生比较严重的后果。

心理问题从严重程度来划分，可分为一般心理问题、严重心理问题、心理疾病。

二、识别心理问题

(一)如何评估心理问题

要评估自己或他人是否存在心理问题，可通过横向比较和纵向比较两种方式进行。

1. 横向比较

(1) 将要评估的人和绝大多数同学进行比较。以内外向同学为例，一些内向的同学在生人面前拘谨局促，但和好友能自然相处，这是正常状态；另一些同学外向开朗，喜欢交际，朋友较多，这也是正常状态。可倘若内向到害怕并回避各种人际交往场合，或干脆过着离群索居的生活；或者外向到无视人际距离，过度侵犯他人私人空间，频频令他人不适，则可能被视为行为异常。但在某些情况下，与绝大多数人不一样并不一定意味着障碍。如智力，比绝大多数同学都高的智商并不是障碍的表现。

(2) 将要评估的行为与社会规范相比较。社会运行有其相应的道德规范及法律准则。社会要求成员遵守这些规范准则，以保证公共秩序的维持和社会的运转发展。大多数个体在社会化过程中有效习得了这些规范准则，并能在日常生活中自觉遵守，但某些心理障碍患者则可能会挑战、违背这些规则。如性心理障碍患者可能盗取异性内衣裤，精神分裂症患者可能伤人毁物。当然，对社会规范本身也需客观看待。滞后的社会形态遗留的规范，可能本身就是不合理、需要被打破的，如封建社会遗留下来的某些传统观念。

2. 纵向比较

将个体的当前状况与其以前状况相比较，是否有剧烈或突然的心理、行为变化，大多时候这种变化令人感到不适，且比较容易被注意到。

(1) 个人主观感受，这是心理障碍的重要判断标尺。心理障碍的发生发展往往伴随着情绪情感在程度和发生频率上的较大变化。例如，许多心理障碍患者会直接体验到紧张、焦虑、恐惧、苦闷，甚至伴随躯体不适。而在出现心理障碍之前，这些体验从未有过，或从未如此强烈。除了痛苦感外，情绪也可能突然变得极其欣快，每天精力充沛到不知疲惫、不想睡觉，倘若这种变化的产生没有任何预兆、难以解释，也需要引起警惕。在护士生中，个人感受变糟常常是他们唯一的异常表现和求助动机。但当心理障碍严重到一定程度后，个体缺乏足够的自知力，可能意识不到发生在自己身上的变化。

故此标准仍需同时和其他标准综合使用。

（2）社会功能的受损状况。护士生的社会功能主要包括两个方面：人际交往和学习。如果因为心理不适而变得频繁回避人际活动，或学习时注意力变得难以集中、效率下降、成绩也出现了大幅下降、以前很少旷课的同学现在却屡屡旷课等，这就是社会功能受到了损害，可能需要及时的心理咨询与干预。

（二）如何判断一般心理问题和严重心理问题

可从情绪反应强度、情绪体验持续时间、行为受理智控制程度和泛化程度四个方面来判断一般心理问题和严重心理问题的不同，见表2-1。

表2-1　心理问题严重与否的判断

情绪反应强度	由现实生活、工作压力等因素而产生内心冲突，引起的不良情绪反应，有现实意义且带有明显的道德色彩	是较强烈的、对个体威胁较大的现实刺激引起心理障碍，体验着痛苦情绪
情绪体验持续时间	求助者的情绪体验时间不间断地持续1个月或者间断地持续2个月	情绪体验超过2个月，未超过半年，不能自行化解
行为受理智控制程度	不良情绪反应在理智控制下，不失常态，基本维持正常生活、社会交往，但效率下降，没有对社会功能造成影响	遭受的刺激越大，反应越强烈。多数情况下，会短暂失去理智控制，难以解脱，对生活、工作和社会交往有一定程度影响
泛化程度	情绪反应的内容对象没有泛化	情绪反应的内容对象被泛化

（三）如何判断心理疾病与精神病

在严重心理问题之上还需要判断区分严重心理问题和精神病，其中若是属于精神病范畴则需要由具有处方权的心理医生或精神病医生提供专门的治疗，特别是药物治疗。在心理学界与精神病学界有普遍公认的判断病与非病三原则，即：①是否出现了幻觉（如幻听、幻视等）或妄想；②自我认知是否出现问题，能否或是否愿意接受心理或精神治疗；③情感与认知是否倒错混乱，知、情、意是否统一，社会功能是否受到严重损害（即行为情绪是否已经严重脱离理智控制）。重点在于幻觉妄想和情感是否倒错混乱两个方面，对于是否有自我认知的判断应建立在这两个重要判断基础之上。

第二节　护士生常见的心理问题

护士生在校学习和临床实习中，面临着环境的改变、任务的不同要求、与同学老师同行及患者的关系等，给其心理带来了较大的冲击。在对护士生心理健康状况的调查研究中，我们发现护士生主要存在以下几方面的心理问题。

一、适应性心理问题

当代的护士生多数为独生子女，其成长过程中缺少独立与自理能力，在进入大学后和临床实习中，由于学习、生活、人际环境发生了改变，加之全新的学习内容、自主的学习方法、临床实习的职业性要求等，使很多护士生出现注意力不集中、学习工作效率降低、情绪烦躁、焦虑抑郁、失眠等身心问题。这多见于大一新生和临床实习护士生，主要涉及四个方面的适应问题。

（一）期望与现实差距的不适

每一个护士新生对大学生活都充满着期待，但进入大学后，往往现实的生活并不像他们期待的那样，这就容易引发护士生消沉、失望、埋怨、情绪暴躁等不适反应。具体表现在：大学校园在环境设施、教育教学管理上不是理想中的样子；专业不是自己喜欢的，有的是调配的结果，有的则是家长意愿；学校不是自己的第一志愿，但是高考失利调配至此；认为进入大学后会结交很多朋友，但实际的人际关系并没有理想中的融洽和充实；期待自由的大学校园能提供高中时没有的恋爱环境，但事与愿违。

（二）习惯与变化带来的不适

进入高校后，因客观现实的改变，护士生惯有的生活学习状态难以维持，这种改变或许令人不适。例如，以前的朋友圈子中，大家的生活条件并不存在太大的差异，但进入大学后，差异增大，可能经济条件差的同学产生自卑；而经济好的同学习惯了原有的舒适生活，进入大学后，生活相对简朴，也容易产生不满情绪；曾经在班级里的好成绩、好名次进入大学后不复存在，或者曾经是班干部，进入大学后却落选。上述两种变化易引发自卑、嫉妒、多疑、脾气暴躁、埋怨等心理问题。又例如，高中时期的价值观念相对单纯，大学是校园向社会转型的一个过渡阶段，旧有价值观可能引发不适；饮食、气候、语言、习俗等因地域改变而出现差异，包括城乡差异、南北方差异、民族差异等，进而引发不适。上述两种变化，使护士生更易产生无措、无助、失望的低落感。

（三）依赖向自主转化的不适

当代大学生多为独生子女，独立性较差，习惯了被安排的学习和生活。在学习上依赖老师的管理、家长的监督，学习目标通常由师长灌输。进入大学后，需要自己决定学什么、怎样学、达到什么目标……目标感的丧失导致他们学习时缺乏主动性和自觉性。在生活上由于长期依赖家长，吃穿住行都由家长包办、作息由家长督促，到大学后失去了家长与老师的督促与安排，而自身又欠缺自理能力，于是面对需要自我管理的大学生活，不少护士生更多的是无措与茫然或无节制的放纵。

（四）学习走向实习的不适

刚到医院实习时，很多护士生都充满了希望，对这些护士生来说初次到医院临床实习，也是初次涉足社会。对外界环境及新型人际关系的陌生感，以及看到各种各样痛苦不堪的病人挂着输液瓶，裹着绷带，吸着氧气，治疗室、抢救室、监护室里摆放着各类治疗物品、抢救器材和监护仪器，护理人员夜以继日在病房为病人忙碌的身影，不少护士生觉得好奇、紧张，甚至个别护士生还会觉得恐惧。同时，由于某些实习护士生缺乏社会经验，在学校学习期间缺乏临床实践，没有熟练地掌握技能，接触临床后，心理紧张，角色转变缓慢，不能适应当下环境。因而容易产生情绪不稳定，常常发生心理失衡。

二、焦虑心理

焦虑是一种常见的情绪体验。每个人都有一帆风顺的时候，也有诸事不如意的时候。对焦虑情绪的识别：一是判断反应是否过度。通过和别的同学进行比较、与自己以前的经历进行比较，对于相似的事件，现阶段的焦虑体验是不是超出了正常的程度。例如，被老师批评之后，别的同学也会不舒服，但是不会像自己一样翻来覆去地想着挨批评这件事，连续几天都入睡困难。这样的反应就是过度的。二是观察是否影响到日常的人际交往或学习。倘若因为挨了一次批评，便不想去上课，害怕看到老师和同学，上课时也心不在焉，这便是焦虑影响到了学习。三是考量焦虑的发生频率与持续时长。焦虑的体验频频发生，感觉不受控，这也是焦虑障碍的一个潜在信号。

焦虑包含三个基本成分：① 紧张、担忧和畏惧的内心体验和个人"不能应对"的预测；② 对声音光线等刺激的警觉性增强、注意力难以集中、学习效率下降、或脾气暴躁，伴以对所担忧事物的回避行为；③ 睡眠问题或生理反应，如肌肉紧张、心率增加、呼吸加速、口干、恶心和腹泻等。

护士生常见的焦虑是考试焦虑和实习焦虑。

考试焦虑的同学往往有如下特点：非常看重学习成绩；本人很要强，家人、师长对其寄予厚望；焦虑体验随着考试的临近而逐渐加强，在考场上不能正常发挥。

这样的学生可能整天都在考虑着该怎样学习才能考出好成绩。过度的担忧及努力影响到了休息，致使睡眠质量得不到保障。"怕考得差"的念头总在头脑里不断闪现。考试时紧张感加剧，因此整个考试期间的注意力都难以放在考题上，不由自主地想一些与考试无关的东西。脑子乱成了一团，平时学会、会背的东西全忘光了。"成绩不好怎么办""会不会挂科"，害怕失败的阴影挥之不去。上课时，精力不能集中，常受到"考不好"的念头影响，越想越着急。试图平静下来、好好读书，但难以做到，并为此苦恼不堪。部分考试焦虑的同学还会出现不止一次的考前生病或考场出冷汗，甚至大小便失禁、休克的情况。

除此之外，实习护士生由于担心不能适应医院环境；担心理论基础不扎实，操作技能欠缺不能胜任工作；担心技术掌握不好，各项护理工作不能顺利完成，影响病人的治疗和护理，引起患者的不满意；担心难以与医护人员相处，不能完成实习任务等而表现出较强的焦虑情绪。

三、人际交往问题

在纷繁复杂的社会中，每个人都要与他人发生形式多样的各种关系，这种人与人之间的相互关系就是人际关系。人际交往是护士生常见的心理问题，在校学习期间，护士生与老师、同学之间都可能发生各种各样的矛盾和冲突，如果不能很好地处理，就容易陷入人际冲突的困境。主要表现为害怕交往和回避社交场合与人际接触。如害怕和人打招呼，刻意回避打招呼的场景；遇到不得不面对的社交场合时，会感到紧张，甚至心慌意乱，可能自感面部潮红、回避目光接触、说话语无伦次，而且这种紧张不受自己控制。

护士生在临床实习过程中会遇到各种人际关系：一是护士生和老师的关系。马斯洛的需要层次理论认为：在满足基本需要后就会有更高层次的需要。对每个护生来讲都有归属感、自尊的需要，所以他们希望在每个科室都能很好地融入这个大家庭，希望得到老师的肯定、重视和表扬。因此有时一句话、一件小事就会对他们产生影响，暗自揣测老师对自己的评价，极力地表现自己并对关系敏感。二是护士生和患者的关系。在实习期间，和患者的交流也是每天工作中的重要部分，对于刚从学校出来的护士生来讲，肯定不太适应过于复杂的护患关系。而往往有部分患者不礼貌的言行举止，又会对学生造成一种打击，从而产生懒得沟通，避而不谈的心理。三是护士生之间的关系。由于实习护士生比较多，所以一个科室不止一个两个护士生。在相处的过程中，由于个人性格、背景的不同会出现嫉妒、猜忌等心理。

四、逃避退缩心理

逃避退缩心理实质上是一种心理防御机制，也称为自闭心理。大学里，一些护士生将自己与外界隔绝开来，很少或根本不参加班级、院系和学校的活动，大部分时间都独来独往不与人交往。他们不愿与人沟通，少与人交流或害怕、讨厌与人交谈。他们只愿意与自己交谈，如写博客、微博、日记等来表达和抒发自己。自闭时间过长则会引发人际交往障碍等心理问题。在实习期间，实习护士生对医院环境、人员、工作内容和程序有了了解后，他们会逐渐发现自己所学的知识和实际需要还有相当距离，有时很难独立完成操作，这使他们在面对老师布置的工作时，精神高度紧张，唯恐自己不能完成工作，或出现差错；在与病人沟通中，倍感困惑，常常表现为对医患关系认识不深，在医患沟通技巧上缺少训练，面对病人时缺乏自信。护士生不能正确地处理或调整心理，以一种逃避的消极态度面对已产生的问题，自我封闭，与同伴的相处经常是一对一或三五成群。这说明，他们一方面渴望别人了解自己；另一方面封闭自我，陷入困惑。另外，随着实习的深入，他们普遍存在不安定心态：与正式护士同等条件下，一样干工作，但待遇不一样，同工不同酬，认为地位不平等，从而让他们感到前途渺茫，久而久之便出现逃避退缩心理。

五、自我认知失调

护士生进入大学后，由于青春期自我意识的迅速发展，他们非常注重自己的身体形象、知识能力，尤其是别人对自己的评价。当自己对自身的身体形象与知识能力不满意、在现实中获得他人的评价达不到理想自我的标准时，就容易否定自己或产生自卑情绪。在实习时，实习护士期望自己能成为人们心目中真正的"白衣天使"，所以工作勤奋、努力。然而当他们看到护士在医院中的地位较低，人们对护理工作的重要性认识不足，不承认护士的价值，其付出不能得到充分的肯定和补偿，以后的发展机会少。这些都会导致实习护士生认知的偏差而造成其心理不平衡，产生情绪低落、失望、焦虑、抑郁、厌烦心理，甚至人格异常。

第三节　护士生心理问题的预防

护士生是护士的后备队伍，在学校的学习较之于其他性质学校的专业任务相对繁重、责任重大；进入临床实习后，又是医院中一类特殊的群体。护理工作高密度高强度的学习任务和护理工作的性质、特点，决定了护士生要比一般的大学生承受更多的心理压力，从而容易导致他们身心失衡，并极有可能会诱发心理问题。因此，需要将护士生的心理问题防患于未然，以便使他们能顺利学习，能适应工作环境，充分发挥自身潜能。

一、心理教育与心理咨询

(一)心理教育

小唐与小苏是同班同学，两人有一共同特征，就是与人交往时有不安的感觉，尤其在不太熟悉的人面前讲话时会很紧张，常无法正常表达自己的意愿。在一次心理健康教育课上，小唐感觉自己的状态与老师讲的社交恐惧有相似之处，为了弄明白和解决自己的问题，她课后找到老师。经过心理老师的启发、指导，小唐在实际生活中有意识地应用老师教给她的相关知识与方法。一段时间后，她发现与人交往和沟通并不像自己以前想象的那么困难。她开始变得自信了，逐渐能主动与同学沟通交流。一学期后，她已克服了与人交往时存在的不安和紧张问题，能正常与人交往。与此同时，她的学习和精神状态都发生了比较大的改变，自我感觉越来越好，更加自信了。而小苏没有像小唐一样去学习相关心理健康方面的知识，也没主动去找老师帮助。在一次课堂发言中，小苏虽然做了很充分的准备，但由于紧张，脑子一片空白，她不敢看同学，也不知该说什么，感到非常尴尬。从此以后，为了避免在课堂上发言，她开始有选择性地逃课，后来发展到不参加任何活动，并刻意回避与同学交往。小苏从最初的人际交往紧张发展到恐惧，固然与她的性格有关，但不能主动接受相关心理健康教育和寻求心理帮助也是问题越来越严重的一个原因。

　　护士生在成长的过程中，不可避免会遇到各种问题，而重视自身的心理健康并主动接受相关心理健康教育是预防和减缓心理问题发生的重要方法与途径。

　　护士生心理健康教育是针对护士生中普遍存在的心理问题，通过课堂教学、网络宣传、社团活动、心理健康教育讲座、心理电影赏析等多种方式多种途径引起他们对心理健康的关注；在普及心理健康知识的同时，注重树立护士生的心理健康意识，优化心理品质，增强心理调适能力和社会生活的适应能力，达到预防和缓解心理问题的目的。曾有一大四的护士生，以专业排名第一的成绩被保送到某重点医科大学继续深造，在同学羡慕的眼光中，她却体验不到成功后的幸福与喜悦，也无法理解周围的同学为什么能那么高兴。离校前的一次心理学讲座中，她找到了自己不快乐的原因，那就是自己对完美的追求。与这位同学一样，过度关注结果，忽略过程，无法享受过程带来的快乐的护士生大有人在，由此造成的快感缺失是心理问题的一个预警信号，但往往被大家忽视。心理健康教育注重积极心态的培养，为护士生不断完善自己的人格提供了保障。

　　由于每个人的认知和应对方式及获得社会支持程度的不同，一旦挫折和压力超出了个人的应对能力，有可能会诱发心理问题。心理健康教育一方面通过多种教育形式，培养护士生抗挫和耐压的能力，预防心理问题的发生；另一方面对出现心理问题的同学，做到早发现、早干预，在其心理问题的早期阶段实施心理教育和心理干预，通过心理咨询或危机干预防止心理问题的加重和慢性化。

（二）心理咨询

心理咨询是心理健康教育中不可缺失的一个环节，是预防和缓解心理问题的重要手段。对心理咨询有的同学还存在一些误解，认为心理咨询就是促膝谈心、帮人解决问题，或是万能钥匙、无所不能，甚至有的同学认为心理咨询就是对那些精神异常的"病态人群"的帮助等。事实上，心理咨询是运用心理学的知识和相应技巧，针对来访者的心理问题提出分析、建议和指导，帮助其增进心理健康，促进人格成长，达到自我实现的过程。它不仅可以帮助有心理问题的人认识自己内部冲突的根源，改变自己不合理的认知、情感和行为模式，学会面对现实，重建新的人际关系，获得全新的人生体验，还能引导心理正常的人进行自我探索，认识自己的需求、优劣、动机、态度和价值观，学会更好地处理各种关系，挖掘自身的潜能，帮助个体达到自我实现。

护士生在出现学习困难、考试焦虑、人际困扰、亲子问题、恋爱问题、择业问题、自我认知、情绪调控、重大应激事件等问题时都可以去寻求心理咨询的帮助。

二、心理训练与情感体验

在人际冲突中，我们常会抱怨对方做得不好，总能罗列出对方身上一大堆的问题，但对自身问题的觉察似乎很迟钝。自我觉察是一个人健康成长过程中不可缺少的能力，而心理训练是提高自我觉察能力的有效方法。心理训练与心理咨询的不同点：心理训练不是用言语去提醒，而是用实际操作对人进行有意识的影响，帮助参加者改变自己，强化心理机能，促进心灵的成长。

例如，在人际关系的心理训练中，常常发现人际冲突的根源可能不是我们认为的某件事、某句话，而是我们看问题的态度和角度。我们通常用自己的观点去解释所发生的事，如果符合我的标准就接受，相反则会产生排斥心理。我们往往忽视了因成长环境及个性特征的不同，对方也会有自己的立场与观点，很难形成一致的思维方式。心理训练不仅能帮助我们准确地体验他人的情感，而且能帮助我们觉察自身存在的问题。

　　人的很多能力是在学习和实践的过程中培养起来的，心理成长的很多能力也都需要经过后天学习才能形成。如果一个人没有经历过痛到撕心裂肺，怕到魂飞魄散，他就难以对痛苦和恐惧有真实的了解，也难以把自己的情感活动与认知活动结合起来，从而获得感激、感恩等的积极情感经验。

　　情感是人对客观事物态度的体验，是人的需要是否得到满足的反映，情感体验有积极与消极之分。情感体验是否积极与个体对自我发展的期待程度有关系，也就是说，具备积极的自我情感体验的个体，往往会对自己有客观的评价，对自己的要求适度，做事能积极努力进取，能正确看待挫折，不会轻易放弃自己的目标；而具有消极的自我情感体验，使我们在面对问题的时候，往往对自我评价偏低，做事缩手缩脚，不自信，不敢尝试新事物，害怕失败，常常错失发展的机遇，严重的甚至会出现心理危机。

　　积极的情感体验，可以通过心理训练等方式获得，它不仅促使我们重新审视自我、探索自我、发展自我，而且还可以帮助我们提高抗挫能力，克服心理问题的发生。

　　护士生需要学习相关的心理卫生知识，学会控制和调节情绪，正确处理工作、生活和学习的关系，尽快适应社会环境，学会释放压力和正视压力的态度，在学习和工作中逐渐培养自身对应激的适应能力和应对能力，培养积极向上的人格。客观、合理的评价自我及社会生活中的地位，形成合理的心理支点，使心理处于平衡。

三、心理冲突与心理疏导

　　所谓心理冲突，是指一个人的心理同时存在两种互相对立、互不相容的情绪、欲望、行动倾向或价值观，个体无法协调两者之间的关系，既不能使它们达到和谐统一，也不能决定舍取，处于烦恼和痛苦之中，严重时还会影响心理和生理功能。例如，理想自我与现实自我的冲突、自尊与自卑的冲突、独立与依赖的冲突、性冲动与性压抑的冲突等。

　　来自内心的冲突犹如两个自我在斗争，当双方力量悬殊时，一般情况下很容易就做出选择。但是如果当双方旗鼓相当，选择本身会给自己带来巨大影响时，我们就会矛盾重重，往往因无法回避而压抑自己的欲望。过分压抑会使我们不知道苦恼的根源在哪里，也无法找到解决问题的途径，在不可控感的笼罩下各种躯体和心理反应，如焦虑等问题就会出现。内部矛盾冲突是产生心理障碍的直接原因。

我们知道，如果往一根堵塞的管道里注水，就会不断持续的加强水压，到一定程度后有可能导致水管爆裂。同样当内心的冲突所带来的不良情绪积累到一定程度后，也会导致情绪崩溃。然而，如果我们让水在管道中自由流通，就如同我们允许不良情绪自然地流过我们自身，那么压力就会缓解，情绪也会渐渐平复。

由此可见，面对心理冲突带来的困扰，如果能够面对或正视内心真实的想法，不逃避，才能找到解决心理冲突的方法，而心理疏导就是其中之一。它主要通过对阻塞的心理进行疏通引导，使之畅通无阻，从而达到转化、减轻、缓解、消除内心冲突所带来的痛苦，帮助个体了解心理冲突和心理问题产生的规律，提高主动应对心理应激反应的能力。

护士生常用的心理疏导的方法为：

（一）纠正认知偏差

常见的认知偏差有以偏概全、只关注事物消极的一面、全有全无的两极化思维、将消极事件更多地归因于自己的过失等。不合理的认知使我们不能客观地看待自己、他人和周围的事物，是不良情绪和行为的根源。例如，有的同学失恋后把责任归因于自己，认为是自己不好对方才离开的，陷入后悔与自责；有的认为全是对方的错，是对方对不起自己，被抱怨与恨意所包裹。无论上述哪一种认知都会带来负性情绪，如果我们心怀感激，感谢曾经遇到一个值得爱的人，感谢离开了一个不值得爱的人，那我们体验的将是积极的情感。用合理的认知取代不合理的认知，可促进情绪和行为的改变。

（二）合理宣泄

不良情绪就像桶里的火药，积累得越多其爆炸后的杀伤力就越大。通常我们可以通过倾诉、运动等方式，把压抑的情绪表达出来，以减轻或消除心理压力。如遇到不开心的事，可以自己记录下来，可以说与朋友听，也可以通过心理咨询向专业人员倾诉来减缓压力，获得帮助。如果任凭自己情绪流露可能会造成情绪的失控。

（三）学会放松

利用放松技术可以让我们从紧张、抑郁、焦虑等不良情绪中解脱出来，例如通过冥想、肌肉放松、呼吸放松或听音乐等调节方法，舒缓、调节不良情绪，达到身心放松。一旦让放松成为生活习惯，我们就给自己的心灵安上了一对会飞的翅膀。

第四节 护士生心理危机干预

近几年来，我们不时会听到或看到关于大学生因心理问题而导致自杀和伤害他人的报道；我们也经常听到一些护士生抱怨学业和临床实习的压力，以至于自己快崩溃的说法。通常情况下，当一个人面对的挫折和压力远远超过了他的承受能力时，就会因出现严重的心理失衡或心理崩溃而陷入危机状态，所以对处于危机状态的当事人实施心理危机干预是避免或减少过激行为的必要措施。

一、关注心理危机

心理危机，就是个体突然遭受重大应激事件或压力，使原有的生活状况发生了明显的变化，因为依靠自己现有的条件很难克服，常常会陷于痛苦和不安状态，出现绝望、麻木、焦虑和行为障碍等。对于护士生来说，重要考试失败、恋爱受挫、学业或实习、就业压力过重、不堪忍受身心重病，与同学或老师的人际冲突引发的人际关系失衡或人际交往困难等都会诱发心理危机。有的心理危机只有单一的原因，而有的则是多个原因叠加所致。

应正确理解"危机"二字。

（一）心理危机是危险的

危机会给处于危机中的人带来严重的创伤，出现严重心理失衡，导致精神崩溃，甚至有可能伤害自己和他人。例如，有一同学因口吃和经济困难而产生自卑心理，对学业也带来了负面影响，最终因未修满学分而无法毕业。就业压力、对家人的愧疚和无力改变的现状，如同大山一般压在他瘦弱的身体上，在绝望感的支配下他采取了自杀的极端行为。

（二）危机又是一种机遇

危机中的当事人为了摆脱痛苦，一般会主动寻求外界的帮助，而适时的危机干预不仅能帮助他们缓解危机，防止危机的进一步发展，而且能够帮助当事人学会新的应对技巧，在经历危机后得到成长。对引起危机的事件，因当事人对事件的认知、应对能力等的不同，会有很大的差异。在危机面前，有的人能够依靠自身的力量和强大的社会支持从危机中走出来。经过危机，个体不仅收获了经验，也获得了成长。有的人虽也能渡过危机，但留下了心理创伤，一些负性的记忆和体验并没有消失，危机的后遗症将会在今后的生活中不时表现出来，影响着当事人的健康生活。有的人因无力面对危机而丧失了应对能力，导致出现心理崩溃，这时如果没有外力的介入，帮助个体渡过危机，重建自信，那么个体的成长将会严重受损，甚至会威胁到生命。

对处于上述状态的后两种人，实施危机干预是十分必要的。因为及时的心理援助，不仅可以帮助当事人寻求解决问题的方式，获得社会支持，防止过激行为的发生，而且可以帮助当事人重建自信心，尽快摆脱困难，恢复到原有状态。

二、识别心理危机

认识心理危机，学会辨别自己或他人是否处于危机状态，有利于及时发现心理危机，最大限度地减少危机带来的破坏性。

（一）心理危机的分类

护士生常见的心理危机可分为两类：

（1）在学校的成长过程中，急剧的变化所导致的异常心理反应，如新环境适应、临床实习、就业等生活结构的重大改变可能出现心理危机。

（2）我们无法预测和控制，并且有可能危及自身的生存，导致出现心理失衡或解体。如失恋、严重疾病等应激性事件，因超出了自身可控的范围，无力应对的结果极易引发焦虑、抑郁等心理问题。

（二）心理危机的状态

自查是否处于危机状态：

（1）出现失眠、疲乏、易惊吓、肠胃不适、饮食或体重明显增加等生理反应。

（2）出现注意力不集中、健忘、无法做决定、缺乏自信。

（3）出现情绪持续低落、常常流泪，或烦躁不安、易发脾气、过分敏感，表现为无望或无价值等情绪反应。

（4）出现社交退缩、逃避、不易信任他人、自责，甚至出现自伤或自杀行为。

上述症状存在的越多或是持续的时间越长，就越要引起我们的关注，就越需要寻求帮助。当我们意识到自己处于危机状态而又无法进行有效的自我调节时，可及早去医院检查或求助学校心理咨询机构，或将自己目前的状况告诉家人、信任的老师和同学，求得他们的及时帮助。同时，应尽量避免独处，不在周围放置可能对自己造成伤害的物品。

（三）需要关注的情况

当周围同学出现下列情况时要引起我们的关注：

（1）学习成绩无原因的急剧下降。

（2）生活习惯和生活规律突然改变，原本爱漂亮的小姑娘，却突然不修边幅，原本喜欢的事却提不起兴趣，懒得做等。

（3）饮食和睡眠习惯发生变化，突然的暴饮暴食或没有食欲，出现失眠或醒后难以入睡等。

（4）个性发生明显变化，以前外向开朗的一个人突然表现得沉默寡言，或出现持续的情绪低落等。

（5）出现不合逻辑的言行，如流露出绝望的心情，谈论与自杀有关的事，或突然与亲朋告别、将自己珍贵的东西送人等。

（四）出现心理危机的高危人群

有自杀倾向的学生，患有抑郁症等严重心理疾病的学生，因失恋等导致个人感情受挫的学生，性格过于内向孤僻、经济严重贫困且出现心理或行为异常的学生，人际关系失调、学习压力过大、解决问题能力较弱、身体出现严重疾病的学生，以及其他有情绪困扰、行为异常的学生。尤其是上述多种特征并存的学生更要引起重视，因为这样的学生带来的危险可能更大。

三、应对心理危机

危机本身并不可怕，可怕的是不敢面对和正视危机，而采取逃避的方式，逃避不仅不能解决问题，还会加重心理危机。因此，护士生应该积极地应对危机，概括起来可以分为三个方面。

（一）学会自助

通过学习心理健康知识，培养良好的心理素质，提高抗挫能力。首先，要保持乐观的人生态度。人的一生会遇到各种各样的困难，乐观的人不仅能坚持自己的目标和追求，保持高度的自信心，积极应对困扰；而且他们乐于助人、能与他人一起分享快乐，看问题不拘泥于某一点，善于换一个角度看问题，路才能越走越宽，心也会越来越宽阔。其次，善于调控自己的情绪。情绪持续低落不仅会带来生理上的紊乱，甚至会诱发严重的心理障碍，如抑郁症等。所以，当负性情绪出现时，我们不要任由情绪来控制自己，可以通过听音乐、进行体育锻炼等方式转移自己的注意力，只有在情绪稳定的情况下，才能帮助我们做出客观的判断。最后，建立良好的人际关系。很多心理问题都与人际关系相关，良好的人际关系能减缓不良心理的滋生。聆听、接纳和理解是我们建立和维持良好关系的法宝。聆听不仅能体谅他人的感受，也会使对方因被理解而高兴，既增进了彼此的关系，也能提升自我的价值感。同时，学会关心他人、宽恕他人、站在对方的立场去看问题，设身处地地为对方着想，在与人的交往中获得乐趣。这些方法将提高我们对危机的免疫能力。

（二）主动寻求帮助

当我们依靠自己的力量无法缓解内心的痛苦时，可以通过寻求身边同学、朋友、辅导员和任课老师的帮助，或通过寻求家人、亲友的帮助来解决问题，如果仍然无法摆脱心理失衡的状态，就应该积极到学校的心理咨询中心寻求专业教师的帮助。现在几乎所有高校都设有大学生心理咨询机构，从事心理咨询的老师能根据我们的实际情况，从专业角度给我们建议、启发和支持，帮助我们走出危机。

（三）积极助人

积极关注身边易出现心理问题的高危人群，及时发现异常的心理和行为，尤其当我们看到周围有同学处于危机状态时，首先要立即报告辅导员和学院领导、学校心理咨询中心，不要让他独处，并对他实施监护。在老师到来之前，我们可以作为陪伴者留在他身边，可以什么都不说，仅是陪伴，也可以耐心倾听，让他倾诉自己的感受，直到老师来了之后，再根据老师的要求，协助老师开展工作。

第三章　护士生的自我意识与心理健康

古希腊德尔菲神庙前有一块石碑，上面刻着一句话："人啊，认识你自己。"纵观人类社会发展的历史，我们发现，人类对自身的认识是非常有限的。从这个意义上讲，人类社会发展的历史就是人类不断认识自己的历史。处于青春期的护士生，其心理成长方面一个十分重要的任务就是建立自我同一性，具体表现在、自我概念确立、未来目标清晰、有不断发展和完善自我的能力。因此，护士生自我意识的发展成熟是这一阶段非常重要的课题。

第一节　自我意识概述

许多护士生可能有这样的体验，进入大学后的某个时期或阶段，自己内心充满了矛盾和困惑，渴望了解自己和他人，时不时会问自己：我是谁？我从哪里来？将要做什么……当这些问题困扰我们时，说明我们开始自我探索，进入到自我意识发展的新阶段。大学是形成自我意识的关键时期，能否形成积极的自我意识在很大程度上会影响护士生在大学的学习、交友以及毕业后的工作和婚姻生活。本节将集中探讨和回答这些问题。

一、理解自我意识

自我意识，简单地说就是个体对自己的认知。具体来讲，就是人对自己的特长、能力、外表和社会接受性方面的了解、态度、情感体验的自我知觉，是个体把自己当成客体所做出的认知，是个体在内心深处对于自己形象的看法和评价。例如，"我是一个性格外向的人""我喜欢计算机不喜欢英语""我很受他人喜欢""我责任心很强""我有些懒惰"……都是对自我的描述。心理学将这些对自我的描述称为自我意识。

自我意识是一个具有多维度、多层次的复杂心理系统，我们可以从多个角度来认识自我意识。

（一）自我意识的构成

1. 生理自我、心理自我和社会自我

从自我意识的内容上来划分，自我意识有三个层面：生理自我、心理自我和社会自我。

生理自我，是指个体对自己的生理属性的认识，包括个体对自己身高、体重、长相等方面的意识。

心理自我，是指个体对自己心理属性的认识，如心理过程、能力、气质、性格等方面的意识。

社会自我，是指个体对自己社会属性的认识，如自己在各种社会关系中的角色、地位、权利等方面的意识。

2. 自我认知、自我体验和自我调控

从自我意识的形式上来划分，自我意识可分为自我认知、自我体验和自我调控，这三者分别为自我意识在认知、情感和意志方面的体现。

自我认知，是自我意识的认知成分，是主体"我"对客体"我"的认知和评价，包括自我感觉、自我观察、自我分析和自我评价等内容。我们通常思考的"我是什么样的人""我的优点有……""我的缺点是……""与高中时相比，我在……方面变了"等这些问题就是对自己的认知。自我认知主要解决"我是一个什么样的人"的问题。

自我体验，是自我意识在情感方面的表现，是主体对自身的认识而引发的内心情感体验，是主观的"我"对客观的"我"所持有的一种态度。如自尊、自爱、自信、自卑、内疚、责任感、义务感、成就感等都是自我体验。"这个任务很难，但我相信通过努力以后，我能完成"体现了自信的感觉；"我喜欢篮球，因为我喜欢大家一起合作，也喜欢篮球入网的感觉"是一种成就感；"我相信自己通过努力能够获得好成绩"表现了对自己的自信。自我体验主要涉及"对自己是否满意""是否喜欢自己"这类问题。

自我调控，是自我意识的意志成分，是个体对自己的身心活动、态度、行为以及与外界环境的调节和控制，建立在自我认知的基础上，受

自我体验的影响。自我监督、自我命令、自我激励、自我调节和自我教育等都属于自我调控。"虽然这次考试考砸了，我也不能沉浸在沮丧和对自己的责备之中，我要振作起来，仔细分析自己失误在哪，争取下次打个翻身战""我决定每天背 200 个单词，坚持一星期的话，就奖励自己去看最喜欢的电影"等都属于自我调控。自我调控主要解决"如何有效调控自己""如何改变现状，成为理想的自我"这类问题。可以说，自我调控对我们的学习、工作有推动作用并对态度的改变和不良行为有很好的制止作用。

3. 现实自我、投射自我和理想自我

从存在方式看，自我意识可分为现实自我、投射自我和理想自我。

现实自我，就是个体从自己的立场出发对自己当前总体实际状况的基本看法。如"我认为我是一个与人为善的人"。

投射自我，也称镜中自我，是指个体想象自己在他人心目中的形象或他人对自己的基本看法。如"今天的新年晚会上，同学们会被我的表演所折服""杨同学今天的话好像在暗讽我"。现实自我与投射自我往往有距离，当距离加大时，个体便会感到自己不为他人所理解。

理想自我，是指个体想要达到的比较完美的形象，是个体对未来我的希望。如"我希望今后的我更开朗一些""我希望自己以后更加强壮健美"。理想自我与现实自我差距过大，会给个体带来挫折感。

(二)自我意识的形成与发展

对于自我的这些观念是什么时候形成、是如何发展的，心理学家进行了大量的研究。在众多心理模型中，以埃里克森（E. H. Erikson）的心理社会发展模型的影响最大。这个人生发展八阶段模型（1950，1963）认为（见表 3 -1），人的自我意识的发展是一个连续不断、逐渐形成的过程，而且一定要经过几个顺序不变的阶段。这些不同的发展阶段有一对核心矛盾，如果个体能够有效地解决了该阶段出现的特殊矛盾，就可以发展出积极的人格特征，形成积极、健康的自我意识，否则将会形成消极悲观的自我意识，进而影响人的生活、工作、学习以及心理健康状态。这些阶段对于每个人来说都是无法逾越的，不同的是进入该发展阶段的时间因人而异。

表 3 - 1　埃里克森的心理社会八阶段发展理论

阶段	年龄（岁）	心理 - 社会矛盾	积极解决矛盾形成的品质	矛盾解决失败形成的品质
婴儿期	0～1.5	信任感——不信任感	对人信任、对外界有安全感	恐惧、对外界害怕和不信任
童年期	1.5～4	自主感——羞愧与怀疑感	能按社会要求表现目的性行为，发展自主的能力	缺乏信心，畏首畏尾，感到羞愧、怀疑自己的能力
学前期	4～6	自主感——内疚感	主动，表现出积极性和进取心	畏惧、退缩，产生内疚感和失败感
学龄期	6～12	勤奋感——自卑感	勤奋、掌握求学、做事、待人的各种基本能力	缺乏生活的基本能力，充满自卑和无价值感
青春期	12～18	自我同一性——同一性混乱	有明确的自我观念，达到自我内部与外部环境的协调	对于自我与他人的角色混乱，充满不确定感
成年早期	18～30	亲密感——孤独感	建立友情和爱情，发展爱的能力	与社会疏离，孤独寂寞
壮年期	30～65	创造力感——自我专注	热爱家庭、关心社会，追求事业成功	只顾及自我和"小家"，缺乏社会责任
老年期	≥65	自我整合感——失望感	回顾一生，感到生活有意义	悔恨旧事、消极失望

　　虽然埃里克森认为，自我发展最关键的时期在学生的中学时代（12～18岁），不过上一阶段的任务即使没有完成，在以后的阶段依然可以继续完成。同时，在以后的发展阶段也可能出现先前已经解决的矛盾。所以，对于在应试教育大环境中走过来的并没很好地形成自我意识的护士生，不要再埋怨父母和过去的学校教育对自己的负面影响，自己的命运掌握在自己的手里，请通过自己有意识的努力来为自己塑造一个积极、健康的自我。此外，大学较高中而言，充斥着更多的机会和诱惑，所以对于已经建立了清晰、协调的自我意识的护士生也要学会冷静地分析和选择；否则有可能会退回到过去的阶段重新体验怀疑、内疚、自卑、自我混乱等负面认知。

（三）自我意识的心理意义

　　一个人的心理发展历程一般都要经历从幼稚到成熟的过程。形成正确的自我意识是心理成熟的标志，对心理健康起着重要作用。

1. 促进社会适应，和谐人际关系

大量的心理学实践证明，许多人社会适应不良及人际关系不协调是由于自我意识不健全或不正确造成的。如果一个人对生理的自我、心理的自我和社会的自我认识、体验不正确，尤其是在自我评价及自我概念上与客观的现实差距太大时，就可能造成社会适应不良和人际关系不协调，从而影响人的心理健康。正确的自我意识通过正确的自我评价产生合理的理想自我，并且通过正确认识自己与他人、个体与群体双方不同的地位和需要，采取不同的策略，主动调节人际关系。对己、对人能够知己知彼，从而保持良好的社会适应和人际关系，维护心理健康。

2. 促进自我实现，创造最佳心理质量

健全的自我意识通过合理的自我认识、良好的自我体验、自觉的自我调节和控制，从而促进自我实现，最大限度地挖掘自身心理潜力。按照心理学家马斯洛的观点：自我实现是心理最健康和心理质量最佳的标志。

3. 有助于自我教育和自我完善

当现实的自我和理想的自我不能统一，或在理想的自我实现过程中受到挫折时，有健全的自我意识的人能够自省，自觉地寻找其原因。一方面，通过自我调节、控制，纠正心理偏差，努力缩小理想的自我与现实的自我的差距；另一方面，重新调整认识，形成新的"理想自我"的内容，使自己的心理行为个体化与社会化协调、平衡、完善发展。

4. 自我意识对心理健康的积极影响

人类意识的最本质的特征、人和动物在心理上的分界线是自我意识。每个人的自我意识成了每个人的人格核心。自我意识把人的愿望、爱好、欲念、习惯、利益结合成统一的体系，在日常生活中构成个人的内心世界，对人格的发展起着极为重要的作用。因此，我们完全可以用自我意识的发展程度来衡量一个人的心理成熟程度和心理水平。自我意识又称自我观念或自我观，简单地说，就是自己对自己的认识，情绪的和意志的形式。因此，心理健康的标准，也可以从自己对自己的认识、自己对自己的态度、自己对自己的控制这三个方面来加以衡量。这就构成了心理健康的三大标准。

二、护士生自我意识发展的特点

(一)护士生自我意识发展的总体特点

人自出生8个月后，便有了自我意识的萌芽，3岁以后，自我意识有了新的发展。从3岁至青春期，是个体接受社会文化影响最深的时期，也是学习知识的重要时期。在这期间，个体虽然意识到自己是一个主体，可以充分认识自己的行为，但不了解自己的心理状态，不懂得情绪是自己的主观感受，不善于用自己的眼光去认识世界，而大多是照搬成人的观点，尤其是自己认为有权威的老师、学者的观点，以此作为自己对世界的认识。从青春期以后到成年大约10年时间里，个体的自我意识开始迅速发展，并逐渐趋向成熟。个体逐步获得心理自我，开始关心自己的形象，关注自己的心理活动，不再简单地认同别人的观点，而是有自己独特的见解，具有浓厚的主观性。大学阶段正是自我意识的迅速发展阶段，一般具有以下特点。

1. 自我意识开始分化，并且迅速发展，自我矛盾开始出现

进入大学以后，随着学习、生活方式的改变和心理意识的发展，护士生的自我意识有了明显的变化，出现了理想自我和现实自我的分化，并且迅速发展，导致矛盾冲突日益明显。护士生对自己的生活充满信心，对未来抱有幻想，而现实往往不是他们所想象的那样，于是就出现了所谓理想自我和现实自我的矛盾。这种矛盾分化，使护士生越来越多的注意到"我"的许多细节，发生自我意识的改变，经过自我体验和自我调控，而表现出各种激动、焦虑、喜悦与不安情绪。当理想自我占优势时，往往会将"客体我"萎缩到实际能力以下，总认为自己事事不如人，从而产生较强的自卑感，甚至放弃努力，形成自我怜悯或伤感的心理状态。相反，当现实自我占优势时，往往表现出较强的虚荣心和自我陶醉，特别在乎别人对自己的评价，担心暴露自己的缺点。另外，护士生自我意识中投射自我意识成分明显增强，人际关系也因此而变得较为复杂，同学之间的矛盾也日益增多，常常会产生自己不为别人所理解，常常要求别人理解自己，出现理解万岁的想法。

2. 护士生自我意识矛盾日益突出，但调控能力相对较弱

由于自我意识的分化，"主体我"和"客体我""理想我"和"现实我"之间的种种矛盾开始出现，随着自我意识的进一步发展，这种矛盾也越来越突出。在这种矛盾心理的作用下，他们对自己的评价也常常是矛盾的，

对自己的态度也是波动的，对自己的调控常常是不自觉、不果断的。他们忽而看到自己的这一面，忽而又看到自己的另一面，时而能客观地评价自己，时而又高估或低估自己；时而感到自己很成熟，时而感到自己很幼稚，时而步入憧憬世界，仿佛回到了童年，时而又厌恶自己长大；时而对自己充满信心，时而又对自己不满，感到自己什么都不行等。面对自我意识中的种种矛盾，护士生便开始通过各种活动来重新认识自己，自觉或不自觉地在调节矛盾中认识自己，完善自我。他们常常会问自己："我聪明吗？""我长的美吗？""我的性格如何？""我有什么能力和特长？""我应该成为什么样的人？""我应该怎样度过自己的一生？"……经过一段时间的矛盾冲突和自我探究后，护士生的自我意识就会在新的水平和方向上趋于一致，达到暂时的自我统一。然而新的自我意识矛盾又会产生，还需要不断地自我调控和自我探究。但护士生的这种自我调控能力相对较弱，往往需要借助外界环境的影响。即便如此，在自我意识的统一过程中，也会出现消极的、错误的、不利于心理健康的统一。例如，想得多，做得少；自我认识清楚，但自我调控能力太低；过多关注自己，过于看重自己，而对他人、集体、社会考虑得较少等。

3. 自我意识的矛盾转化不断进行，且渐趋稳定

在自我意识由"矛盾—统一—新矛盾—新统一"转化发展过程中，护士生自我意识不断发生重大变化，由刚进校的"依赖性"和"盲目性"，渐渐转变为"想入非非"，到毕业前就显得沉稳多了。正是由于这种矛盾转化，使护士生自我意识发生了明显的飞跃，个体之间出现了不同的差异，自我意识也逐渐趋向成熟。

（二）护士生自我意识发展的具体表现

1. 护士生自我认识方面发展的特点

（1）自我认识的广度和深度有了很大提高。

自我概念就是我们怎样来看待我们自己，是自我的认知部分。自我概念的四个相关因素是：身段上的自我概念、社会上的自我概念、情绪上的自我概念、才智上的自我概念。自我概念能够指导我们日常生活的各种行为，包括体能表现、外表、和同辈的关系、和父母的关系。大学时期的自我概念有了重要的变化，主要表现为：自我概念更丰富、更完整、更概括、更稳定。但由于社会的高评价，自觉社会责任重大，护士生认为自己已成了白衣天

使，或生命的拯救者，自我概念往往偏高且不准确。

（2）自我认识更具有主动性和自觉性 。

大学阶段，护士生经常围绕个人发展、个人和社会的关系，主动积极的探索自我。护士生经常会思考一些涉及自我的问题，比如他们总是对"我为什么是这样一个人？""我应该成为怎样的人？""我的前途究竟如何？"这些问题十分感兴趣，而且期待获得较满意的答案，有时会将这种思考和期待体现在现实的行动中去。护士生的自我认识更具有主动性和自觉性，并上升到更高的水平；经常参照周围的老师和同学进行自我评价，设想自己的发展或进行自我设计。能自觉地将自我的命运和集体、国家的命运结合起来，经常考虑如何发展自我，如何为社会服务。

（3）自我评价日趋完善而具有不平衡性。

随着大学生活的继续，护士生的知识增加了，社会经验丰富了，他们善于根据社会、学校、集体和同学对自己的要求，不断地评价自己的思想和行为，且这时的评价逐渐变得全面、客观，对自己的优缺点有了较正确的认识和评价。自我评价与他人评价无大的差异，自我评价逐渐从片面性向全面性发展，自我评价已从身体特点和具体行为的评价向个性品质方面的评价转化。大多数护士生对自我的认识和评价基本与外界一致，并且能自觉地按社会的要求来评价自己。当然，护士生的自我评价能力有很大的个体差异，仍存在着一定的片面性，护士生的自我评价存在两极性：一是"高估自我"，有着很强的优越感、自尊心和自信心，思维发展有水平不高的一面；二是"低估自我"，这是因为自我期望水平偏高，引起学生对现实的不满，学习与生活缺乏科学的调节，适应能力差，易积累一定的挫折感，产生过强的自尊心等。

2. 护士生自我体验方面发展的特点

自我体验是个体在自我评价的基础上对自己产生的情感体验。大学阶段可以说是一生中或各种社会群体中"最善感"的年龄阶段，大多数护士生喜欢自己，满意自己，自尊、自信，好胜。其发展特点主要表现为：

（1）自我体验的内容日益丰富。

第一，独立感增强。独立感，是一个人力图摆脱别人的监督和管教的一种自我意识倾向，护士生在生理上已完全具备了成人的特点，明确意识到自己是社会主体，是社会的主人，迫切要求自立，渴望成才。喜欢独立思考和行动，不喜欢别人过多的干涉自己。参与意识突出，什么都想亲自去试试。

第二，自尊心强烈。自尊心指自我认可、接受和肯定的一种情感体验，护士生由于认识到自身的角色和存在的社会价值，渴望肯定自己和保护自己，对触及自尊心的刺激十分敏感。尽可能地使自己的言行得到别人的尊重，以维护自己的社会地位，其本质是渴望一种与自己、家庭、朋友、周围环境以及其他事物的更深层的联系。他们好胜、好强、有上进心，自信心足，满怀激情，不甘落后的心理十分突出，表现出强烈的自尊需要。

第三，重塑自信心。自信心，是一个人自己相信自己的心理，是相信自己有能力实现自己愿望的心理，是对自己力量的充分肯定，是一种相信自己精力和能力的自我意识倾向。多数护士生的自信心十分强烈，不仅对自己的学历充满了自信，而且对自己的能力也充满了信心。相信自己只要拼搏苦干，便能够应付困难，完成任务；相信只要自己肯苦干，环境就会改善，自己会生活得更好。

第四，好胜心强烈。好胜心是一个人力求获得成功的一种自我意识倾向，往往与自信心有密切联系。好胜心强的护士生，争强好胜，不甘落后，希望能用行动表明自己是人生道路上的强者。例如：大多数护士生把好胜心用在勤奋努力，博览群书，为将来医学事业的成功打下良好的基础。另外，好胜心本来是个体争取成功的一种积极的自我意识倾向，但有的护士生在学业上的好胜心超出了自己能力所及的范围，这就是一种逞强。

（2）自我体验的形式日益丰富。

第一，波动性。护士生的自我体验还会随情绪的波动表现出波动性，如情绪好的时候自我肯定多些，充满了自信，一旦情绪低落，自我否定就多些，容易产生自卑、内疚等情绪。在一项关于护士生自我体验基本情况的调查中，发现他们的情绪体验倾向于热情、舒畅、憧憬、愁闷、急躁。

第二，内隐性与不稳定性。内隐性指人们的心理活动具有某种含蓄、内隐的特点，心理活动开始指向自己的内部世界，逐渐失去了儿童期的外露、直率、天真、单纯，心理活动出现了内隐性。大学阶段，护士生有了自己的秘密，愿意有属于自己的小房间，在无人的时候将自己的内心世界写入日记，但此时他们的内心却强烈地想与人交往，深入交往，希望能向自己的朋友敞开心扉进行交流。护士生的独立欲望和自尊心比较强，不愿把自己的内心世界轻易地向人敞开，十分注重自己的面子，会有意无意地掩盖自己的缺点和短处。内隐心理会妨碍同学之间新的友谊关系的建立，这样就会产生一种莫名的孤独感。此外，护士生的自我体验还表现出不稳定性，时而信心百倍，情绪激昂；时而情绪低落、灰心丧气。

第三，敏感性和情境性。随着自我认识的发展，护士生对于外部世界和自己的内心世界的许多方面都比较敏感，尤其是与他们相关的事物，很容易迅速引起情感情绪上的反应。凡是涉及"我"的及与"我的相关的事物或事情"都很敏感。他们开始重视自己在集体中的地位和威信，对他人的言行和态度十分敏感，对涉及自己的名誉、地位、前途、理想及异性交往等方面的问题，更易引起强烈的自我情绪体验。敏感之中又带有情境性，这是指在一定的刺激作用下，对自我产生了一种想象式的、灵感式的非逻辑体验。

3. 护士生自我控制方面发展的特点

（1）护士生自我控制的能力有很大提高，他们自我控制的自觉性和独立性显著增强，自我控制的水平明显提高。

（2）自我设计的愿望强烈。有强烈的自我设计和自我规划的愿望，大部分护士生都奋发向上、力争成才，并且根据自我设计目标自觉调节行为。力图摆脱传统的社会束缚，按照自己的意愿行事；他们也能够自觉地根据社会的要求来调节自己不合实际的目标和动机。但护士生自我控制的水平还不是太高，不善于及时、迅速地调节自我追求的目标和行为，也不善于用理智控制自己的行动。例如，护士生沉溺于网上言情小说、违反校规校纪等现象就是不善于控制自我的结果。

第二节　护士生自我意识偏差及其调整

在大学阶段，正好是护士生积极探索、寻求自我的关键时期，思维活跃的他们不断地尝试，做出各种假设。虽然在这段时期他们的自我意识高度发展，但还未完全成熟，积极地探索也会带来各种发展偏差。那么，是不是为了避免出错，就应该停止探索？不，这样做的话，会使他们失去很多精彩、激情的生活，所以要多了解这时期会出现什么样的自我意识偏差，主动积极地调节自己，以获得更加健康的自我观念。

一、过分自卑

笔者曾经在大二护理班上问道："你们认为'自卑'对我们是好还是坏？"结果所有的同学都认为"自卑"对我们的身心发展很不利。对于自卑，我们更认同阿德勒的观点。心理学家阿德勒（Alfred Adler, 1929）在其《自卑与超越》一书中曾论述了这样一个观点：追求优越和超越自卑是人发展的最根本的动力。那是因为他所说的"自卑"给予人强大的推动力，推动人超越自己，追求卓越。不过当自卑感超出了人们能够调节的范围，自卑感就演变为自卑情结。我们称这为"过分自卑"：长时期地忍受自卑感，让人们感觉自己很渺小，就像上帝的弃儿一样，对于困境，自己无能为力。在困难面前往往采取逃避退缩的应对方式。一件事还没开始做，自己就想出了种种理由打击自己，"说服"自己，认为自己很差劲，根本无法成功。

此外，过分的自卑往往和过强的自尊心联系在一起。只有通过相应强度、反方向的自尊才能抵消过分自卑带给内心的痛苦和折磨。一个女孩指责另外一个同学总不认同自己的观点，但又非常不服气，每每两人有分歧时，她就使出浑身解数来维护自己的观点，捍卫自己观点的正确性。然而在这过强却很脆弱的自尊心背后，隐藏的却是她消极的自卑：她来自家境贫寒的农村，自小就通过优异的成绩来弥补经济困难带来的窘迫感，然而进入大学后，成绩不再优异，而她看不顺眼的那位同学却是家境优越，本身也有点让其他人顺从自己的霸气。两人一说话，就起争执，也是很自然的事了。

当你体验到这种消极自卑时，也不要担心，给自己多一些时间，鼓足勇气，你会体验到超越自卑的喜悦。你可以做以下尝试：① 勇敢地面对使自己感到自卑的对象，明确究竟是哪些具体方面使自己感到无能为力和退缩，客观地分析哪些是自己通过努力可以达到的，哪些是自己永远都不能改变的。② 根据分析，合理地调整自己的期望，确立更加合理的目标。③ 坦然地面对自己，无条件地接纳自己，多看到自己所感到"缺陷"的积极方面，如家境困难的同学相对更独立一些，自我依靠的意识更强一些。④ 要输得起，以开放的心态面对失败，不要将一切失败的原因都归于自身固有的特点，任何时候都不要放弃希望。⑤ 学会积极暗示，学会鼓励自己，经常在脑海中呈现理想"我"的状态，将成功的景象视觉化，并多回味成功的经历，将这种成功的体验泛化到其他方面。

二、过度自我中心

自我中心在每个人身上或多或少的都会存在，不过人最以自我为中心的时期在婴孩儿时期。婴幼儿对自己和外界没有清晰的界限，所以通常会把自己的需要理解为这个世界的需要。不过随着社会化的进程，自我中心的程度就日渐降低。但在大学时期，过分以自我为中心的现象还是普遍存在。

造成护士生以自我为中心的原因主要有两个：一个原因是高考应试生活的副产品。大多数学生在进入大学之前的十几年都过着紧张而单一的学习生活，上课、各种各样的辅导班以及无穷无尽的习题就是他们生活的全部，所有的目标就是考一所重点初中、高中，然后升入名牌大学。学生大多都是围着高考这个指挥棒转，而父母、亲戚、老师等人又都围着他们转。吃的、穿的、住的、用的，还没等开口，就全都送到了面前，致使很多同学无意识地将这种以自己为中心的学习生活方式带入了大学。另一个原因是他们对"追求自我"的误解。一个大二的护士生来咨询，她的问题是想知道有什么方法可以帮助她的室友。她们七个人住一间寝室，有一个同学总是很情绪化，高兴的时候就和大家很亲，很合得来，心情不好的时候，就摔门砸窗，对谁都没好脸色，而且大家都不知道她什么时候会爆发，结果其余六人总是提心吊胆，很不自在。她们曾对她提抗议，没想到这女孩却说："你们管得着吗？高兴不高兴是我自己的事。"其实这位同学"活得自我"已经超出了正常的限度，影响了其他人的生活。其实问题的根源还是这个年龄段的护士生依然在积极寻求埃里克森理论的自我认同。

那么如何克服过度的以自我为中心呢？第一，我们要学会站在他人的角度上思考问题，理解其他人为什么要这样做以及这样做时他人的感受；第二，在自我探索的过程中，少一点焦虑，不要担心被反驳和批判，实事求是、恰如其分地评价自己，既不要自吹自擂，也不要妄自菲薄。

三、过分追求完美

"我是一个完美主义者"，很多护士生都这样评价自己。对自己严格要求固然是好事，因为崇高的理想以及在生活细微处对自己精益求精的要求能激励我们不断地努力，不断地超越自我。我们在追求完美时，实际上是在享受一种成就感和优越感，因为这样的话，我们就会与众不同，优于其他人。然而有的同学会发现他们在追求完美时，体验到的不是优越感，而是无限的挫折感，他们努力了，但发现离目标越来越远。

这种追求完美却体验到无限挫败感就是过度的完美主义，也就是"一种用不现实的高标准或者是无法达到的标准及理由来要求的强迫性观念""付出的努力以及超出了追求卓越和成功需要达到的标准"。

那么如何跳出过分追求完美的漩涡呢？你可以从以下几个方面试试看：第一，在你追求远大理想时，对细节不要太过分在意，而且要允许自己不断地犯错误。所有同学都明白这个道理："不就是失败是成功之母呗！"关键就是你如何对待失败。第二，你要学会在成功与失败中学习，学会总结，你为什么成功，又为什么会失败，同样的错误不犯第二次；而且你要学会享受过程的快乐，心理学家罗杰斯的一个重要观点是"人生就在于过程"。你全身心投入地去实现你的目标，体会这个过程带给你的所有喜怒哀乐，真实地体会你的生活，那是一件很开心的事。同时，你也要学会在失败时不要过分自责，除了个人努力，决定成功的还有很多外部你无法控制的因素，毕竟你通过这次努力知道了以这种方式无法成功，这也是很大的收获。第三，你要学会灵活地调整参照体系，仔细分析参照对象的背景和其他条件。而且要学会与自己相比，大千世界衡量成功的标准太多了，你不可能面面俱到，你只有确定你想要的，做到今天比昨天好，一步一个脚印，才能不断地进步，不然很容易迷失在多重的标准中。

四、自我同一性混乱

如果客体我和主体我之间的矛盾难以协调，个体便难以确立自我形象，也无法形成自我概念。如是，护士生会在这个过程中表现出明显的内心冲突，甚至引起自我情感的激烈变化，引发现实的"我"与理想的"我"之间的矛盾冲突，从而导致自我同一性扩散或社会角色混乱，并造成自我同一感危机。

有学者（马西亚）归纳出解决青年同一感危机的四种方式。

（1）同一性确立。体验过各种发展危机，经过积极努力，选择了符合自己的社会生活目标和前进的方向，以达到成熟的自我认同。

（2）同一性延续。正处于体验各种同一性危机之中，尚未明确做出对未来的选择，但是正在积极地探索过程中，处于同一性探索阶段。

（3）同一性封闭。在还没有体验同一性困惑的情况下，由权威代替其对未来生活做出选择。这实际上是对权威决定的接纳，属于盲目的认同。

（4）同一性混乱（扩散）。无论是否经历过同一性危机，或是否进行过自我探索，他们并没有对自己未来的生活抱有向往或做什么选择，他们不追求自己的价值或目标。这也称为角色混乱。

诚然，在一段时期内，为寻找自我、发现自我而出现暂时的同一性扩散或角色混乱，多属正常现象。通过角色试验、亲身体验的自我痛苦探求，可能实现新的、更富创造性的、积极的自我同一。

但是，如果长期遭到同一性挫折，就会出现持久的、病态的同一性危机。个体无法知道自己究竟是一个什么样的人，想要成为什么样的人，不能形成清晰的自我同一感，致使自尊心受挫，道德标准受阻，长久地找不到发展方向，无法按自己设计的方式正常生活。有的会走向与社会要求相反的、消极的同一，有的甚至会出现同一性扩散征候群的特征。

埃里克森也进一步说明，确立自我同一性是个体一生的发展课题，青年期自我同一性的解决与前几个阶段任务完成的程度固然有密切关系，但是青年期未能很好地解决这个矛盾并不意味着今后也无法解决这个矛盾。已经建立的自我同一，也不一定是一劳永逸的，它还会在今后遇到种种威胁和挑衅。因此，自我同一性的形成和确立是动态的、毕生的发展任务。

第三节　护士生自我意识的发展与完善

认识自我是人类智慧的表现，改变自我是成功人生的敲门砖，只有敢于突破自己那颗脆弱的心，拿出行动，才能超越自我，"丑小鸭"才能变成世界上最美丽、最有活力、最有价值的人。

有这么一个故事。在暴风雨后的一个早晨，一个男人来到海边散步。他一边沿着海边走，一边注意到，在沙滩的浅水洼里，有许多被昨夜的暴风雨卷上岸来的小鱼。它们被困在浅水洼里，虽然近在咫尺，但回不了大海。用不了多久，浅水洼里的水就会被沙粒吸干，被太阳蒸干，这些小鱼都会被干死。男人继续朝前走着。他忽然看见前面有一个小男孩，走得很慢，而且不停地在每一个水洼旁弯下腰去——他在捡起水洼里的小鱼，并且用力地把它们扔回大海。终于这个男人忍不住地走过去："孩子，这水洼里有几百几千条小鱼，你救不过来的。"

"我知道。"小男孩头也不抬地回答。

"哦？那你为什么还在扔？谁在乎呢？！"

"这条小鱼在乎！"男孩儿一边回答，一边拾起一条小鱼扔进大海。"这条在乎，这条也在乎！还有这一条、这一条、这一条……"

所以，这个故事告诉我们要勤奋努力地学习，永远不要放弃！记住："这条小鱼在乎！这条小鱼也在乎！还有这一条、这一条、这一条……"你觉得自己是一个有勇气的人吗？身强体壮的人往往显得很勇敢，但并不代表有勇气。所以，勇敢是勇气的一部分，但不是全部。

一、全面认识自我

（一）乔韩理论——认识自我的窗口

我们常常想不开，正是因为我们无法解释自己矛盾的心情，无法解释发生在自己身上的事情，无法解释我们自己，我们对自己感到迷惑，就像一个还没有自我意识的儿童无法解释镜子里的自己一样，对此充满了疑惑和好奇。然而当他长大后，知道镜子里的便是自己，问题便迎刃而解。多一些知识，便多一种解释，心中便少一份疑惑，生活便多一份快乐，乔韩的窗口理论给我们打开了一扇认识自我的窗口。

美国心理学家约翰和哈里提出了乔韩窗口理论（见表3-2），有助于我们了解自己。在该理论中，他们将自我分为四个部分：A为自己和别人都认识到的公开自我；B为别人认识到但自己不知道的盲目自我；C为只有自己认识到但别人认识不到的秘密自我；D为自己和他人都没有认识到的未知自我。当一个人A部分越大，自我评价就越客观全面，心理也就越健康。B部分比较大的人对自我的认识往往存在偏差，他们或者夸大自己的优点，拿放大镜看自己的优点，甚至把自己的缺点看成优点；或者只看到自己的短处，忽视自己的长处，有些过分的自卑。C部分大的人特别怕别人否定自己，害怕对方认识到自己后，就失去了他（她），总是按别人对自己的预期评价来表现自己。一般来说，这类人的精神负担过重，长此以往必定会导致心理异常。D部分是一个未知的部分，由于它的存在，我们就无法确切地知道我们在何种程度上了解自我。因此，我们要积极地认识自我、如实地展现自我，留心观察和分析他人对自己的态度，并主动地征求他人的意见，这样才会扩大A部分，缩小B、C和D部分，我们的心理才会越来越健康，我们才会活得越来越精彩和自在。

表3-2 乔韩窗口理论

		自我	
		认识到	未认识到
他人	认识到	A 公开的我	B 盲目的我
	未认识到	C 秘密的我	D 未知的我

(二) 心理测验 (人格测验、智力测验、心理健康评定量表) ——
走进心灵深处的科学

[**例** 3.1] 二十问法, 也称 "你是谁测验" (Who Are You Test)

"20 个我是谁" (简称 WMI) 始于 20 世纪 50 年代 (Kuhn & McPartland, 1954), 是公认地不论用于学术研究, 还是用于自我分析都很常用和有效的测量方法。测验很简单, 就是请你写出 20 句描述你自己的语句, 请尽量描述自己的性格和想法, 尽可能不要单纯地描述自己的客观事实。例如, "我是一个男生" "我是一个大一的学生" 之类的话。

(1) 我是一个……

(2) 我是一个……

……

(20) 我是一个……

结果分析:

(1) 自我压抑感分析: 回答问题数大于 12 个, 无压抑感; 8～12 个, 可能存在一定的压抑感; 少于 8 个, 可能过分压抑自我。

(2) 自我肯定感分析: 全部肯定, 接纳自我, 自信心较强, 但可能显得自负, 自尊心太强, 不易认识到自己的缺点, 固执己见; 基本或全部否定, 严重自我否定感, 自卑; 肯定否定都有, 自我认识较客观。

(3) 自我意识内容完整性分析: 物质自我多, 注意锻炼身体, 关注自身疾病, 占有欲较强; 心理自我多, 关注心理健康或心理发展较成熟; 精神自我多, 对自我角色、责任、义务较了解, 能按社会规范行动或具有相当程度的社会交往能力。

(4) 未来感的分析: 未提未来的事情, 现实感较强烈或缺乏生活目标; 未来事情有一个以上, 有一定的理想或生活目标; 等于或大于三个, 未来感较强, 但也可能存在空想。

[**例** 3.2] 自我意识测验

所谓 "自我意识", 乃是对自己存在觉察, 即自己认识自我的一切, 包括自我的生理状况、心理特征和人际关系。简言之, 自我意思就是对自己个人身心活动的觉察。下面的量表是心理学家 Feningstein、Scheier 和 Buss 在 1975 年编制的 "自我意识量表" (Self Consiousness Scale, SCS)。请根据每一个陈述与你自己实际情况的符合程度, 在你认为合适的数字上打 "√"。

(1) 我经常试图描述自己。

A．完全不符合　　　　　　B．不太符合　　　　　　C．说不清

D．比较符合　　　　　　E．非常符合

（2）我关心自己做事的方式。

A．完全不符合　　　　　　B．不太符合　　　　　　C．说不清

D．比较符合　　　　　　E．非常符合

（3）总的来说，我对自己是什么样的人不太清楚。

A．完全不符合　　　　　　B．不太符合　　　　　　C．说不清

D．比较符合　　　　　　E．非常符合

（4）我经常反省自己。

A．完全不符合　　　　　　B．不太符合　　　　　　C．说不清

D．比较符合　　　　　　E．非常符合

（5）我关心自己的表现方式。

A．完全不符合　　　　　　B．不太符合　　　　　　C．说不清

D．比较符合　　　　　　E．非常符合

（6）我能决定自己的命运。

A．完全不符合　　　　　　B．不太符合　　　　　　C．说不清

D．比较符合　　　　　　E．非常符合

（7）我从不检讨自己。

A．完全不符合　　　　　　B．不太符合　　　　　　C．说不清

D．比较符合　　　　　　E．非常符合

（8）我对自己是什么样的人很在意。

A．完全不符合　　　　　　B．不太符合　　　　　　C．说不清

D．比较符合　　　　　　E．非常符合

（9）我很关心自己的内在感受。

A．完全不符合　　　　　　B．不太符合　　　　　　C．说不清

D．比较符合　　　　　　E．非常符合

（10）我常常担心我是否给别人留下一个好印象。

A．完全不符合　　　　　　B．不太符合　　　　　　C．说不清

D．比较符合　　　　　　E．非常符合

（11）我常常考察自己的动机。

A．完全不符合　　　　　　B．不太符合　　　　　　C．说不清

D．比较符合　　　　　　E．非常符合

（12）离开家时，我常常照镜子。

A. 完全不符合　　　　　　B. 不太符合　　　　　　C. 说不清

D. 比较符合　　　　　　E. 非常符合

（13）有时，我有一种自己在看着自己的感受。

A. 完全不符合　　　　　　B. 不太符合　　　　　　C. 说不清

D. 比较符合　　　　　　E. 非常符合

（14）我关心他人看我的方式。

A. 完全不符合　　　　　　B. 不太符合　　　　　　C. 说不清

D. 比较符合　　　　　　E. 非常符合

（15）我对自己的心情变化很敏感。

A. 完全不符合　　　　　　B. 不太符合　　　　　　C. 说不清

D. 比较符合　　　　　　E. 非常符合

（16）我对自己的外表很关注。

A. 完全不符合　　　　　　B. 不太符合　　　　　　C. 说不清

D. 比较符合　　　　　　E. 非常符合

（17）当解决问题时，我清楚自己的心理。

A. 完全不符合　　　　　　B. 不太符合　　　　　　C. 说不清

D. 比较符合　　　　　　E. 非常符合

计分方法：

代表内在自我的题目包括：1、3、4、6、7、9、11、13、15、17；

代表公众自我的题目包括：2、5、8、10、12、14、16。

第（3）题和第（7）题为反向题，即选 A = 4 分，选 B = 3 分，选 C = 2 分，选 D = 1 分，选 E = 0 分；

其余各题为正向题，既选 A = 0 分，选 B = 1 分，选 C = 2 分，选 D = 3 分，选 E = 4 分。

对于大学生群体而言，内在自我的平均分 = 26，而外在自我的平均分 = 19。

结果解释：

自我意识是指个体把自己当做注意对象时的心理状态，这种状态分为内在自我意识和公众自我意识。

内在自我的人对自己的感受比较在乎，他们常常坚持自己的行为标准和信念，不太会受到外界环境的影响。

公众自我的人由于太容易受外界的影响，所以担心别人对自己有不好评价；由于看重来自他人的评价，他们也常常会产生暂时性的自尊感低落，容易在理想自我和现实自我之间产生矛盾而引发困惑。

(三)不畏浮云遮望眼——多角度评价自我

全面认识自我是形成自我意识的基础,如果一个人能够全面、正确地认识自己,客观、准确地评价自己,才能够量力而行,确立合适的奋斗目标,并为实现这一目标而不懈努力。因此,护士生只有打破自我封闭,拓宽生活范围,增加生活阅历,扩展交往空间,积极参加活动,扩大社会实践,才能找到多种参考系,才能凭借参考系来多方面、多角度地认识自我,做到不自卑也不过于自信,不骄傲也不过于谦虚,才能充分发挥自己的聪明才智,实现自己的人生价值。他们可通过以下途径来认识自我。

1. 通过对他人的认识来认识自我

深刻的自我认识是以深刻认识和理解他人、理解社会为前提的。护士生应积极主动地投身于认识世界、改造世界的社会实践活动中去,不断丰富自己对自然、社会和他人的认识。通过认识他人、认识外界事物来进一步认识自我。

2. 通过分析他人对自己的评价来认识自我

正确地认识他人对自己的评价,是自我认识的一条重要途径。护士生一般很在乎别人对自己的看法,尤其是有影响力的评价者。他们对别人的评价往往引起两方面的反应,一方面积极地接受别人的看法,另一方面也许认为别人的评价不符合自己的实际。因此评价者的特点、评价的性质将会影响到他们对评价的接受程度,开展同学之间的互评,教师给予具体而有个性的评价,都有助于自我意识的提高。但应注意评价的准确性、全面性、公正性,不切合实际的、片面的、不公正的评价也可能导致自我认识的误区。当然,护士生应正确对待他人对自己的评价,从分析他人对自己的评价中进一步认识自我。而不因别人指出自己的缺点而耿耿于怀,更不应对自己的优点而沾沾自喜。

3. 通过与他人的比较来认识自我

人总是不由自主地将自己和他人进行比较,在比较的过程中发现自己的优势,明白存在的问题,认识自己能力的高低,道德品质的好坏,追求目标是否恰当等,因此对护士生进行自我意识的培养时,要引导他们不仅与自己情况差不多的人比较,更要敢于与周围的强者比较。通过比较来认清自己的优势和劣势,长处和短处,达到取长补短,缩小差距的目的。

4. 通过自我比较来认识自我

人们不仅可以通过与他人的比较来认识自我，也可以通过比较自己的过去、现在和将来而认识自我。因此，对护士生自我意识的培养，一方面应鼓励学生超越自我，不要满足于现有的成绩；另一方面也要引导学生确立恰当的抱负水平，不要一味地跟自己过不去，从自己的发展历程中进行比较，从比较中认识自我。

5. 通过自己的活动表现和成果来认识自我

护士生在从事各方面的活动中展现自己的聪明才智、情感取向、意志特征和道德品质。通过活动认识自己，用"实践是检验真理的唯一标准"来检验自己。因此，在培养护士生自我意识的过程中，要引导他们正确分析自己的活动表现和成果，客观地认识自己的知识才能，兴趣爱好，进一步发挥自己的长处，弥补自己的短处。

6. 通过自我反思和自我评价来认识自我

护士生已具备了一定的自我反思和自我批评能力，尤其是高年级的学生。在自我意识的培养中，要教育、引导他们不断地对自己的心理活动进行反思、分析，勇于解剖自己，敢于批评自己，在自我解剖和自我批评中加深对自己的认识。

二、积极悦纳自我

有的人从生下来就不满意自己，天天审判自己：如我为什么是个女孩，不是男孩；我为什么是单眼皮，不是双眼皮；我为什么生在穷人家，没有生在富人家；我为什么长得天使的身材，魔鬼的脸；我为什么不如别人那么优秀……这种过度的审判就是不接纳自己。心理学研究表明，人的很多心理问题是由于不接纳自己造成的。金无足赤，人无完人，正确地面对自我，接纳自我，是获得成功必不可少的心理条件。有位哲学家曾说过："一个人如果能够战胜自己内心的黑暗，就永远站立在灿烂的阳光中。"是的，别人把你打倒了，你可以爬起来；自己把自己打倒了，或许永远也无法爬起来，因为信念倒了，意志也就倒了……自卑、忧伤、烦恼，使人永远处于黑暗之中。所以，战胜自我需要的不仅是勇气、力量，更重要的是接纳自我。

（一）接纳自我就是相信自我

有人说，世界上没有两片相同的叶子，同理，人在世界上是独一无二的。有史以来，曾经有亿万人生活在这个地球上，但从来未曾有过第二个相同的人。如果你不克隆自己，也将永远不会有第二个你。所以你有足够的理由自尊自爱，即使是遭受挫折、历经坎坷。如果你连自己都怀疑，还能指望谁能相信你？要相信自己的能力，对于贬抑性的评价不要盲目接受。事实上，社会上有些评价并不总是正确的。例如，发明大王爱迪生，上小学时被老师认为是"智力迟钝"，刚念了三个月小学就被开除了；爱因斯坦在学生时代被老师斥责为"永远不会有出息"。而事实上，他们在科学领域却做出了杰出贡献。所以，要学会把贬抑性的评价化为自己向上的动力，看成是对自己的鞭策和督促，这样就能防止自卑感的产生。

（二）接纳自己就要原谅自己

人生的大道并不是平坦的，总会有太多的不如意，如某件事没有做好，考试没有考好……假如你总是无休止地埋怨自己，惩罚自己，将会使你陷入一种自卑和自暴自弃的恶性循环之中。曾有一位学习尖子，偶然一次考试失败得很惨，便开始给自己"挖精神陷阱"。她问班主任："老师，我原来是全年级前五名，这回我在班级内才考到30名，回家后怎么向父母交代？左右邻居怎么看我？我的竞争对手不知会怎么嘲笑我呢，同学们一定会指手画脚地议论我……"她就这样傻乎乎的挖精神陷阱，就是不肯停下来，不肯原谅自己。不要把一次偶然的失败看得太重，把失败当成包袱，给自己心理施加压力。有效的方法就是原谅自己，把用于挖精神陷阱的时间，用于分析失败的原因，用于研究重新取胜的办法，走出失败的陷阱，重现当年的辉煌。

（三）接纳自我就要正视自己

"尺有所短，寸有所长"，每个人都有短处和缺陷，其中有的是无法补救的，或只能做有限的改善。在这种情况下，应该正视自己，坦然接受这种缺陷，不要为此羞愧，不要在别人面前加以掩饰，也不要采取其他防御行为。只注意自身不足的人，容易产生自卑心理。例如，有些学生认为自己长得丑而有意把自己封闭起来，拒绝与人交往，幻想与世隔绝，躲到深山或沙漠里去。殊不知这样做往往会事与愿违，不仅内在美表现不出来，反而增添了孤独苦闷。人的美与丑从来就不是绝对的，相貌的好坏并不是人的本质内容。人的美包含有面貌、身材、心灵、气质等多种因素，其外在美与内在美相比较，后者重要得多，有价值得多。雨果笔下《巴黎圣母院》中的卡西莫多长得丑，但没有一个人认为他丑，因为他的内心是美的。他受到了人们的尊重和敬爱。一位先哲说过："人不是因为美才可爱，而是因为可爱才美丽。"

1．巴纳姆效应、皮格马利效应——神奇的暗示，创造自我的力量

王子的故事：有一个王子，长得十分英俊，但他是一个驼背，他请了许多名医来医治自己的病，却没有治好。这使王子非常自卑，不愿意在大众面前露面。国王见到这种情况非常着急，专程请教国中的一个智者，智者帮他出了一个主意。回来后，国王请了全国的雕刻家，刻了一座王子的雕像。刻出的雕像没有驼背，后背挺得笔直，脸上充满了自信，让人一见就觉得风采照人。国王将此雕像竖立在王子的宫前。当王子看到这座雕像时，他心中像被大锤撞击了一下，心里产生一种强烈的震撼，竟流下了泪。国王对他说："只要你愿意，你就是这个样子。"此后，王子时时注意着要挺直后背，几个月后，见到的人都说："王子的驼背比以前好多了。"王子听到这些话，更有信心，便更注意时时保持后背的挺直。有一天，奇迹出现了，当王子站立时，他的后背是笔直的，与雕像一模一样。

大家可以就这个寓言故事谈谈自己的看法。国王和雕像就是心理咨询师的作用，你通过雕像来看清自己：原来我也可以是这样的！优秀是一种习惯！

有一个女孩总觉得自己不受男生关注，一天，她在商店看到了一个发夹，店员职业性地称赞她戴上发夹后非常漂亮，于是她买下了发夹。

第二天，奇怪的事情发生了：她感到同学们的目光里充满了热情，男生还约她出去玩……

"都是因为我戴了一个美丽的发夹！"她伸手向头上摸去，然而发夹根本不在头上！她这才想起：早上梳头时把发夹忘在桌上了……

2．克服自卑，建立自信

小蜗牛问妈妈：为什么我们从生下来，就要背负这个又硬又重的壳呢？

妈妈：因为我们的身体没有骨骼的支撑，只能爬，又爬不快。所以要这个壳的保护！

小蜗牛：毛虫姐姐没有骨头，也爬不快，为什么她却不用背这个又硬又重的壳呢？

妈妈：因为毛虫姐姐能变成蝴蝶，天空会保护她啊。

小蜗牛：可是蚯蚓弟弟也没骨头爬不快，也不会变成蝴蝶，他为什么不背这个又硬又重的壳呢？

妈妈：因为蚯蚓弟弟会钻土，大地会保护他啊。

小蜗牛哭了起来：我们好可怜，天空不保护，大地也不保护。

蜗牛妈妈安慰他：所以我们有壳啊！我们不靠天，也不靠地，我们靠自己。

3. 培养健康的自尊心

一个纽约商人看到一个衣衫褴褛的尺子推销员，顿生一股怜悯之情。他把1美元丢进卖尺子人的盒子里，准备走开，但他想了一下，又停下来，从盒子里取了一把尺子，并对卖尺子的人说："你跟我都是商人，只不过经营的商品不同，你卖的是尺子。"

几个月后，在一个社交场合，一位穿着整齐的推销员迎上这位纽约商人，并自我介绍："你可能已经记不得我了，但我永远忘不了你，是你重新给了我自尊和自信。我一直觉得自己和乞丐没什么两样，直到那天你买了我的尺子，并告诉我，我是一个商人为止。"

推销员一直把自己当作乞丐，不就是因为缺乏自信吗？就是从纽约商人的一句话中，推销员找到了自信，并开始了全新的生活。从中我们不难看出自信心的威力。可见，缺乏自信常常是性格软弱和事业不能成功的主要原因。

"有自信心的人，可以化渺小为伟大，化平庸为神奇。"世界上每个人看事情的角度都不一样，所以绝不要乞求得到每一个人的赞扬。

推销员的行为，反映了他积极的思维方式，充满自信的心态，因此必然会成功。只有多看到自己的优势，多想自己曾经有过的成功，才会更加自信。

如果一个人过高地估计了他人，过低地估计了自己，遇事认识不到自己拥有无限可能性。他越是这样，越是跳不出自己的思维模式；越是跳不出自己的思维模式，就越觉得自己不行；越觉得自己不行，就必须要依赖他人，受他人的操纵。如此这样，每失败一次，自信心会受到一次伤害，久而久之，一切就会按照别人的意见行事，一切就会让别人来操纵，可悲的事情就会接踵而至。反之，用正确的观点来看待别人和看待自己，在任何情况下，都不会迷失自己，被他人操纵。

4. 我不是最棒的，但我是独一无二的

洛克菲勒是石油大王，他有学习障碍，但他是一个社交能手。

亚里士多德的沟通能力有障碍，但他是一位内省力很高的哲学家。

梵高受情绪困扰，但他在视觉上的成就是超凡的。

孙膑腿上有残疾，但他是中国古代杰出的军事家。

罗斯福的下肢残疾，但他带领美国人赢得了第二次世界大战的胜利。

海伦·凯勒失聪，但她的一生却不平凡。

爱因斯坦曾遇上学习障碍，但是他在科学上的成就有目共睹。

丘吉尔有沟通障碍，但是他在国际政坛上号令群雄，叱咤风云多年。

贝多芬失聪，但是他是乐坛上的巨人。

三、提升自我效能——完善与超越自我的策略

(一)增强自我效能感——一种积极的自我信念

1. 成功信念之一：过去不等于未来

电影巨星席维斯·史泰龙在成名之前过得十分落魄，有时身上只剩100美金，连房子都租不起，睡在金龟车里。当时，他立志当演员，并满怀自信地到纽约的电影公司应征，但都因外貌平平及咬字不清而遭到拒绝。当纽约所有500家电影公司都拒绝他之后，他仍然坚持"过去不等于未来"的信念。从第一家电影公司开始再度尝试，在被拒绝了1 500次之后，他写了《洛基》的剧本，并拿着剧本四处推荐，也继续被嘲笑奚落。在一共被拒绝了1 855次之后，终于遇到一个肯拍那个剧本的电影公司老板时，又遭到对方不准他在电影中演出的要求。但最后，坚持到底的席维斯终成闻名国际的超级巨星。

你能面对1 855次的拒绝仍不放弃吗？席维斯能，他做别人做不到的事，所以他能成功。相信自己只要努力，也一定能行。

2. 成功信念之二：没有失败，只是暂时没有成功

如果你已经为人父母，当你的孩子正在学习走路时你会给他几次机会？你会在他跌倒10次之后，让他改坐轮椅吗？还是只给他20次学走的机会，若学不会走路就要他放弃？或者当你身边有50个人叫嚣着劝你放弃，你就决定让他坐轮椅呢？我想你的答案是：不会。

的确，当这个问题询问每一位父母，会给你的孩子几次机会呢？他们都说：我会给他无数次机会，直到他站起来，学会走路为止！是的，一直坚持到底者，最终都会站起来。为什么许多父母只给孩子一次联考的机会？为什

么常用失望的口气告诉孩子不适合某种行业，要求他转行呢？许多人就是因为没有坚定的信念，一遇挫折就认为自己能力不足，因此放弃了他们的理想。其实，凡事没有失败，只有暂时没有成功。

3. 成功信念之三：上帝的延迟并不是上帝的拒绝

有一个人，他在：

21 岁时，做生意失败；

22 岁时，角逐州议员落选；

24 岁时，做生意再度失败；

26 岁时，爱侣去世；

27 岁时，一度精神崩溃；

34 岁时，角逐联邦众议员落选；

36 岁时，角逐联邦众议员再度落选；

45 岁时，角逐联邦参议员落选；

47 岁时，提名副总统落选；

49 岁时，角逐联邦参议员再度落选；

52 岁时，当选美国第十六任总统。

这个人就是林肯，因为他坚信上帝的延迟，并不是上帝拒绝，因此能屡仆屡起，最终成就不凡。

（二）积极自我训练营

我们现在将前面提到的一些原则和建议编制成各种练习来帮助你塑造积极乐观的自我观念。

练习分为三个部分，第一部分是帮助你看看你现在的思维和生活习惯中有什么在阻碍着你的改变；第二部分是帮助你从自身寻找支持你的积极力量，让你成为自己最忠实、最强大的支持者；第三部分是帮助你如何巩固和强化你已经拥有的积极力量。

1. 消除阻碍

【练习1】清除非理性观念

原理：心理治疗家艾利斯认为每个人都会有一些非理性的观念，这种观念看似很合理，观点持有者也往往认为它们理所应当，但实际上是扭曲的，会阻碍我们健康成长的。所以要改变对自身的看法，要清除我们脑子里那些非理性的观念。

适合对象：感觉自己很有理想却不被理解，很孤独的同学。

准备：找一个信得过的同学，让他（她）帮助自己，和自己的非理性观念辩论。如果没有这样的朋友，就自己想象两个人对话，一个是自己，另一个是很客观的同学，那个"同学"一定要很客观和中立。

【练习过程】

第一步：检查非理性信念和自损思维。

看看你有没有以下想法：

- 我 必须 干得很好！
- 如果我做了蠢事，我就是个 笨蛋 或 一无是处 的人。
- 我 必须 受到我看重的人的赞赏。
- 如果我被人拒绝，我就是个 不好的，不可爱的 人。
- 人们 必须 公平的待我，必须 满足 我的要求！
- 做事缺乏道德观念的人 应该 被人耻笑。
- 任何人 都绝不能 辜负我的期望，否则那将是非常 可怕 的。
- 我的生活 必须 一帆风顺，没有麻烦。
- 我 很难忍受 糟糕的事发生。
- 我 不能容忍 很难相处的人。
- 我 不能忍受 生活中出现不公平的事情。
- 我看重的人也 必须 爱我。
- 我 必须 总是心想事成，否则就必然要感到痛苦和伤心。
- 我还要补充的我的非理性信念：

资料来源：ELLIS，BERNARD. Clinical application of rationa [J]. Emotion Therapy，1985：P16-7.

你看看你有没有这些观念，或者还有其他困扰你的观念，这些观念的共同点都是有"必须""应该""绝不能"等词眼，具有以偏概全、灾难化的特点。

第二步：与非理性信念辩论。

这是你是否能战胜你头脑中这些非理性信念的关键。因为对你而言，这些你所固守的非理性观念也许正是支撑你生活的生存信念，但你要想想，你为什么会有被困、备受孤立、没人了解的感觉？就是由于这些非理性信念的存在，所以在这儿，要学会否定自己，一定要证明它们的不现实、不合理之处，认识它们的危害，进而从心底里放弃这些观念。

第三步：得出合理信念，学会理性思维。

在放弃非理性观念之后，找出理性的信念和实事求是的、指向解决问题的观念。例如，"即使我考不了第一，我也很有价值""我即使得不到所有人的认同，我也能很开心地生活""世界上有很多不公平的事，单靠我个人的力量是解决不了的"……

【练习2】归因训练

原理：心理学家韦纳（B. Weiner）等人发现人们总会对自己的行为以及事件的原因进行知觉和判断，也就是会有意或无意地进行归因活动。归因方式决定着我们如何评价自己，也决定着我们以后会怎样做。所以要提高自信心和自尊心，就要改变有害、消极的归因方式，建立积极、有效的归因方式。

适合对象：感觉自卑、不自信的同学，以及受抑郁症状困扰的低自尊者。

【练习过程】

第一步：了解归因理论。

韦纳将各种归因可能产生的结果以是内归因还是外归因，是稳定的还是不稳定的，是可以控制的还是不可以控制的三个维度，以及努力、能力、运气和任务难度这四个因素来表示。其中，内外归因就对应我们前面提到的内外控制源，具体可参见表3-3。

表3-3　归因的三维度模式

三维度	内部的		外部的	
	稳定的	不稳定的	稳定的	不稳定的
	不可控的	可控的	不可控的	不可控的
四因素	能力高低	努力程度	任务难易	运气好坏

虽然我们对成败的归因不一定是成败的真正原因，但归因方式却能影响自我效能感的高低，以及自尊和自信的高低。一般来说，将成败归于内部的、可以控制的原因，我们的自我效能感就高，我们以后就会更主动地生活；而将成败归于外部的、不可控制的原因，我们就不太会做自身的改变，以后就容易听天由命，等待外界和他人的安排。

第二步：检查自己是否存在消极归因方式。

当你成功时，你有没有将成功归结到"我太幸运了""这次的要求太简单了"，如果你这样想的话，即使你成功了，成功对你的自信心也没有多大的提升。

当你失败时，你会不会想："我好笨，别人的底子要比我强很多""这一次太难了，绝大多数人都做不好""好倒霉，就被我碰上了，其他人的题目或要求都比我的简单"。如果这样想的话，你有可能会产生无能和压抑的感觉，你以后就可能会回避这些让你感到很难的事情，致使自己不会做额外的努力来改进自己的现状。

你可能会辩解，我这样想只是在做自我批评，谦虚一些罢了。但实际上，你所理解的"自我批评"是一种消极暗示，只会让你越来越缺乏自信。

第三步：培养积极的归因方式。

当你成功时，你可以将成功归结到自己所做的努力和自己的能力强，这样就能感到强烈的成就感。这种积极的情绪也会推动你投入更多地努力，而在努力过程中，你也会有兴奋和喜悦之情。

当你失败时，最好将失败归结到自己的努力程度不足或者自己的方法不对，或者自己没有一直坚持等原因。这样归因的话，你就会感觉事情的主动权是掌握在自己手中，即使失败了，没关系，好好总结经验，我下次更努力一些。同时，不要因最后的结果就全盘否定自己，一定要看到自己的进步之处。

2. 挖掘自己内在的积极力量

【练习3】 自我催眠

原理：催眠类似于睡眠，是对刺激尚保持多种形式反应的心理状态。被催眠者似乎只与催眠者保持联系，自动地、不加批判地按照暗示来感觉刺激，甚至引起记忆、自我意识的变化。暗示的效果还延续到催眠后的觉醒活动中。而自我催眠则是自己充当自己的催眠师，利用暗示来改善自己的生活。通过自我催眠可以改善我们前文提到的"自我意象"。

适合对象：过分自卑、缺乏自信者，想减肥、气质变得很好的同学，外控者，想提高自制力、行动力的同学。

准备：找到一个适宜的地方。这个地方可以是卧室、书房、户外，任何开阔的地方都可以，选择地点时需注意：① 在这段时间内，你不会受到任何形式的打扰（请关闭手机）。② 你可以以任何你自己感到舒服的方式躺着或坐着。③ 空气清新，光线柔和，温湿度适中。

【练习过程】

第一步：进入催眠状态。

① 以你感到最舒服的方式躺着、坐着或打坐。② 从头部到脚趾放松每一块肌肉。做得时候要顺其自然，有很多刚开始练习自我催眠的朋友可能会抱怨："我怎么总是进入不了状态，各种杂念总是在脑子里撞来撞去，当我有意识地去消除它们时，它们会越蹦越乱，这时我感觉到的不是宁静，而是烦躁。"其实，自我催眠的效果是随着练习次数的增多而提高的，出现杂念的时候，你由它自生自灭就行了，不要刻意去制止。

第二步：加深催眠程度。

① 可以通过深呼吸，暗示自己每呼吸一次，自己的催眠状态就更深一层。做十个深呼吸。② 也可通过数数，从99向1，每隔3数倒数一次。

第三步：催眠暗示。

根据自己想改变的对象，设计一定的催眠暗示的内容。例如，想减肥的同学，可以想象自己对着镜子，看见镜子里的自己很苗条、气质很好、很自信，冲着自己微笑。或者想象身材苗条的自己昂首挺胸地走过人群，同学们投来欣赏赞许的目光。对考试感到焦虑的同学可以想象自己在考场上淋漓尽致地答题的情景。

每一次自我催眠时，暗示的内容不易太多，最好一次一个，而且想象的场景越生动越好，暗示的内容要多次重复。

第四步：催眠的唤醒。

暗示自己从5默数到1，每数一声，自己就更清醒一些，当数到第五声时，睁开双眼。

如果以前没有接受过其他人催眠的同学，可以把整个催眠的引导语言录音，根据自己的喜好配以相应的轻缓音乐，音乐可配可不配。若需要配乐的话，班德瑞的音乐值得考虑。

3. 巩固与强化

【练习4】时间管理

原理：时间管理就是自我管理，也就是改变不良的习惯。前面的各种建议和练习都是从提升自我的信心，从增强自我改变的动机入手，但是人们普遍感觉很受挫但并未察觉究竟是什么在阻止自己进步。其实只要你好好反省一下自己，就会发现自己有很多时间都花在很无聊的事情上。所以暂时停止"我的能力就是比别人差"这样的言论，好好地为自己订一个作息表，让良好的生活习惯引领你走向你渴望的人生。

适合对象：感觉自己行动力偏弱、效率太低，总觉得时间不够用和自我效能感太低的同学。

【练习过程】

第一步：列出你必须做和你想做的事情。

首先随意地列在一张纸上，不分先后。

第二步：其次按照时间管理的 ABCD 理论将事情分为四类。

如表 3 - 4 所示，A 是重要且急迫的，B 是重要但不急迫的，C 是急迫但不重要的，D 是既不重要也不急迫的。你要尽量做 A、B 类事情，少做甚至不做 C、D 类事情。

记住，虽然首先要做 A，但合理的时间分配使 B 占用的时间最多。只有你绝不拖沓尽量做 B 时，你才可能把生活的主动权掌握在自己的手中，增强自我效能感和内部控制感。

第三步：监督自己的执行情况。

每天都不要忘记写备忘录，简要记录自己这一天做了什么，检查当天计划的执行情况。

表 3 - 4　时间管理 ABCD 理论

	重要	不重要
急迫	A 重要且急迫	C 急迫但不重要
不急迫	B 重要但不急迫	D 既不重要也不急迫

第四章　护士生的人格发展与心理健康

护士生是祖国未来护理事业的栋梁，其人格健康发展状况直接影响着他们能否顺利成长成才，关系到国家卫生事业未来的强盛和中华民族的复兴。因此，培养和完善护士生健康的人格，是护士生自身修养和高校临床医学与护理专业心理健康教育的重要任务之一，也是社会发展的诉求。

第一节　人格概述

个体的行为是由其所处的环境决定，还是由他们是什么类型的人所决定？在面临像 2008 年四川汶川大地震、金融危机、"药家鑫事件""小月月事件"……我们看到，人们对所处环境发生的人和事会做出不同的反应。这正如一句格言所说，人与人之间的差别不多，但差别很大。这种差别，正体现了我们的人格。

一、人格及其特征

英国大主教莱布尼兹说过："世界上找不到两片完全相同的叶子。"同样，在现实生活中，也没有两个完全相同的人。我们看到：有人温柔善良，有人活泼开朗，有人冲动鲁莽，有人锐意进取，有人畏惧退缩，有人灵活聪颖……这些都是人格差异的表现。人格最能体现一个人独特的行为风格和稳定的心理特征。

（一）人格的概念

人格是一个抽象、内涵极为丰富的概念。人格一词，来源于拉丁文 Persona，其原意是舞台上演员戴的面具。它包括两层意思：一是指一个人在生活舞台上显现出的行为，是个体遵守社会文化习俗要求所表现出来的外在人格品质；二是指一个人的真实自我，是个体没有表现出来的内隐人格品质。综合众多心理学家关于人格的定义，我们认为，人格是个体在先天遗传物质的基础上，通过与后天环境的相互作用而形成的相对稳定和独特的心理行为模式，它体现了个体在适应环境过程中其能力、情绪、需要、兴趣、动机、态度、价值观、气质、性格等方面的整合。它构成了个体比较稳定的内在的精神结构，并由此产生出比较稳定的行为倾向和生活态度。社会正是依据个人的这种比较稳定的行为倾向和生活态度来确认和判断其人格。

每个人才都有其可爱之处，都有其存在的价值，都有其不可替代的位置。

(二) 人格的特征

人格的内涵非常丰富，它具有整体性、稳定性和独特性等特征。

1. 人格的整体性

人格的整体性指构成人格的各种心理成分是一个有机的整体（如能力、情绪、需要、兴趣、动机、态度、价值观、气质、性格、行为习惯等），是个体全部心理特征的总和，具有内在的一致性。

2. 人格的稳定性

人格不是偶然的、经常变化的心理现象，而是一个人长期的、经常表现出来的心理和行为特征，它具有跨时间、跨情境的相对稳定性。所谓"江山易改，本性难移"（这里的"本性"就是秉性、人格），说的就是人格不易改变的心理特征。正是因为人格的稳定性，我们才能将不同的人区分开，并对其行为表现进行描述、判断与推测，才能认识一个人。

3. 人格的独特性

人格的独特性是指一个人的人格是在遗传、成熟、环境和教育等诸多因素交互作用下形成的不同于他人的独特的心理特征。就像世界上没有两片相同的叶子一样，世间的每一个人都是绝无仅有、独一无二的。人格充分表现了个体在需要、动机、兴趣、爱好、价值观、信念、能力、气质、性格等方面的差异。同时，由于社会文化的影响，不同民族、不同地区、不同阶层之间的人们也呈现出不同的人格特征。

【知识拓展】弗洛伊德的人格结构理论

弗洛伊德（Freud，S.）是奥地利精神病医生，精神分析学派的创始人。他把人格结构分为三个层次，即本我、自我、超我。

本我位于人格结构的最底层，是人原始的无意识本能、冲动和欲望，包括人的各种生理需要。它寻求直接的满足，而不顾社会现实是否有实现的可能，是人格的生物面，遵循快乐原则。

超我位于人格结构的最高层次，由社会规范、伦理道德、价值观念内化而来，是个体社会化的结果。它遵循道德原则，是道德化了的自我，起着抑制本我冲动、对自我进行监控以及追求完善境界的作用，是人格的社会面。

自我位于人格结构的中间层次，是在本我的冲动与实现本我的环境条件之间的冲突中逐渐发展起来的。它在本我和超我之间起着调节的作用，一方面要尽量满足本我的要求；另一方面又受制于超我的约束，是人格的心理面，它遵循的是现实性的原则。

本我、自我和超我之间不是静止的，而是始终处于冲突—协调的矛盾运动之中，人格结构中的这三个层次相互交织，形成一个有机的整体。它们各行其责，分别代表着人格的某一方面：本我反映人的生物本能，按快乐原则行事，是"原始的人"；自我寻求在环境条件允许的条件下让本能冲动能够得到满足，是人格的执行者，反映人的心理性，按现实原则行事，是"现实的人"；超我追求完美，代表了人的社会性，是"道德的人"。当三者处于协调平衡状态时，人格表现出一种健康的状况；当三者发生冲突失去平衡的时候，就会导致心理的疾病。

二、探究人格形成的观点

心理学研究成果告诉我们，人格的形成是由多方面因素影响及决定的，最主要的是先天的遗传因素和后天的环境、教育因素相互作用的结果。

（一）先天的遗传因素

这是生来就有的因素，就是我们通常所说的"一个人血管中流有他家族父母的血液"。遗传因素对于一个人的人格起着或大或小的决定作用。行为遗传学的最新研究证明，遗传对人格（总体上）的影响占50%。

美国心理学家汉斯·艾森克根据科学家对众多来自不同国家、不同文化背景和历史的被试的研究结果发现，人格都有三个相同的维度：内向—外向性、神经质和精神质。他认为，如果生物因素在人格发展中不起主导作用，就不可能出现如此广泛的跨文化相似性。他指出，很多研究结果显示，遗传对决定一个人在三个人格维度上的水平，起着重要的作用。我们每个人都遗传了成为内向或外向者的素质。艾森克（1982）宣称，在人格发展中2/3的变异可以诉诸生物因素。

进化人格心理学用"自然选择"的概念来解释人格特点的发展和生存功能。该理论认为，心理机制是人类特有的功能，使人类得以有效地应对日常问题与需要。经过自然选择，那些有利于人类生存和繁衍的心理机制被保留下来，而那些不足以帮助人类应对生存挑战的心理机制则被淘汰。这些心理机制包括对陌生人天生的恐惧，人类天生对群体的依附性与从属性的需要等。

【知识拓展】

大量不同来源的资料显示，在我们的人格发展中，遗传起着十分重要的作用。最明显的证据就是父母与子女的相似性。但是对这种相似性还有另一种显而易见的解释。同一家庭的成员不仅有相似的基因，而且他们的生活环境也相似。兄弟姐妹间的性格相似也可能是由于父母的教养态度相同。

在大多数情况下，共享基因和共享环境总是联系在一起的。我们能把它们分开，分别看看它们各自的影响吗？所幸的是，人们可以做到这一点，最常用的分离遗传与环境影响的研究方法是双生子研究方法。

这种方法利用了一种自然现象：人类有两种双胞胎，一种是同卵双生子，他们有相同的基因；另一种是异卵双生子，他们在遗传上并不比普通的同胞兄弟姐妹之间的基因更相像。

我们假定两个同性别的双生子间的成长环境相似。因此，环境对他们人格形成的影响基本都是一样的，如果说遗传对人格也有影响，那么同卵双生子会比异卵双生子更相像，因为他们有相同的基因。

比较了成年双生子的"大五"人格特质，数据显示，同卵双生子在每一特质上的相似性都高于异卵双生子。把考察不同人格特质的双生子研究综合起来发现，同卵双生子得分的相关系数平均在0.50左右，而异卵双生子得分的相关系数在0.20到0.30之间。

行为遗传学研究者把这些数字代入公式估计出，在成年人稳定的人格特质中，大约40%是从父母那里继承来的。

采用其他的遗传和环境影响分开的方法，同样得出了遗传对人格有影响的证据，但是一般来说，这些证据没有双生子研究得到的数据有说服力。从收养研究得出的人格遗传数据只有双生子研究中所得同类数据的一半。

但是，收养却为我们检验遗传和环境影响的问题提供了更多的可能性。

把收养儿童的人格分别与其养父母和亲父母进行比较会发现，虽然这些孩子根本不认识他们的亲生父母，但他们的人格更像亲生父母。虽然不如双生子研究获得的资料那么有说服力，但我们毕竟通过其他来源也同样得到了证据：遗传在人格形成过程中起着一定的作用。

我们还可以把双生子研究与收养研究结合起来，同卵双生子一出生就离开父母，分别在不同的家庭中养大。这些双生子有相同的基因，不同的环境。因此可以把他们与那些既有相同基因又有相同环境，在同一家庭中养大的同卵双生子做比较。可以看出，不管是否与其兄弟姐妹分开来抚养，同卵双生子都更相似。这种相似性说明：同卵双生子形成相似人格是由于他们拥有同样的基因，不管他们在什么样的环境中长大。

心理学家科瓦列夫对一对同卵双生的女学生进行了四年的观察，她们的外貌非常相似，在同一个家庭抚养，在同一个小学、中学和大学（历史系）受教育，但在性格上两个人却有相当明显的差别。姐姐比妹妹好交际，也比较果断、勇敢和主动。在谈话和回答问题时，总是姐姐先回答，妹妹只表示同意或补充。

从生活史上了解到，原来在小的时候，由祖母经他们父母同意做出决定，在双生子中认定一个是姐姐，一个是妹妹。从早期的童年时代起，就责成做姐姐的要照管妹妹，对她的行为负责，作她的榜样。试问，产生这些差异的原因是什么？

奥斯卡·斯托卡和杰克·伊弗是一对同卵双胞胎，出生在特里尼达，父亲是犹太人，母亲是德国人。刚出生时，他们就被分开。母亲把奥斯卡带到德国，由信奉天主教和纳粹主义的外婆抚养；杰克由犹太人父亲抚养，他在青年时期大部分时光是在以色列的一个集体农场度过的。居住在两地的这一家人从未通过信，兄弟俩过着截然不同的生活。这对同卵双胞胎自出生起就被分开，三十多年未曾见过面，31岁初次见面，他们在兴趣和习惯等方面竟然表现出惊人的相似性：

都穿着蓝色、双排扣、带肩章的衬衫，都留有短髭戴金丝边眼镜；
都喜欢吃辣的食物，喝甜酒，喜欢把涂了黄油的吐司放在咖啡里；
都习惯在便前先冲洗厕所，甚至乘电梯时都会打喷嚏如此……

资料来源：贺淑曼. 健康心理与人才发展 [J]. 中国人才，1998（7）.

（二）后天因素

1. 社会文化因素

每个人都处在特定的社会文化环境中，文化对人格的影响极为重要。社会文化塑造社会成员的人格特征，使其成员的人格结构朝着相似性的方向发展。这种相似性具有维系社会稳定的功能，又使每个人能稳固的嵌入整个文化形态里。

一个人的人格无疑和他所处的历史时代、民族区域文化有着极为相关的联系，和他在社会中所处的阶级、阶层、地位有着十分密切的联系。

社会文化对人格具有塑造功能，还表现在不同文化的民族有其固有的民族性格。例如，中华民族是一个勤劳勇敢的民族，这里的"勤劳勇敢"的品质便是中华民族共有的人格特征。

2. 家庭环境

一个人得以诞生和从小成长的家庭不仅凝缩了社会文化，而且还有子女与父母、与全部家庭成员的人际关系，它十分直接地、有力地铸造着一个人从诞生之日起逐步形成的人格。研究表明，家庭的差异（包括家庭结构、经济条件、居住环境、家庭氛围等）和不同的教养方式对人格发展具有不同的影响。

研究发现，生活在不同家庭气氛（指家庭中占优势的态度与情绪）的个体会形成不同的人格特征：宁静愉快的家庭气氛使孩子具有安全感，他们生活乐观、自信十足、积极进取、与人为善；而长期生活在气氛紧张家庭中的孩子，不自信、情绪多变不稳定、紧张焦虑、行为退缩或具有较强的攻击性。

研究结果表明，家长的教养方式对孩子的人格发展有着重要作用：权威型教养方式的父母在子女的教育中表现得过于支配，孩子的一切都由父母来控制。在这种环境下成长的孩子容易形成消极、被动、依赖、服从、懦弱，做事缺乏主动性，甚至会形成不诚实的人格特征。放纵型教养方式的父母对孩子过于溺爱，让孩子随心所欲，父母对孩子的教育有时会出现失控的状态。在这种家庭环境中成长的孩子多表现为任性、幼稚、自私、野蛮、无礼、独立性差、唯我自尊、蛮横胡闹等。民主型教养方式的父母与孩子在家庭中处于一种平等和谐的氛围当中，父母尊重孩子，给孩子一定的自主权和积极正确地指导。父母的这种教育方式能使孩子形成一些积极的人格品质，如活泼、快乐、直爽、自立、彬彬有礼、善于交往、富于合作、思想活跃等。由此可见，家庭确实是"人类性格的加工厂"。

美国学者鲍姆林德曾对不同类型父母教养子女的方式对子女个性的影响做了比较，结果如表 4-1 所示。

表4-1　父母教养子女的方式与子女的个性

家庭类型	家教表现	孩子个性
民主型（宽容）	保护与文化教养并重，满足与限制并用，父母与孩子关系和谐、融洽	谦虚、有礼貌，待人诚恳、亲切、自立、乐观、自信
权威型（专断）	严格控制、严厉惩罚、斥责、打骂	畏缩怯懦、不信任、内向、孤僻、性情暴躁等
放纵型（溺爱）	过分娇惯宠爱、百依百顺、放任自流、随意	自理能力差、好吃懒惰、自私蛮横、不负责任、任性没礼貌

3．学校教育因素

学校是一个有目的、有计划地向学生施加影响的教育场所，是个体人格成长过程中重要的环境因素，教师对学生人格的形成和发展常具有指导定向作用。有研究表明：不同的教育态度（指教师对教育工作的认识、情感、能力与行为等方面所具有的心理倾向及态度）会使学生形成不同的人格特征（见表4-2）。

表4-2　教育态度对学生人格特征的影响

教育态度	学生的人格特征
权威主义的	情绪紧张、冷漠或具有攻击性、依赖、自卑、缺乏自觉性
民主的	情绪稳定、自信、积极、友好、独立、诚实、责任心强、有领导能力
放任的	无目标、无组织纪律、任性、自由散漫、孤僻、不能自控

此外，由教师期望引起的"皮格马利翁效应"有助于学生形成积极的人格品质：自信自尊、积极上进、乐观、真诚友爱、不畏困难；反之，教师的低期望会使学生体验到否定与排斥，产生遗弃感、自卑感等。

可见，一个人从出生起，就在家庭和社会环境的奖惩机制下学习正确的行动法则。而在他学习行为的过程中，也学习了一整套思维乃至心理素质。学习的过程就是建立习惯的过程，就是建立心理反应模式的过程，就是接受家庭、学校影响和社会文化铸造的过程。正如班都拉指出，一个人的行为的获得是对他人的行为、态度和各种反应的模仿和认同，所以人格也就是个体对他人行为、态度和各种反应的模仿、认同而构建起来的思想、情感与行为的特有统和模式，它反映了个体区别于他人的稳定而统一的心理品质。

4. 自然物理因素

生态环境、气候条件、空间拥挤程度等这些物理因素都会影响人格的形成与发展，有很多研究都说明了生态环境对人格的影响。另外，气温会提高某些人格特征的出现频率，例如天热会使人烦躁不安，易对他人产生负面反应。世界上比较炎热地方的人，脾气往往较暴躁、易激惹，易出现攻击行为。虽然自然环境对人格不起决定性的作用，但在不同物理环境中，人可以表现出不同的行为特点。

5. 早期童年经验

"早期的亲子关系定出了行为模式，塑造出一切日后的行为。"这是麦肯依（Mackinnon，1950）依据有关早期童年经验对人格影响力的一个总结。中国的一句古话："三岁看小，七岁看老"，极为深刻地道出了人格形成的重要规律——童年的经历带有决定性的意义。

人生早期所发生的事情对人格的影响，历来为人格心理学家所重视。需要强调的是，人格发展尽管受到童年经验的影响：幸福的童年有利于儿童发展健康的人格，不幸的童年也会使儿童形成不良的人格，但两者不存在一一对应的关系，如溺爱也可能使孩子形成不良的人格特点，逆境也可能磨炼出孩子坚强的性格。可见，童年的经历在一个人的人格形成史中占有非常重要的位置。另外，早期经验不能单独对人格起作用，它与其他因素共同决定着人格的形成与发展。

可见，人格是遗传因素与环境相互作用的结果。正如埃里克森所说，人在生长过程中有一种注意外界的需要，并与外界相互作用，而个人健全的人格正是在与环境的相互作用中形成的。

三、健康人格对护士生成长的意义

健康人格是各种良好人格特征在个体身上的集中体现。国内外许多学者都提出了对健康人格的不同理解。如阿尔波特认为健康人格是"健康成熟的人"；罗杰斯认为健康人格是"功能完善的人"；弗洛姆认为健康人格是"创造性的人"；马斯洛认为健康人格是"自我实现的人"等。我国学者陈健文认为，健康人格是一种正常发挥的心理机能特性，其基本属性表现为和谐性、适应性、自主性和发展性四个方面。

不同学者定义健康人格的出发点不同，各具特色。我们结合个体内外发展的特征认为，健康人格是个体在适应现实环境、发展自我的过程中所形成的具有内在和谐的心理机制和外在高效行为的人格状态或境界。

人格是人类心理行为的基础，因此，人格面貌会影响个体的心理健康、潜能开发、活动效率和对社会的适应状况。心身医学研究发现，许多心身疾病都与相应的人格特征有关，这些人格特征在疾病的发生、发展过程中起到了生成、促进和催化的作用。

健康的人格是有力量的，它能促进个体的健康成长成才。健康人格是推进护士生全面发展的核心。拥有健康人格的护士生，会全面发展自身各方面的潜能，培养自身的综合素质，以更全面的才干和智慧来应对复杂多变的社会环境以及由此对身心所带来的各种影响。

（一）健康人格有助于护士生对自我的认识

健康人格对现实世界与对自我的知觉是客观的、如实的，因此健康人格能够帮助护士生接纳和容忍自己的优点与不足，使护士生常能接纳和喜欢自己，有一种积极的自我概念；培养自己的能力和才干、潜力和特长，并力求发扬光大，完成更多的事情；使其能根据自己的天赋、体格，实际的能力和才干，确定自己的人生目标，塑造自己。对于自己的不利条件和制约因素、缺点和不足，则能主动地进行自我反省和自我教育，能努力地去避免、克服和改正。

（二）健康人格有助于护士生增强社会适应性

个体对现实社会的适应，在最广泛的意义上包括对一个人在精神上、身体和体格上，对学习工作、生活、人际关系等的舒适状态，涉及一个人的生理、心理和社会的各个方面。因此，健康人格的适应性，体现着人格结构的整体性。健康人格的适应性在主观方面表现为一种满意和愉快的心理体验和心境，使护士生对自己的学习、生活和工作总是抱着一种乐观的态度，对人生的旅途有着较强的自信心，能够清醒、明智地面对现实，积极地接纳自己，正确地解释自己所经历的种种生活事件，克服内心的不稳定性，不会因个人在外部世界的种种不顺心的事而焦虑不安、忧郁、产生挫折感和消沉，而是使自己保持一种坦然、满意、享受人生的态度以及平静的心绪。当个体的需要、动机、欲求、愿望因故不能满足，或与社会利益发生冲突时，健康人格能使人善于平衡自身与环境的关系，正确处理与他人、与社会的关系，保持与社会良好的接触。因此，健康人格能帮助护士生学会调控自己与环境的关系，积极适应环境，在努力发展自我和成就自我中享受到人生的快乐与幸福。

(三)健康人格有助于护士生增强智慧

作为人格健康的人，他对人类的知识和文明持有一种基本肯定的态度和一种向往、追求知识的心理倾向。因此，健康人格能激发护士生的热情和斗志，使其怀有远大的、现实的奋斗目标，酷爱学习，追求知识，注重并善于从人类丰富的、优良的知识宝库中提取养料，培养自己的智慧和提高自己的聪明才智，竭尽全力获取最大的成就。

(四)健康人格有助于护士生培养创造能力

现代科学研究已经揭示，人人都有从事创造性活动的禀赋，只是这种能力的发展和发挥是以健康人格为前提的。有研究表明，个体的创造性更主要的由非智力因素，尤其是人格因素决定的，如独立性、自信心、勤奋、踏实、坚韧、耐性等。因此，健康人格能促使护士生形成强烈的创新意识，对学习与工作抱有顽强而执著的追求，具有拓荒者的气魄、强烈的好奇心和旺盛的求知欲，敢于破除陈旧观念，勇于否定自身错误，乐于探索未解之谜，并能从战胜困难挫折中获得高峰体验（一个人的创造性潜能发挥时刻的心理体验）。

(五)健康人格有助于护士生建立良好的人际关系

心理学研究表明，良好的人际关系可以使人得到帮助，减少孤独和心灵上的痛苦；可以减少恐惧，宣泄自己的愤怒和不快乐的情绪，从而减少心理压力。反之会成为生理和心理的失调状态的基础，有时还会造成正常的死亡。健康人格具有乐于与人交往、善于与人交往的特点，它促使护士生在与人相处时，对他人持有肯定的态度（如尊敬、信任、诚挚、谦让、善良等）一定是多于持否定的态度（如憎恶、怀疑、恐惧、欺骗、骄傲、敌对等），对人产生同情心，待人友善，理解、悦纳他人，能采取恰当的形式与人沟通，交往中不卑不亢，建立和谐的人际关系；帮助护士生对自己所属的团体产生一种休戚相关、安危与共的情感，培养良好的协作精神。

【自我探索】当代大学生的人格魅力

杨某，某大学国际金融专业大四学生，在一次就业指导座谈会上，当问他四年大学如果重来，想怎么做？他的回答出乎所有人的意料。他说，如果可以重来，他想学习"煤矿安全专业"。这是基于最近几年媒体报道了多起矿难，让他忧心忡忡。他认为，一个个鲜活的生命才构成了鲜活的社会，和谐社会大家都应该好好生活，生存、生命更不必言。他希望能尽自己一己之力去消除那些安全隐患，帮助那些劳动者安全工作，享受工作，也希望更多的人能关心他们。

刘 ZJ，同学们都称她"阿紫"，中原工学院服装与艺术学院大四学生，2007 年的一天她打的将两位素昧平生的盲人送到火车站，然后牵着盲人的拐杖把他们领到售票厅购票，一路上她小心翼翼，还不时地提醒盲人……其事迹一经报道，立即在社会上和互联网上引起了强烈反响。有人说"阿紫"无愧于"中国最美女大学生"的称号。

马 ZX，长安大学 2008 级信息工程学院本科生，系统集成项目管理师、西安 HT 网络科技有限公司总经理、西安 GC 网络科技有限公司创始人之一、董事会董事。从小，父母就教育他要努力学习，长大后要做一个对祖国有贡献的人。由于自幼酷爱计算机，他当时给自己定下了一个远景目标：考取重点大学计算机系。初中时他在网上建立了自己第一家淘宝店，赚取了自己人生中的第一桶金。中学期间他为学校建立了官方网站，参与建设了信息化校园建设，取得了第 2006 届全国青少年信息学奥林匹克联赛荣获二等奖，在第二十一届全国青少年科技创新大赛中荣获优秀奖。2008 年高考，他以优异成绩如愿考取长安大学信息工程学院软件工程系。进入大学后，他勇于创新，于 2009 年组建了长大"共创网络团队"并担任团队负责人；2009 年末，他又带领团队参加了第七届挑战杯创业大赛获得了挑战杯创业大赛三等奖。大二之初，他与志同道合的朋友合作创办了他的第一家公司，注册资产 50 万的西安 GC 网络科技有限公司。2010 年 3 月，在他的策划下，该公司与中国十大互联网应用服务提供商北京万网志成科技有限公司签订合作协议。在完成好事业与学业的同时，他积极投身爱心、志愿服务工作。2010 年 4 月青海省玉树发生地震当天，他便带领自己团队中的几名成员奔赴灾区，为灾民提供必要的帮助。2011年 5 月，他又参与了 2011 年西安世界园艺博览会志愿服务工作，负责信息处理中心的工作。十年间马 ZX 收获了如此多的成绩也付出了很多的艰辛，为了实现自己的梦想，他都挺过去了。坚强的意志、机敏的思维、平和的心态、崇高的理想以及深厚的专业知识和处事能力，成为他追寻梦想的坚实羽翼。他坚信：放大自我价值，就会开创生命的极限。（来源于"创业故事网"）

我们从以上几个案例中，清楚地看到当代大学生身上凸显的人格魅力在他们成长成才中的积极作用。

人格魅力是指一个人在性格、气质、能力、道德品质等方面具有的很能吸引人的力量。它是对一个人整体人格的综合评价。从以上几个案例和近些年涌现出来的优秀大学生事例，我们总结出当代大学生的人格魅力具有以下几个特征：

（1）具有"以天下为己任"的崇高人生理想与责任意识。

（2）具有探求新知、锐意进取、不畏困难的学习态度。

（3）感知敏锐、富有创新意识和创造能力。

（4）具有真诚待人、与人为善的人文情怀。

（5）具有豁达乐观、热爱生活的积极心态。

（6）具有不依附盲从他人、自我思考与自主选择的独立人格。

第二节　护士生人格发展缺陷

人格缺陷是介于正常人格与人格障碍之间的一种人格状态，也可以说是一种人格发展的不良倾向，或者说是某种轻度的人格障碍。常见的人格缺陷有自卑、抑郁、怯懦、孤僻、冷漠、悲观、依赖、敏感、多疑、焦虑或对人敌视，暴躁冲动、破坏等。这些不健康的人格因素不仅影响活动效率、妨碍正常的人际关系，而且会给人生蒙上一层消极的阴影，阻碍个体顺利成长与发展，如不及时教育与矫正，可能会发展成各种人格障碍。人格缺陷比人格障碍的人数更多，在青年群体中较为常见。它的形成与童年、少年期的家庭环境、个人经历、认识结构偏颇等有关。在青年时期如得到适当的教育与矫正，能使人格得到正常发展。当代护士生人格缺陷主要表现在以下几个方面。

一、自我矛盾与自我缺陷

处于青春期的护士生自我意识开始分化，理想自我和现实自我的矛盾容易引发自我缺陷。

1. 自我矛盾

护士生承载着过多的家庭和社会期望，加上对自己认知的片面性，这容易导致他们主观自我与现实自我出现较大的反差。这种差距给他们带来了苦恼和不满，主要表现在以下几个方面：

（1）理想自我与现实自我的矛盾。这是护士生自我意识最突出、最集中的矛盾表现。大学生有理想、有抱负，成就欲望强，对自己充满了信心。然而，他们的社会化程度较低，难以把理想与现实有机地结合起来，加之自己的现实条件与自己的理想相差甚远，这会给他们带来很大的苦恼和冲突。这种冲突和差距，一方面成为激发护士生积极进取，发奋学习的动力；另一方面如果理想自我和现实自我很难趋近与统一，则可能会引起自我的分裂，从而导致一系列心理问题。

（2）依附与独立意向的矛盾。护士生独立意向迅速发展，希望摆脱成人的管理和约束。但由于多数护士生在心理上、经济上仍然依赖家长，无法真正做到人格上的独立，这种自我的独立与依赖的矛盾，使护士生陷入痛苦之中。

（3）交往需要与自我封闭的矛盾。护士生迫切需要友谊、渴望理解、寻求归属和爱。同时，护士生心理的自我封闭性使他们把自己心灵深处的东西隐藏起来，与人交往常存戒备心理。正是这种矛盾和冲突，使一部分护士生生活在孤独之中。

2. 自我缺陷

自我缺陷是低自尊感的表现，是个体对自己的社交自信、学习能力、自尊、外貌和体能的情感上的评价。自我缺陷感高会产生一系列的心理问题，自卑心理也会乘虚而入，同时也可能引发抑郁症、自杀等。护士生自我缺陷主要表现在以下方面：

（1）过度的自我接受与自我拒绝。过度自我接受容易产生盲目乐观情绪，自以为是，以致难以处理好人际关系。而且过高评价会产生骄傲，会对自己提出过高的要求，并可能因自己承担无法完成的任务而导致失败。自我拒绝指不喜欢自己，不能容忍自己的缺点和弱点，否定、抱怨、指责自己。过度的自我拒绝是更严重的、经常的、多方面的自我否定。事实上，许多大学生都有不同程度的自我拒绝，虽然能在一定程度上促使他们不断修正自己，但过度自我拒绝则会严重低估自我。过度自我拒绝压抑人的积极性，限制护士生对生活的憧憬和追求，易引起严重的情感损伤和内心冲突。

（2）过强的自尊心与自卑感。过强的自尊心和过度的自卑感是互为一体、密切联系的。自尊心表现得越外显、越强烈的人，越是极度的自卑。自尊心、自卑感过强的人会影响其心理发展和人格成熟及完善。

（3）自我中心和从众心理。护士生强烈关注自我，往往从自我的角度、标准去认识、评价和行动，容易出现自我中心倾向。当这种倾向与某些不健康的思想意识和心理特征结合时，它会表现出过分的、扭曲的自我中心。自我中心的人不易赢得他人的好感和信任，人际关系多不和谐，难以得到他人帮助，易遭遇挫折。与自我中心相反的是从众心理。一般来说，从众心理人皆有之，但过度的从众心理实际上是依赖反应，易使人丧失个性、独立性，不利于人格的成熟。

（4）过分的独立意向与逆反心理。过分的独立意向者易把独立错误地理解为不需要别人的帮助。其结果是，在现实生活中遇到困惑、挫折时，不去寻求帮助，活得既沉重又孤独。逆反心理实质是为了寻求独立、寻求自我肯定，保护正在逐渐形成的但还比较脆弱的自我，抵抗和排除在他们看来压抑自己的外在力量，这是青年阶段心理发展的必然趋势。过分的逆反心理是采取非理智的反应方式，在内容上不区分正确与错误、精华与糟粕，一概排斥；在手段上简单地拒绝和对抗，情绪成分大；在目的上只是为了反抗而反抗，结果阻碍了他们学习新的或正确的经验，不利于其人格的健康成长。

二、极端化情绪思维

极端化情绪思维指在极端情绪状态下，个体不能恰如其分地表达自己的思想观念和行为方式。主要表现在以下几个方面：

1. 绝对化的情绪思维

它指个体以自己的意愿为出发点，对某一事物怀有认为其必定发生或不会发生的信念，它通常与"必须""应该"这类字眼连在一起。比如，"我必须得到所有人的认同""人与人之间应该是以诚相待"等。这种绝对化思维方式常常使人在现实生活中碰壁。

2. 过分概括化的情绪思维

这是一种以偏概全、以一概十的不合理的思维方式。过分概括化的一方面是个体对其自身的不合理的评价。如遭遇到一次失败时，就往往认为自己

"一无是处""永远都是失败者"等，从而导致自责自罪、自卑自弃的心理及焦虑和抑郁情绪的产生。另一方面是对他人的不合理评价，即别人稍有差错就认为他很坏、一无是处，这会导致一味地责备他人，以致产生敌意和愤怒等情绪。如果看到人或事物有一点好，就认为一切都美好。例如，一位小伙子爱上了一位姑娘，于是内心充满了欢乐与喜悦之情，因而便觉得整个世界都是那样的美好，颇有"万事称心如意"之感。

3. 糟糕至极的情绪思维

这是一种将可能的不良后果无限严重化的思维定势。即使发生的是一个小问题，也会认为非常可怕、非常糟糕，甚至是一场灾难。这将导致个体陷入极端不良的情绪体验如耻辱、自责自罪、焦虑、悲观、抑郁的恶性循环中，难以自拔。如得了感冒就认为自己病情很严重，甚至会死；导师没有和他打招呼就认为是自己做错了什么事，以致会影响自己的前程等。

三、自视甚高与阅历缺失

当代护士生因生活在信息发达的社会，加上年轻聪颖好学，很多时候都认为自己是年轻才俊，无所不能：无论考分如何低，都觉得自己是最好的；无论观点如何幼稚，都觉得自己是最重要的；无论问题有多么严重，都认为自己是正确的。一些护士生自我感觉良好，认为自己什么都好。他们当众发言可以侃侃而谈，在行动上风风火火，尽可能地彰显自己独特的个性。但由于其知识能力的限制，人生经验的贫乏，社会化程度低，所以又表现出认知上的片面性，情绪体验上的肤浅性，行为上的冲动性。

四、多元价值观冲击

人格的形成受到社会思想文化的影响，价值观念是人格形成的前提和基础。有什么样的价值观就会有什么样的主体人格，主体人格是伴随着价值观念的形成和发展而形成和完善的。随着社会主义市场经济的纵深发展和世界经济全球化，当今中国社会的价值观呈现出多元并存的局面（主要表现为本土价值观和外来价值观，计划经济的价值观和市场经济的价值观，农业文明的价值观、工业文明的价值观和后工业文明的价值观，集体主义价值观和个人主义价值观等）。价值观的复杂多元，一方面使护士生的生活呈现出色彩斑斓、生动活泼的局面，增强了护士生的生机和活力，有利于其人格的自由发展和彰显；另一方面多元必然引发冲突，冲突可能导致的直接后果就是价值失序和社会秩序的混乱。它易使护士生在价值选择中陷入困惑和迷惘，使护士生出现信仰危机和认同危机，容易导致其人格发展缺陷和人格扭曲。

第三节　护士生人格异常及评估

一、人格异常是危及健康的"杀手"

在人格的形成、发展过程中，由于内外、主客观不良因素的作用，会不同程度地影响人格的健康发展，严重的还会引起人格障碍。

(一)人格障碍及其影响

人格障碍指人格系统发展的内在不协调，人格特征明显地偏离正常，从而使当事人形成了特有的异常行为模式。

人格障碍严重地影响了个体的健康成长和发展。

首先，人格障碍者对环境适应不良，他们明显偏离了社会文化和大众的一般认知，缺乏自知力，错误归因，怨天尤人，没有改变行为的动力，表现出社会功能和职业功能的低下。

其次，人格障碍者行为怪异，偏执怀疑，冷漠无情，因此其人际交往困难，难以建立融洽的人际关系。

最后，人格障碍者给自己、家庭甚至社会造成损害和精神痛苦。人格障碍者缺乏社会责任感，对自己伤害别人与社会的行为不会感到后悔，不会产生罪恶感，常常损人利己甚至损人不利己，从自己的恶作剧中取乐，因而容易给他人和社会造成损害、带来痛苦。同时，人格障碍者由于怪僻、反常、情绪变化多端、不通人情、不易与人相处、难以取得社会成就和他人的认同，其内心充满矛盾和冲突，所以他们自己也非常痛苦难受。

在日常心理咨询服务中我们发现，护士生人格障碍的患病率为 2.5% 。护士生人格障碍多表现为：行为受原始欲望所驱使，知行脱节，具有高度的冲击性和攻击性，缺乏羞愧、自责和责任感。紊乱不定的心理特征和难以相处的人际关系是各类人格障碍的突出特征。

(二)护士生常见的人格障碍

1. 偏执型人格障碍

这种人敏感多疑、主观固执、心胸狭隘、好嫉妒、傲慢无礼，易冲动和诡辩，常怀疑别人的用心，报复心强，自我评价过高。一方面，骄傲自大、自命不凡，总认为自己怀才不遇，自视甚高；另一方面，在遇到挫折失败时，过于敏感，怪罪他人，很容易与他人发生冲突与争执。这种人格障碍多见于男性护士生。

2. 分裂型人格障碍

这种人极端内向孤僻、回避社交，言行怪异、情感冷漠、退缩、敏感、羞怯，易沉溺于白日梦。

3. 强迫型人格障碍

这种人表现为过分的自我约束和自制，对人对事死板不灵活，谨小慎微、过分认真、追求完美，顾虑多端、墨守成规，做事反复检查仍放心不下，常感到紧张、苦恼和焦虑，总有不安全感。具有这种人格障碍的学生，常常给人刻板、僵死、缺乏生命活力的印象。他们的心理总笼罩着一种不安全感，常处于莫名其妙的紧张和焦虑状态，如门锁上后还要反复检查，担心门是否锁好；思虑过多，对自己做的事没把握，缺乏自信与主见，别人稍有怀疑，自己就感到不安；行为循规蹈矩，不能平易近人，难以热情待人，缺乏幽默感，懦弱胆小，容易惊恐。

4. 自恋型人格障碍

这种人的基本看法是："我是卓越的，才华出众的，别人比不上我，所以都嫉妒我。"其特征主要有：自我评价极高，无法接受别人的拒绝和批评，直接反应是愤怒、敌意，甚至会采取报复；超强的自我中心，唯我独尊，孤芳自赏，认为别人的关注、赞美和帮助都是理所当然的，喜欢颐指气使地要求别人为其服务；生活在幻想中，对成功、权力、荣誉、美丽或理想爱情有非分的幻想；缺乏同情心，对人冷漠，很少能设身处地地理解别人的情感和需要；责任感弱，做错事总会寻找借口为自己解脱；热衷与他人竞争，希望打败他人来证明自己的优越，对比自己强的人充满嫉妒与敌意，有一种"我不好，也不让你好"的心理。

5. 癔症型人格障碍

癔症型人格又称表演型人格或歇斯底里人格，其典型的特征表现为：心理发育的不成熟性，特别是情感过程的不成熟性。具有这种人格障碍的人做作、情绪表露过分，如表情夸张像演戏一样，装腔作势，说话夸大其词，掺杂幻想情节，情感体验肤浅；暗示性高，很容易受他人的影响；自我中心，强求别人符合他的需要或意志，不如意就给别人难堪或强烈攻击他人；经常渴望表扬和同情，情感反应强烈易变，完全按个人的情感判断好坏；需要别人经常注意，为了引起注意，不惜哗众取宠，危言耸听，或者在外貌和行为方面表现得过分吸引他人。

6. 反社会型人格障碍

这种人表现为极端自私自利，冷酷无情，容易冲动，往往受偶然动机驱使，以自我为中心，不顾别人的痛苦和社会的损失，经常违反道德法纪而不后悔，在犯罪者中约占 10% 到 50%。

其主要特征：不能坚持学习或工作，经常旷课旷工；撒谎成性（并非为逃避责罚）；过早吸烟、饮酒和发生性行为；反复挑起斗殴；经常违反学校规章制度，经常不遵守社会规范和法律约束，产生违纪违法行为，如破坏公物，骚扰他人，偷盗或从事其他非法活动；易激惹或产生攻击行为，常斗殴；没有责任感，不履行承诺或义务。

(三) 护士生人格障碍的特征

护士生人格障碍类型虽然多种多样，但由于人格障碍是一种适应不良的行为模式，因此具有人格障碍的人在思维方式和行为方式上具有一些共同的特征。

(1) 都有紊乱、不定的心理特点和难与人相处的人际关系。这是各类人格障碍的最主要的行为特征。不论是被动的还是主动的行为差异，都会给他人造成极大困难，甚至带来危害。

(2) 把自己所遇到的任何困难和错误都归咎于命运或他人。不能感觉到自己有缺点需要改正，经常把社会或外界的一切看作是荒谬的、不应该如此的。

(3) 认为自己对别人没有责任可言。对违背社会规范的行为或不道德行为没有罪恶感，即使伤害别人也无悔意，并对自己的所作所为做出自以为是的辩护，总把自己的想法放在首位，不以社会公认的方式行动，用自己的利益压倒一切，而不顾他人的心情或状况。

（4）总是走到哪里就把自己的猜疑、仇视和固有的看法带到哪里。任何新环境的气氛无不受到其固有行为特点的支配。

【知识拓展】"ABC"型人格与健康

"ABC"型人格各有特点。心理学上常将人格分为 A 型、B 型和 C 型。

A 型人格者语言动作快，性情急躁，生活紧张、忙碌，争强好胜，习惯于超负荷工作，同时思考或操作几件事；声音响亮，个性倔强，好争斗、易怒；进取心强，好胜、固执，闯劲十足，过高抱负，对成就不满足。

B 型人格者情绪稳定、温和、乐观，能够灵活地应付紧张事件，处事从容不迫、深思熟虑；说话声音低沉，不爱争辩，很少打断别人谈话；能以平常心对待挫折和困难，具有良好的社会适应能力。

C 型人格者情绪不稳定，容易产生焦虑、不安、怨恨、愤怒等消极情绪，希望掩藏自己的真实感情来换得人际关系的和谐，总把消极情绪压抑在心里，使不良情绪得不到宣泄；行为表现和心理活动不统一，在与人打交道时处处牺牲、忍让，但并不是心甘情愿，所以常生闷气；做事喜欢急功近利，遇到困难容易悲观绝望；逃避现实，该爱的不敢爱，该干的不敢干；嫉妒心较强，但表面上又装得若无其事。

"A 型人格"，心、眼问题多。A 型人格者遇上矛盾和冲突时容易冲动、发怒，意气用事，因心胸狭隘导致的妒忌心理等都对健康不利，轻则导致饮食不调，睡眠受影响；重则成为消化性溃疡、甲亢、糖尿病、高血压、心脑血管、青光眼等疾病的诱因。据研究查明，A 型人格者患冠心病的危险性比 B 型者高 3~6 倍。目前，A 型人格已被认为是冠心病的独立危险因素。"急脾气"要警惕患闭角型青光眼。大量的研究表明，闭角型青光眼患者较正常人群 A 型人格更加明显。临床上约 80% 闭角型青光眼患者急性发作前经历了情绪的大起大落，过度伤心、愤怒、紧张不安、兴奋、激动都是常见诱因。

"C 型性格"肿瘤发病率高。C 型人格者因长期压抑，常常焦虑、抑郁，易引起免疫功能减退，内分泌紊乱，从而引发胆囊炎、胆石症、消化系统疾病。有研究表明，C 型行为的人肿瘤发病率比一般人高 3 倍以上，并可以促进恶性黑色素瘤发生，癌细胞转移，使病变恶化。心理研究表明，愤怒和长期受到压抑不能发泄出来，将导致慢性愤怒与紧张，可引起血压升高，胃肠抑制等生理系统变化，这种慢性而严重的应激状态影响免疫系统识别力，为肿瘤的发生创造条件。因人体免疫系统受神经、内分泌系统的调节，所以也受到认识、情绪等心理因素的影响。肿瘤病人因暴躁、孤独、绝望、悲哀等恶劣情绪通过神经系统降低机体免疫力。还有学者发现，压抑，紧张会损伤DNA自然修复过程，导致肿瘤发生。

二、人格评估

人格评估是以人格测验为依据对被试的人格进行评价的人格心理学研究方法。人格测验是用测验方法对人的人格进行测量，测出人在一定情境下经常表现出来的典型行为和人格品质，如动机、兴趣、爱好、情感、性格、气质、价值观念等。对人格正确全面的评估，无论对单位和部门知人善任，还是对个人提高修养、保持良好的心理健康水平都是有好处的。

（一）人格评估的种类

在人格心理学中所运用的测验已有数百种之多，在多种多样的测验中可归纳为结构明确的问卷法、结构不明确的投射法和作业法三大类。

1. 人格问卷法

人格问卷测验是测量人格特点的一种测验方法（早期用纸笔测验，现在也可用计算机操作），以受试者自己做答的方式进行，所以又称为自陈量表（sel freport mverrtory）。这种量表多采用客观测验的形式设计出一系列陈述句或问题，要求受试者做出符合自己情况的回答。最早用科学方法测量人格的是英国心理学家高尔顿（F. Galton），他在1884年发表了品格测量，并编制了评定品格的量表。在第一次世界大战中，美国对士兵进行了广泛的测验。为了测定士兵的需要，伍德沃斯（R. S. Woodworth）曾经编制测量情绪安定性个人调查表，这是以测定神经症倾向为目的的单一特征量表。后来许多心理学家又编制以测量复杂的人格为目的的问卷。这种量表的种类很多，常用的几种著名量表有：明尼苏达多相人格量表（MMPI）、加州心理量表（CPI）、卡特尔16种人格因素量表（16PF）、爱德华个人爱好量表（EPPS）、艾森克人格问卷（EPQ）、梅彼类型量表（MBTI）、吉尔福特测验（YG测验）等。目前，在我们国内用得较多的有16PF、EPQ、MMPI。

2．人格投射法

投射测验是一种结构不明确的测验。投射测验最初是按照弗洛伊德的深层心理学的原理发展起来。这种理论认为一个人的个性结构的主要部分和真实特征都存在于人的潜意识中，通过回答明确意识到的问题，很难流露隐藏在内心的问题。而当个人面对一种不明确的刺激情景时，却常常无意识地把隐藏在潜意识中的欲望、动机、观念等泄漏出来。投射测验种类很多，20世纪30年代罗夏墨迹测验（rorschach inkblot test，RIT）从欧洲传入美国，在美国又发展起主题统觉测验（thematic，apperception test，TAT）、文字联想测验、画人测验和视觉运动完形测验等。

3．作业法

作业法的本身含义是指从事某项活动，作为心理学术语主要是指一种人格测量方法。作业法最早由德国精神病医生克雷佩琳·埃米尔（Kraepelin Emil，1855—1926年）编制。克雷佩琳·埃米尔（曾获得过诺贝尔奖，开创了检查精神病的客观方法）的最大贡献是发现了连续加法计算法而得到的作业曲线。该方法于1902年问世以来，逐渐被广泛运用。克雷佩林在接受诺贝尔奖之前去世，后来日本将其方法引入，并加以改进发展，设计了不同形式的心理测验，统称为作业法。其中最有代表性、最有影响的是内田—克雷佩林心理测验。

（二）正确认识和使用人格评估工具

1．正确认识人格评估工具

人格评估是进行人格科学研究和解决人格发展实际问题的一种工具。由于人格无法直接测量出来，我们只能通过一个人对测验项目的反应来推断他的人格特质，所以人格评估永远是间接的；同时，在对个体人格进行比较时，没有绝对的标准，我们有的只是一个连续的人格序列（这一连续的序列是由某一团体或一群人的人格特质所构成）。人格测验就是看每个人处在这个序列的什么位置上，由此得出个体的人格特质或人格发展状况。所以，个体测验得出的结果都是与所在团体或人群的大多数人的人格为确定的标准相比较而言的。此外，经过标准化制定出来的人格评估工具具有很强的科学性，即测验工具具有良好的信度、效度、常模，对施测程序、计分方法、分数解释等都有严格的规定。它能在很大程度上反映我们的人格现状，为我们更好地认识自己提供了一种有效的方法，为我们改善自己的人格、构建健全的人格、提高心理健康水平指明了努力方向。

　　既然是工具，就不可能百分之百的准确，它也是一种相对的衡量尺度。影响测验工具准确性的因素主要有三个：施测者、测量工具和受测者。

　　就施测者而言，其专业素养在很大程度上影响着人格测验工具的有效性：他能否选择适合的人格测验工具，能否准确地按照测验程序与要求进行施测，能否对测验结果进行科学的统计分析，能否对测验结果进行科学的阐释。

　　就测验工具而言，是否是标准化的人格测验工具；是否是符合某种人格测验目的和使用范围的测验工具；人格测验工具是否具有本土性，即测验工具是否符合受测者所在国家的文化和国情；测验工具项目数过多或同时使用多个测验工具。这些都会影响测验结果的准确性。

　　就受测者而言，其本身的变化会给人格测验结果带来影响，这种误差是最难控制的。一是受测者对测验具有相当的经验或应试技巧，能觉察出测验项目的"是"与"否""好"与"不好"的细小差异，且曾做过很多类型的心理测验；二是受测者参加人格测验的动机会影响他对测验的态度、兴趣、注意力、坚持性、反应速度等，从而影响测验结果；三是受测者在测验当下的身心状况会影响测验结果，如饥饿、疲劳、生病等生理因素或因某种原因而情绪亢奋或情绪低沉、焦虑等；四是受测者可能没有正确理解施测者对测验的说明与要求。

　　此外，测验环境也会影响测验结果。如测验环境太嘈杂、太拥挤、天气太热或太冷等，这些会影响受测者的情绪，进而影响测验结果。

2. 正确使用人格评估工具

　　在实际使用人格评估工具的过程中，应注意以下几个问题：

　　（1）评估工具的选择必须符合测验的目的。人格评估工具种类繁多，每个具体的人格测验都有其特殊的用途与使用范围。因此，应在了解人格评估各种测验工具的功用、特长和优缺点的基础上，依据自己测验的目的选择合适的测验工具。

　　（2）选择的人格评估测验工具一定是标准化的。正因如此，人格测验必须由经过心理测验专业培训的心理学专业人员进行操作。

　　（3）要正确分析和理解人格测验结果。人格测验之后的评分是给受测者的人格特征或人格健康状况做出一个量的分析。如何分析理解这些分数？由于对人格测验分数的理解会影响受测者的自我认识与自我评价，进而影响他的行为和未来人格发展走向。所以在分析理解人格测验分数时，要把握总的原则：绝不能仅仅依据人格测验分数就对受测者的人格状况轻易下结论，而应该围绕测验分数进行一系列的综合分析。

一是受测者应该知道这个人格评估工具测量或预测的是什么。

二是应根据人格测验的特点对测验分数进行分析。由于存在测验误差，受测者测验所得分数会在一定范围内波动，因此要把测验分数视为一个范围而不是一个确定的点。

三是不能把测验分数绝对化，更不能仅仅依据一次测验结果就轻易得出结论。因为每个人在任何一个人格测验上的得分，都是他的遗传特征、测验前的学习与经验以及测验情境的函数，这些因素都会对测验结果产生影响。所以，要对测验分数做出有意义的解释，必须将个体在测验前的经历和测验情境考虑在内。无论哪种情况，都需找出使分数异常的原因，而不能单纯依据测验分数武断地得出结论。

四是受测者要知道自己的人格测验结果是在与什么团体进行比较。这样，在解释测验分数时，依据从最相近的团体、最匹配的情境中获得的资料来认识自己的人格发展水平和人格特征状况。

五是受测者要学会应用自己的人格测验分数。例如，受测者要清楚人格测验分数在认识自己的人格、完善自己的人格中起什么作用？是把人格测验分数视为自己人格发展状况的权威性结果，还是只是将其视为一种参考？能否依据人格测验结果扬长避短、取长补短，努力去完善自己的人格，提升自我心理健康水平，真正发挥人格测验的目的？

【知识拓展】人格投射测验——主题统觉测验

理论背景。主题统觉测验是由美国心理学家默里和摩尔根等人于1936年编制的。根据默里提出的需要—压力理论（need - press theory），人们有各种各样的需要存在，满足需要通常会遇到来自环境的各种压力。如何解决这些矛盾就形成了个人的人格特点。主题统觉测验就是用于揭示这些需要、压力和解决矛盾方法的手段。

主题统觉测验的基本假设是：个人面对图画情境所编造的故事与其生活经验有密切的关系。故事内容有一部分固然受当时知觉的影响，但其想象部分包含着个人意识的和潜意识的反应。也就是说被试在编故事时常常会不自觉地把隐藏在内心的冲突和欲望穿插在故事情节中。如果对被试的故事加以分析，便可了解到个人心理的需求。

测验的构成。主题统觉测验全套测验有30张人物和风景的黑白图片，还有一张空白卡片。图片上的形象有些非常抽象、模糊、阴暗，有些比较明显或有结构。图片共分为四套，分别适用于某一性别和某一年龄。相应地，测验时被试也分为男14岁以上组、男14岁以下组，女14岁以上组、女14

岁以下组。每组用20张图片（包括空白卡片），其中有些图片是各组共用的。测验分两次进行，每次10张图片。第一次约需一个小时，第二次要间隔一天或更多的时间。测验时每次给被试看一张图片，要求以图画内容为主题，凭个人想象自由地编造一个故事。要求说出图画描绘的是什么，图画发生的前因后果是什么，图画中的人物有什么样的思想和情感，发展下去可能会有什么结果。至于空白卡片，也要求被试先想象上面有一幅什么样的图画，将它描述出来并编造一个故事。测验后主试要和被试交谈一次，以求深入了解和澄清故事内容。每张图片的故事长度约为300个字左右。有时根据被试情况可以只选做10～12张图片，用以探询被试在某方面的情况。当一个故事讲完后如果遇到故事中概念不明确、用词意义不明确、故事意义不清楚等情况，还需要对被试做进一步的询问。

结果解释。对主题统觉测验结果的解释较为复杂，默里认为可以从六个方面进行分析：

主角本身，被试认为代表他自己的角色是领袖还是罪犯等。主角的动机和情绪，在分析时要注意主角的行为，特别是那些非常规行为，被试提到的次数多就是强烈的表示。主角的环境力量，特别是人物的力量，有时是图画中没有的人物，是被试自己杜撰出来的，这些作用对主角所产生的影响如何（通常按五个等级作强度区分）。结果，主角本身的力量和环境力量的对比，如经历了多少困难和挫折，结果是成功的还是失败的，快乐的还是不快乐的。主题，主题是前面四种分析的综合。主角的需要和环境力量相互作用的结果是成功还是失败，这是简单主题。许多情况联合成一串的情形出现就是复杂主题。从中分析被试最严重最普遍的难题是来自环境的压力还是来自自身的需要。兴趣和情操，看看被试把图片中的人物比喻成了谁。如将老年妇女比喻成母亲，老年男子比喻成父亲。在角色表现上，把人物表现成正面人物还是反面人物。

主题统觉测验能够较好地区分出一些异常被试。精神分裂症和神经症病人对图片的异常反应比正常人要多得多，如出现奇异的主题、不正常的情绪反应、较差的故事结构、内容支离破碎等。具有攻击性的青少年和青少年罪犯讲的故事有较多的攻击内容，即使对那些毫无攻击情境的图片也会产生攻击性的内容。

【自我探索】

下面是陈昌会编制的气质测量60题，可以帮你大致确定自己的气质类型，在回答这些问题时，你认为：

很符合自己情况的，　　　　　　　　　　　记2分；

比较符合的，　　　　　　　　　　　记 1 分；

介于符合与不符合之间的，　　　　　记 0 分；

比较不符合的，　　　　　　　　　　记 -1 分；

完全不符合的，　　　　　　　　　　记 -2 分。

（1）做事力求稳妥，一般不做无把握的事。

（2）遇到可气的事情就怒不可遏，想把心里的话全说出来才痛快。

（3）宁可一个人干事，不愿很多人在一起。

（4）到一个新环境很快就能适应。

（5）厌恶那些强烈的刺激，如尖叫、噪音、危险镜头等。

（6）和人争吵时，总是先发制人，喜欢挑衅。

（7）喜欢安静的环境。

（8）善于和人交往。

（9）羡慕那种善于克制自己情感的人。

（10）生活有规律，很少违反作息制度。

（11）在多数情况下情绪是乐观的。

（12）碰到陌生人觉得很拘束。

（13）遇到令人气愤的事情，能很好地自我克制。

（14）做事总是有旺盛的精力。

（15）遇到问题总是举棋不定，优柔寡断。

（16）在人群中不觉得过分拘束。

（17）情绪高昂时，觉得干什么都有趣；情绪低落时，又觉得干什么都没有意思。

（18）当注意力集中到一事物时，别的事很难使我分心。

（19）理解问题总比别人快。

（20）碰到危险情境，常有一种极度恐怖感。

（21）对学习、工作、事业怀有很高的热情。

（22）能够长时间做枯燥、单调的工作。

（23）符合兴趣的事情，干起来兴头十足，否则就不想干。

（24）一点小事就能引起情绪波动。

（25）讨厌做那种需要耐心、细致的工作。

（26）与人交往不卑不亢。

（27）喜欢参加热烈的活动。

（28）爱看情感细腻、描写人物内心活动的文学作品。

（29）工作学习时间长了，常感到厌倦。

（30）不喜欢长时间谈论一个问题，愿意实际动手干。

（31）宁愿侃侃而谈，不愿窃窃私语。

（32）别人总是说我闷闷不乐。

（33）理解问题常比别人慢些。

（34）疲倦时只要短暂的休息就能精神抖擞，重新投入工作。

（35）心里有话宁可自己想，不愿说出来。

（36）认准一个目标就希望尽快实现，不达目的，誓不罢休。

（37）学习、工作同样一段时间后，常比别人更疲倦。

（38）做事有些莽撞，常常不考虑后果。

（39）老师讲授新知识时，总希望他讲得慢些，多重复几遍。

（40）能够很快地忘记那些不愉快的事情。

（41）做作业或完成一件工作总比别人花的时间多。

（42）喜欢运动量大的剧烈体育运动或参加各种文艺活动。

（43）不能很快地把注意力从一件事转移到另一件事上去。

（44）接受一个任务后，就希望能把它迅速解决。

（45）认为墨守成规比冒风险强些。

（46）能够同时注意几件事物。

（47）当我烦闷的时候，别人很难使我高兴起来。

（48）爱看情节起伏跌宕、激动人心的小说。

（49）对工作抱认真严谨、始终一贯的态度。

（50）和周围的人关系总是相处不好。

（51）喜欢复习学过的知识，重复做熟练的工作。

（52）希望变化大、花样多的工作。

（53）小时候会背的诗歌，我似乎比别人记得清楚。

（54）别人说我"出语伤人"，可我并不觉得。

（55）在体育活动中，常因反应慢而落后。

（56）反应敏捷，头脑机智。

（57）喜欢有条理而不甚麻烦的工作。

（58）兴奋的事常使我失眠。

（59）老师讲新概念，常常听不懂，但是弄懂了以后很难忘记。

（60）假如工作枯燥无味，马上就会情绪低落。

【确定气质类型】

（1）将每题得分填入表4-3相应的"得分"栏内。

（2）计算表4-3中每种气质类型的总得分数。

表4-3　气质测验得分

胆汁质	题号	2	6	9	14	17	21	27	31	36	38	42	48	50	54	58	总分
	得分																
多血质	题号	4	8	11	16	19	23	25	29	34	40	44	46	52	56	60	总分
	得分																
粘液质	题号	1	7	10	13	18	22	26	30	33	39	43	45	49	55	57	总分
	得分																
抑郁质	题号	3	5	12	15	20	24	28	32	35	37	41	47	51	53	59	总分
	得分																

（3）确定气质类型。

① 如果某类气质得分明显高出其他三种，均高出4分以上，则可定为该类气质。如果该类气质得分超过20分，则为典型；如果该类得分为10～20分，则为一般型。

② 两种气质类型得分相近，其差异低于3分，而且又明显高于其他两种，高出4分以上，则可以定为这两种气质的混合型。

③ 三种气质得分均高于第四种，而且接近，则为三种气质的混合型，如多血—胆汁—粘液质混合型或粘液—多血—抑郁质混合型。

需要强调的是，运用短时的观察和实验法来确定气质类型有一定的局限性。全面而准确的测定需要通过长时间和多方面的观察，并联系对被试者整个生活历程的了解和分析，才能真正看出一个人高级神经活动类型的最稳定的特征。因此，气质的问卷调查对被试者气质类型的确定只是一种大致的确定。

第四节　健康人格塑造

不同的人格对环境有不同的反应，对生活有不同的应对，让人有不同的活法。人格既然有相当的稳定性，我们就能由此看清自己"江山易改，本性难移"的惯性；人格又不是一成不变的，我们由此又可以把握改造自己人格的可能性，不断完善自我人格，灵活地应对变化。

一、健康人格的特征

心理学家们从各方面描述了健康人格的特征：

奥尔波特提出健康人格的六个特点：自我广延能力；与他人热情交往的能力；情绪上的安全感和自我认同感；具有现实知觉；具有自我客观化；有一致人生哲学（即有一种人生定向，为一定目的而生活）。

罗杰斯的健康人格特征包括五方面：经验的开放；协调自我，自我结构与经验协调一致，并且具有同化其他经验的灵活性；自我估价过程，以自我实现的倾向为估价经验，不很在乎他人意见；无条件积极自我关注；与同事和睦相处。

弗兰克认为健康人格有七个特征：在选择自己行动方向上是自由的；自己负责处理自己的生活；不受自己之外的力量支配；缔造适合自己的有意义的生活；有意识地控制自己的生活；能够表现出创造的、体验的态度；超越了对自我的关心。

马斯洛认为健康人格有十五个特征：准确地认识现实；宽容和悦纳自己、他人与周围世界；自发性、单纯性和自然性；以问题为中心，而不是以自我为中心；具有超然于世的品质和独处的需要；有较强的自主性和独立性；具有永不衰退的欣赏力；经常能够产生神秘体验或高峰体验；对人类的认同、同情与关爱；具有深厚的个人友谊；具有强烈的民主精神；具有强烈的道德感；具有哲理的和善意的幽默感；富于创造性；具有抵制和评判现存社会文化的精神。

我国有学者提出，健康人格是这样一种类型的人格：具有自我选择的能力和人格上的自主，了解自己的实际情况，奉行自我认可原则；具有自我扩展和自我表现的力量，具有对一切经验的开放性特点；坚定地立足于现实世界，具有积极地与现状相适应的能力；具有良好的人际关系，富于同情心和宽容精神；具有浓厚的社会兴趣和社会情感；具有强烈的创造动机和相应的创造才能；具有承担义务的责任心和对工作的献身精神；总是坚定地朝向未来。

顾智明（1999）论述了市场经济条件下健康人格的标准：一是尊严感。它是人对自己生存价值的感悟而产生的自尊心、自信心和自制力。二是创造性。新时期的健康人格，是一种创造性人格。创造包括创造物质财富、精神财富，也包括践行道德，推进社会的善和个体的善。三是合作精神。市场经济强化竞争与功利意识，使互助合作的人际关系淹没在利己主义中，但同时现代市场经济强烈呼唤着合作精神，是健康人格不可缺少的条件和表现。四是乐观态度。在市场经济条件下的激烈竞争中，挫折和失败甚于以往任何时期。为此，豁达乐观，善于从一时的困难、挫折和失败中奋起，建立起积极向上的生活信念，是现代健康人格不可缺少的素质之一。

黄希庭提出健全人格的标准：对世界抱开放态度，乐于学习，吸取新经验；以正面的眼光看待他人，有良好的人际关系；以正面的态度看待自己，能自知自尊、自我悦纳；以正面的态度看待现在和未来，追求现实而高尚的生活目标；以正面的态度对待挫折，能调控情绪，心境良好。

沙莲香教授认为：人格健康的人是有工作的，而且他能把本身的潜能从其工作中发挥出来，以获取成就；人格健康的人是有朋友的，他们乐于与人交往，而且常能和他人建立良好的关系；人格健康的人对于自己本身有适当的了解，并进而有悦纳自己的态度；人格健康的人能和现实环境保持良好的接触，对环境能做正确的、客观的观察，并能做出健全的有效的适应。

二、护士生健康人格的范畴

人格概念既是历史范畴，又是现实范畴。不同历史时期人格的表现和对健康人格的要求具有不同的特点。因此，根据当今社会的发展，纵观东西方学者的论说，我们认为当代护士生健康人格应包含以下内容。

(一)正确的自我认知

人格健康的护士生，应接纳自我，勇于正视自己的不足和直面现实；对自我认识全面，评价客观，能正确处理自我与现实的关系；具有努力完善自我的强烈愿望和积极行动。由此可见，正确的自我认知是健康人格的一个重要组成部分。

(二)良好的情绪管理能力

情绪标志着人格的成熟程度。人格成熟的护士生能经常保持愉快、乐观、满足、开朗的心境。具有调节和控制情绪的能力，能耐受挫折和失败，经常保持愉快的感觉和状态，生活充满了活力，拥有幸福体验。

(三)和谐的人际关系

和谐的人际关系最能体现人格健康的程度。人格健康的护士生既承认自己，又尊重别人，能体谅病患的痛苦，乐于助人，具有同情心与爱的能力，人际关系积极和谐。在团队中配合默契，能从中获得安全感、平衡感和自信感。

（四）乐观的心态

人格健康的护士生对未来充满希望和信心，不畏学习、工作与生活的艰难，勇于拼搏、积极进取，以乐观、豁达的心态面对人生，相信通过自己的努力一定能创造属于自己的幸福。可见，乐观的心态是护士生健康人格的一个重要特征，也是护士生应有的一种处世态度。

（五）健康的生活方式

医学社会学将健康生活方式定义为：人们根据他们的生活机会所选择的与健康相关的行为集合模式。由于个体行为的集合模式就是个体人格的外在呈现，所以健康的生活方式从一个方面体现了健康人格的特征。研究表明，健康的生活方式和健康人格成正相关。人格健康的护士生生活方式科学，具有科学的健康意识、养成了健康行为（饮食营养、体育锻炼、保障睡眠、注意安全、定时体检、善于情绪管理和应对压力）、生活有规律（按时作息、饮食规律）、无不良嗜好（不吸烟、不饮酒、不滥用药物）。

（六）开拓创新精神

健康人格的护士生以多样的方式感受相似的事物，以开放的心态对待新异、奇特和社会不接受的事物，以创新为己任，以创造新的生活风格为人生最大的乐趣。他们喜欢挑战，不畏失败，乐于探索未知，充分体现了健康人格的创造性特征。

我们认为，这六点基本上涵盖了护士生健康人格的主要特征，符合现代社会对护士生的期望以及护士生自身身心健康发展的内在需要，有助于对他们的健康人格状况做出比较全面客观的评价。

三、塑造健康人格的方法和途径

护士生健康人格的培养，不是一朝一夕就可以完成的，需要长期艰辛的磨炼。首先要按照健康人格的标准来要求自己，其次要按照现代社会的需要来锻炼自己，这是塑造护士生健康人格最基本的指导思想。除了具有适应护士生人格塑造的外部环境外，就护士生自身而言，可以着重从以下几方面努力。

（一）择优汰劣，优化人格

人格塑造是为了实现人格优化，以达到人格健全。人格优化包括人格品质的优化和人格结构的优化。择优即选择那些良好的人格品质作为自己努力的目标，如自信、开朗、勇敢、热情、勤奋、正直、善良、自主、创新等；汰劣即针对自己人格上的缺点、弱点予以克服和纠正，如自卑、怯懦、懒散、任性、急躁等。同时，注重人格结构各部分的均衡发展。

（二）丰富知识，增强智慧

培根说过：阅读使人充实，会谈使人敏捷，写作与笔记使人精确，历史使人明智，诗歌使人聪慧，演算使人精密，哲理使人深刻，道德使人高尚，逻辑修辞使人善辩。可见，学习知识、增长智慧的过程也是培养健康人格的过程，知识的积累与人格的完善是同步的。所以，大学生不能只局限于自己专业知识的学习，还应该扩充自己的人文社科和自然科学等知识，以丰富知识、增强智慧，这是人格自我完善的重点。

（三）从小事做起，在实践中身体力行

"不积小流，无以成江海。"培养健康的人格，就要从身边的小事做起，并贯以实践。行为主义创始人华生指出，人格就是我们习惯系统的产物。一个人的言行往往是其人格的外化，反过来一个人正常言行的积淀成为习惯就是人格。许多人所具有的坚韧、正直、开朗等优良的人格特征，其实都是在实践中长期锻炼的结果，是一点一滴形成的。从我做起，从小事做起，落实在行动中，是每一个护士生塑造健全人格需努力的起点。

（四）融入集体，促进人格的社会化

个体社会化的过程，也是人格的形成过程，是个体与他人、集体、社会相互作用的过程。每个人都生活在某个集体之中，因而集体是培养健康人格的土壤，也是人格表现的舞台。个体通过与集体的交往，既可以了解别人、更好地认识自己，又可从他人那里获得理解、肯定的欢悦，还能及时调整自

己人格发展的方向，促进人格的社会化。

（五）立足现实，把握适度

人格发展和表现的度是非常重要的，否则就会过犹不及，列宁曾指出，一个人的缺点仿佛是他优点的继续，如果优点超过了应有的限度，表现的不是时候，不是地方，也会变成缺点。因此，在培养健康人格的过程中把握好度很重要，具体地说，应该努力做到坚定而不固执；勇敢而不鲁莽；豪放而不粗鲁；好强而不逞强；活泼而不轻浮；机敏而不多疑；稳重而不寡断；谨慎而不胆怯；忠厚而不愚蠢；老练而不世故；谦让而不软弱；自信而不自负；自谦而不自卑；自珍而不自娇；自爱而不自恋。把握人格优化的度还体现在人格优化的目标要立足自己已有的人格基础，实事求是地确定合理的、切实的人格发展目标。也就是说，目标要适当，不能脱离自己的人格基础去设计和优化目标。

【自我训练】自信心训练活动

1. 训练目的

克服自卑，增强自信。

2. 活动过程

（1）了解并发现自己。

将自己脑子里最近一段时间所想的或所希望的全部记下来，至少写10条。

如"我想（要）……我希望……我不愿……"等，1～3天后再看，观察分析一下，有哪些表现出来了，有哪些被压抑下去了？还有哪些被不恰当地表达出来了？

（2）与自己比较。

请以"和去年比，我在……方面有了进步"的句式，写5个句子。

（3）学会肯定并欣赏自己和他人。

悦纳自己：即肯定并赞扬自己的优势。在3分钟内用一张纸尽可能地列出自己在某一方面的特长，如相貌、性格、知识等方面的长处与能力。

句式是："我对……（例如，绘画、弹琴、数学、英语、游泳、滑冰等）很有把握，我真棒。"

"我喜欢自己的……（例如，相貌、审美能力、个性特点、交往能力等）"

肯定并赞扬他人的某项优势：注视着对方，实事求是地用三句话赞扬邻座的同学。

句式是："你是一个……样的人，我欣赏你的这点"；"我喜欢你的……你真棒"。

请注意，人人都有得到社会赞许的需要，我们称赞别人时应遵循以下原则：真挚、诚实、就事论事。

学习分享他人的成功：六个人一组，每人报告一个关于自己的成功的故事（事情可大可小，学会了骑车、游泳、某种手工或学习上的某个进步等）；每组选一代表在大课堂交流分享；其他人尽可能地给以赞赏、支持、喝彩，但要注意实事求是。

学会拒绝不合理的要求：两人一组做练习，提问——当别人向你提出无理要求时，你通常怎么处理？

3．参考情境

可以选择以下所提供的某一情境，也可以根据自己的生活实际选择某一情境，两人用角色扮演的方式进行练习。

（1）你内心不愿与某人聊天占用过多的时间，但你还是敷衍着。

（2）明知对方提出的要求违反学校纪律，你还是不情愿地帮了忙（如要你帮他考试作弊）。

（3）由于无法推辞，买了一件你不称心的东西，现在你决定去商场退换此商品。

（4）接受某些你实际上不愿去的邀请。

（5）别人要借你并不想借出去的东西等。

4．练习要求

一方在1分钟之内用各种方法请求，但另一方注视着对方并重复表达"不"，如"不，我觉得那样做不行，很抱歉"；"我不想参加那个聚会，很感谢你的邀请"；"很抱歉，我不想把我的手提电脑借出去"等。然后交换角色。

5．讨论

对以上的活动谈一谈自己的感受及意义。

6．教师归纳

（1）首先要了解自己和他人的权利。

（2）只要不伤害别人，你有权做任何事。

（3）你有权要求别人，别人也有权拒绝你，反之亦然。

（4）如果你是为了维护自己，而不是为了向他人挑衅，你有权通过恰当的方式维护自己的尊严，即使这样会让对方感觉自己受了伤害。

（5）用恰当的方式拒绝别人的不合理要求，不会影响你的人际关系。

（6）当别人拒绝你而你感觉愤怒、伤心、不愉快时，表明你否认别人有拒绝你的权利。

（7）你没有义务对别人有求必应，别人也一样。

请注意，我们有权维护自己的利益，但这不等于要斤斤计较。斤斤计较维护自己不叫自信，那是自卑的另一种表现。还要注意拒绝时的主要原则是：直接、坦诚、对事不对人。

7. 课外练习作业

（1）列出自己在相貌、性格、知识、运动、专长、人际、健康、能力等方面的10项优点，连续两周每天念一遍自己的优点，还可以补充新的（见表4-4）。

表4-4

情　境	消极思维	积极思维
考试考砸了	真倒霉，运气不好	没关系，我能从中吸取教训
失眠	影响学习工作生活质量	又增加了一种体验

（2）每天找两件自己当天做的有意义的事，表扬自己，培养肯定自己、享受生活的能力。

（3）练习用积极思维来看待事物。同样一件事情，不同的人会有不同的反应和理解。一个人的情绪与这个人看待事物的态度是直接相关的。所谓积极思维就是用合理的、恰当的、现实的信念去分析和评价自己所遇到的事情，以一种乐观的、积极的、健康的心态面对生活。请同学们在课后自己做一些练习。

第五章　护士生的人际交往

人际交往也称社会交往，是指人与人之间通过一定方式进行接触，从而在心理上和行为上发生相互影响的过程。它包括动态和静态两种含义，动态的含义指人与人之间物质和非物质的相互作用过程，即狭义的人际交往；静态的含义指人与人之间通过动态的相互作用建立起来的情感联系，即人际关系。战国时期的思想家荀子曾精辟地指出"人生不能无群"。人际关系是在人们交往之中形成的，它使人在交往中获得社会性。人际交往可以使人在交往中找到一份慰藉，寻求一份乐趣，享受一份快感，达到一份和谐。同时，人也愿意与给自己带来乐趣、愉悦、美妙感受的人进行交往。

人际交往能力是人们社会生活的基本能力，也是一种状况适应能力，即一种愉快地调整与周围环境关系的能力。良好的交往，是我们追求的目标，而人与人之间的关系又常常处于矛盾之中，而且在人际交往中产生矛盾冲突也是难以避免的，如交往中为利益产生摩擦、冲突，造成痛苦、不幸、灾难；交往中因性格、情趣的不协调而发生矛盾，导致人际关系紧张。因此，经常注意改善和及时协调、润滑是保持良好人际关系的基本要求。

第一节　人际交往的意义

各种职业都需要从业人员有一定的人际交往能力，至于教师、医生护士、行政管理人员、外交人员、推销员、采购员、服务员、公关工作、学生、咨询人员、组织人事工作者、各种调解员、律师、导游、社会服务工作人员以及社会学、心理学、教育学等学科的研究人员则要求有较高的人际交往能力。

一、人际交往是人身心健康的需要

我国著名的医学、心理学专家丁瓒教授曾指出："人类的心理适应，最主要的就是对人际关系的适应。"现代心理学研究表明，人类的心理病态大多是由于人际关系失调所致。这是因为：与人发生冲突会使人心灵蒙上阴影，导致精神紧张、抑郁，不仅会导致心理障碍，而且会刺激下丘脑，使内分泌功能紊乱，进一步引起一系列复杂的生理变化。许多心身疾病，如冠心病、消化性溃疡、甲状腺功能亢进、偏头痛、月经失调和癌症，都与长期不良情绪和心理遭受强烈的刺激有关。

每个人都有快乐和忧愁，快乐与朋友分享会更快乐，忧愁向朋友倾诉就会减轻，倾诉的过程就是减轻心理压力、缓解心理紧张的过程。如果缺乏必要的交往会导致心理负荷过重。大量的研究证实，离群索居会使人产生孤独、忧虑，可导致心理障碍。有的国家以限制人际关系、实行心理隔离作为惩罚罪犯的手段，经过数年隔离，轻者出现心理沮丧，失去语言能力，重者可患精神分裂症。

愉快、广泛和深刻的心理交往有助于人的个性发展与健康。心理学家研究发现，如果一个人长期缺乏与别人的积极交往，缺乏稳定而良好的人际关系，这个人往往有明显的性格缺陷。如在青少年心理咨询中发现，绝大多数青少年的心理危机都与缺乏正常的人际交往和良好的人际关系相联系。同时，心理学家也从各个不同角度做过大量的研究，发现健康的个性总是与健康的人际交往相伴随的。心理健康水平越高，与别人交往越积极，越符合社会的期望，与别人的关系也越好。心理学家专门研究了身体、智力和心理健康水平都很优秀的宇航员、研究生和大中学生，得出了一个共同的结论，即心理健康水平高的人同别人的交往以及人际关系都很好。他们有一系列有利于积极交往和建立良好人际关系的个性特点，如友好、可靠、替别人着想、温厚、诚挚、信任别人等。这些研究还发现，那些心理健康水平高者，往往来自于人际关系状况良好的幸福家庭，这从一个侧面提供了人际关系状况影响个性发展，人际交往是人获得安全感的需要和维持身心健康的佐证。

二、人际交往是人获得安全感的需要

人作为有机体同样要遵循"生存第一"的生存法则，没有人会怀疑"自我保存"是人最根本的原发性需要。因此，人都需要安全感。社会心理学家所做的大量研究提示，与人交往是获得安会感的最有效的途径。当人们面临危险的情境而感到恐惧时，与别人在一起可以直接而有效地减少人们的恐惧感，使人们感到安宁与舒适。有人研究过战场上与部队失散的士兵的心理，发现最令散兵恐惧的不是战场的炮火硝烟，而是失去同战友联系的孤独。一旦一个散兵遇到自己的战友，哪怕其完全失去了战斗力，也会感到莫大的安慰，其独自一人时的高度恐惧感也会大大减轻甚至消失。

三、人际交往是人确立自我价值感的需要

人是一种理性的动物。从一个人自我意识出现的那一天起，他就开始用一定的价值观来进行自我评判。当自我价值得到确立时，人在主观上就会产生一种自信、自尊和自我稳定的感受。这就是所谓的自我价值感。人的自我价值感一旦得到确立，生活就会富有意义，使人对生活充满热情。相反，如果一个人的自我价值感得不到确立，他就没有正常的自信、自尊和自我稳定感。此时，人就会自卑、自贬、自我厌恶、自我拒绝、自暴自弃。自我价值感完全丧失，人生就不再有意义，就容易走上自毁、自绝的道路。

四、人际交往是人发展的需要

人际交往是个人社会化的起点和必经之路。社会化即个人学习社会知识、生存技能和文化，从而取得社会生活的资格，开始发展自己的过程。如果没有其他个体的合作，个人是无法完成这个过程的。人只要活着，不管你愿意或自觉与否，都必须与人交往。人一生的成长、发展、成功，无不与同他人的交往相联系。从人际关系中得到信息、机遇、扶助可能助你走上一条成功之路。现代科学技术的发展使我们越来越依靠群体的力量，人与人之间的情感沟通和智力交往使某些工作出现质的飞跃，这种"群体效应"已越来越成为各项工作的推动力。这种效应的出现主要是在人际互动和交往中实现的。在交往过程中，相互启发、彼此借鉴、相互学习、共同进步。

五、人际交往是人生幸福的需要

在日常生活中，有些人往往认为，人的幸福是建立在金钱、成功、名誉和地位的基础之上的。实际上，对于人生的幸福来说，所有这些方面远不如

健康的交往和良好的人际关系重要。交往和人际关系在人们生活中的地位无法用金钱、成功、名誉和地位来取代。心理学家通过研究发现了一个奇特的现象：自20世纪30年代以来，人们的金钱收入一直呈上升趋势，但是对生活感到幸福的人的比例并没有增加，而是稳定在原来的水平上。这说明金钱并不能简单地决定人的幸福。

爱不仅存在于父母、夫妻之间，广义的爱——积极的人际交往，深深地根植在每个人的心中。除了家人之爱外，还有朋友之间的友情、乡邻之间的乡情，乃至陌生人之间的同情。这里的每一种感情，都有着强大的进化原因。换句话说，人之所以迸发出爱情、亲情、友情、乡情、同情，就是因为它们能够给我们的祖先带来巨大的生存和繁衍优势。爱的基因传递到今天的每一个人身上，让我们天生就拥有渴望爱、渴望被爱的本能。当这种本能被满足时，我们才会感到幸福。

积极心理学之父马丁·塞利格曼（Martin E. P. Seligman）和"幸福博士"迪纳（Ed Diener）通过大量研究实验肯定了人际关系和幸福的正相关性：人际关系好让人感到幸福，幸福的人充满感染力，更易于获得积极的人际关系。正如剑桥大学教授弗里西亚·于佩尔（Felicia Huppert）与笔者提出的"幸福十元素"研究中发现，积极人际交往是构建幸福不可或缺的元素。幸福，是在与他人的积极互动中产生的，这种互动需要倾注智慧、温情以及爱。

反过来，糟糕的人际关系会使人更不幸福，甚至导致精神疾病。例如，有大量研究表明，朋友越少，心理问题就越多；一个闺蜜也没有的女人不会开心；没有社交圈子的人有更多的消极情绪。还有心理学家认为，人际问题是抑郁的根本原因之一。

在现实生活中，每个人都精通人际关系心理学是不可能的，也不可能都得到人际关系心理学家的及时指导。事实上，这样做也没有必要。人们在长期的人际关系实践以及心理学家在大量的研究过程中，发展起很多人际关系自我诊断测验，虽然这些测验还有待于进一步系统化、规范化和标准化，但它们仍不失为帮助人们更好地了解自己人际关系状况的有效手段。

第二节　护士生人际交往的特点

护理工作是整个医疗工作的重要组成部分，做好护理工作，需要多方面的配合，而工作中人际关系的融洽与否，直接关系到护理人员的工作情绪和工作的积极性，进而影响护理质量和患者的康复。护士生每天面对的不仅是病人、家属、带教护士老师、医生，还有医技、后勤、社会人员等。因此护士生的人际交往主要包括：护患交往、护士生与病人家属的交往、医护交往、护际交往、护士生与医院各部门各类人员的交往、护士生与社会群体的交往、护士与社会的交往等。在护士生的人际交往中，与病人的联系最为密切。

一、有特定的交往对象

在一般的人际交往中，交际的对象可以是任何自然人，而护士生的人际交往对象则是相对固定的，通常以身心有疾病、心理上存在"应该得到关心照顾"的患者或患者家属、监护人、朋友、单位组织领导等为交际对象。

二、以病人的健康为中心

在一般的人际交往中，双方的交往强调平等互利的原则，而护士生的人际沟通则是以病人为中心。护理人员所说的所做的都是为了满足病人的健康需求。虽然护士生也有自尊、情感、归属感的需要，但一个有职业道德的护士生不会因此而无视病人的需要，他会从亲友、同伴及其他人员处寻求适当的途径来满足个人的需求，而将主要的精力放在满足病人的需要上。

在护士生的人际交往中"以病人为中心"非常重要。因为大多数患者都有不同程度的自卑感和依赖性，部分病人由于疾病的关系，在交往互动时行为易出现偏倚或障碍，如精神病患者或有神经症状的病人，在交往中看起来可能是无礼的、古怪的、令人不愉快的，护士生必须接受病人的行为，并以不批评的态度协助病人恢复健康。以病人为中心的护士生，其人际交往能确认病人的自我价值，进而增强病人的自尊。

三、以护理目标为导向

一般人际交往的目的多是为了加深了解，增进友谊或是双方实现某种业务活动的往来，而护士生的人际交往的目的是为病人的健康服务。护患互动中通常都确定有一个与病人健康需要相关的护理目标及期望，在工作时期，则须在带教老师的带领下完成护理计划并加以评价。以目标为导向才能维持以病人为中心的护士生的人际交往。

四、以减少自我暴露为特征

护士生的人际交往与一般的社交有一个重要的区别：自我暴露的形态和量不同。一般来说，在普遍社交中，彼此都会有一定程度的暴露，虽然在量上不见得相等。而在护士生人际交往中，由于缺乏临床护理经验，比较关注的是促进病人自我暴露以提高他对自己的问题的洞察力，而护士生的自我暴露却要求尽可能地减少。因为病人可能会反过来关心护士生的弱点而增加病人的压力。

第三节　护士生常见的人际交往障碍

护士生正处于心理、生理的"断乳期"，正在经历身体的发育和性的成熟，渴望被爱、被尊重、被理解，具有强烈的独立意识、平等意识和自主意识。而受某些社会因素的影响，部分患者往往对护士生缺乏信任感，不愿意接受护士生。面对患者的不合作，护士生的自我期望值常无法实现，部分护士生感到紧张、拘束，惧怕与患者接触交流；有些护士生甚至对不合作的患者产生厌恶感，干脆采取尽量不与患者说话的消极做法。这些都是护士生常见的人际交往障碍。

一、护士生常见人际交往障碍的表现

在人际交往活动中，交往双方都希望能在一种和谐融洽的心理气氛中进行活动，建立正常的、符合双方意愿的人际关系。然而事实往往不能随人所愿，不融洽的人际关系时有发生。交往心理障碍贯穿于人们交往过程的始终，是一种妨碍和终止人际交往活动的异动力。弄清楚心理障碍及其产生的原因并排除其动因，对于改善人际交往心理氛围，提高护士生的人际交往效果是十分有意义的。

所谓人际交往心理障碍，是指非病态的人在交际过程中阻碍彼此交往的心理因素。此概念的界定基于两点：一是指正常人，不包括那些病态者，如精神不正常者、不能正常表达自己思想者；二是心理因素，不是其他方面的因素。由于形成的原因不同，交往心理障碍表现出许多不同的现象。

（一）孤僻心理

交往本身应是交往者之间的互动过程，其前提应是互相开放，交互作用。可是人群中有少数人，由于社会条件和自然环境的限制，或是由于个性的特殊，形成一种封闭心理。表现出的个人行为特征是不热心与人来往，乐于独处，即使进行人际交往，也是形式上的来往接触，沉默寡言，不愿倾谈；内心封闭自守，我行我素。很显然，长此以往，会形成一种孤僻心理，不仅不会受到人们的欢迎，而且也极不适应于工作中的人际交往活动。

所谓交往就是人与人之间的交流、感应和知觉的双向运动，如果不愿意同其他人发生信息、情感和思想上的沟通，别人就很难认知和认同他，也就不可能达到相互理解。孤僻心理堵塞了信息流通的渠道，隔离了彼此间的情感交流。由于信息、情感和思想的阻塞，使相互间难以理解，总是处于孤立无援的地位，这是一种严重的心理交往障碍。

（二）羞怯心理

羞怯心理是护士生中较为常见的人际交往心理障碍。同孤僻心理一样，羞怯心理也是属于封闭型的。由于这种封闭心理表现为害羞和胆怯，一般也称之为胆怯心理。

护士生群体中年轻女性居多，在人际交往中羞怯的人较为普遍。有的人做事大胆麻利，可是一同别人谈话就面红耳赤，胆战心惊；有的人同熟人交谈滔滔不绝，但一到陌生人面前就缩手缩脚；有的人在小范围内说话有条有理，一到大庭广众面前就语无伦次，这些都是羞怯的表现，在新护士中表现得较为突出。羞怯心理的产生有两方面的因素：一是先天遗传的神经活动类型；二是后天的心理活动发展的结果。其中主要的因素是后天的。如果有过于自卑、神经敏感、害怕失败等心理存在，在长期反复的人际交往中就会形成心理定式，加上自己不能有意识地锻炼自己改变这种状况，就会成为交往的心理障碍。

（三）猜疑心理

所谓猜疑心理就是猜测怀疑，无根据地否定别人的正常活动。如某护士生工作表现尚佳，偶尔犯了一点错误，护士长指出了她的错误，并明确表示相信她能改正错误，继续前进。可她听了之后，胡乱猜疑："这是谁打的'小报告'？护士长不会再信任自己了。"当其他护士生在旁议论与她无关的事情时，她也认为是议论自己，似乎别人都在注视着她的错误。

猜疑总是以假想目标为前提的，它的一切思索都是建立在假想性目标的基础之上的，并无事实依据。这种人从假想开始，越想越像，自信无疑。《列子·说符》中描写的"疑人偷斧"，是对猜疑心理入木三分的刻画。当斧子主人怀疑邻居之子偷斧时，那"嫌疑犯"走路也像偷斧，说话也像偷斧，面色也像偷斧，动作也像偷斧；斧子失而复得之后，第二天见到邻居之子时，一切表现就都不像偷斧子的人了。对同样一个人，前后的判断如此不同，说明斧子的主人依据假想和既定的思路，构成了封闭式的思维方式。这是猜疑心理产生的主观原因。

猜疑心理产生的客观原因是对环境、对他人的行为变化缺乏了解。客观事物是纷纭复杂的，变化之快难以预料，这就带来了主观上认识判断的困难。但不论什么情况，起决定作用的还是主观因素，怀疑和猜测都发自主体。人际交往的要义是相互信任，猜疑心理对交往活动的正常开展起着阻碍作用，使人不可能广泛而正常地置身于交往活动之中，是一种十分有害的心理现象。

（四）自卑心理

所谓自卑心理，是指那些对自己的能力和品格做出过低评价的心理。自卑心理同猜疑心理一样，是一种妨碍人际交往的消极心理现象，它直接影响护士生的人际交往活动。

自卑，从心理学上讲属于性格上的缺陷，是一种慑于某种活动的心理反应。各方面都自卑的人并不多见，有的人在这方面自卑，缺乏信心，而在另一方面又很自信。社交自卑者，在工作上、学习上成绩优良者也不乏其例。

自卑心理的产生主要来自主观。工作上的成败可能有各种原因，然而自卑心理强的人，则将失败都归为自己能力不强所致。有的护士评不上优秀护士，不从工作态度、服务质量、业务水平等方面查找原因，而仅仅归结为自己没有能力和天赋，过多地否定自己，对各种竞争性强的活动如护理操作竞赛、理论比武等望而却步，退避三舍。有的护士好拿别人做比较，但一遇到别人条件优越，与之差距较远，就产生一种高不可攀的感觉，面对他人自惭形秽，害怕与人交往，出现"社交恐惧症"，形成心理障碍。究其自卑的根源，是缺乏科学的评估态度，自轻自贱，不能正确地认识自我。

（五）嫉妒心理

所谓嫉妒，是指对才能、名誉、地位或境遇比自己好的人心怀怨恨。这种怨恨，来自于对那些比自己优越的地位、才能、名誉的渴望情感。由于这种情感深藏于心中，经过内心的发酵或膨胀，最后以扭曲的形态表现出来，如不服输、不愉快、敌视、自惭自怨等。这些显然与护士生应有的品质格格不入，是护士生在人际交往中的障碍。

人际交往活动有其特定的目的和需要：一是需要信息，要从对方索取；二是需要支持，获得事业成功的良好人际关系；三是需要友谊，丰富生活内容。这些需要都只能在坦诚理解的良好环境中才能实现。具有嫉妒心理的人，由于嫉妒别人的才干和能力，怕别人超过自己，不可能满腔热情地为别人提供信息。如果工作需要，迫不得已为寻求沟通而有所表示的话，那也不可能是出于真诚，而一般人也不可能愉快地与之交往。

（六）报复心理

所谓报复心理，就是当人们受到强烈刺激后，表现出与对方行为相对抗的反应性心理。在与人交往的过程中，彼此行为都是相适应的，即使在某种情况下，只要是不怀恶意，发生一些相悖的反应行为，也是正常的。但是，当交往的一方不愿正确的交往，故意设置障碍，损害他人的利益，或者欺负别人，有意让别人吃亏。这时，受损害或吃亏的一方，就会感到气愤，心理不平衡，决心寻找时机，做出相应的行为反应，给对方以报复。

医院中有时会见到这样的事，某病人向医院或科室领导反映了某医护人员的错误行为，使其受到批评，如果该医护人员怀恨在心，就会在另一个场合，找另一个机会故意为难该病人，或制造事端，采取强烈的反应。这种反应可能是直接对准病人，也可能是对准病人亲属。还有一种情况，当某医护人员蒙受了较大的冤屈后，把自己的不满、愤慨和委屈的情绪统统发泄到病人或其他人身上。这都是由报复心理而引发的报复行为。

报复心理是自卑心理的极端表现。为了维持心理平衡，无法从行为上去实现某种欲望，于是从心理上自我发泄，咒骂别人对自己不公平，对曾经给自己带来不幸或不利的人都怀着一种惩治的心理，极端时，甚至对社会和他人都怀有敌意。

二、影响护士生人际交往的因素

(一)认知因素

部分护士生对自己与患者沟通的重要性认识不够,认为护患沟通是带教老师的事,跟自己关系不大,老师让自己做什么就做什么;不尝试主动与患者进行交流,护理查房也流于形式。有些护士生则走到另一个极端,他们对当今护患关系认识不深,法律意识不强,对患者不尊重,不该说的话随便乱说,当有关患者病情的言论与带教老师所说的不符合时,容易引起患者误解,引发医疗纠纷。

(二)业务因素

有些护士生的专业知识薄弱,刚实习时对临床的专科护理又不熟悉,有时甚至对患者的问题一问三不知,使患者对护士生的信任大打折扣,人为地加大了护患交往的难度。

(三)技巧因素

不少护士生的人际交往能力较差,而且目前大多数医学院校都把教学的重点放在"三基"(基础理论、基本知识、基本技能)的掌握上,在护患沟通方面缺乏有针对性的培训,使护士生的交流技能只停留在简单的"入院宣教"阶段。由于语言表达能力及技巧欠佳,护士生在与患者沟通时,往往概念模棱两可,内容不清,使患者对护士生不信任,对护理行为产生疑问。

第四节　护士生人际交往的改善

一、提高对现阶段护患关系的认识,明确自己的角色定位

护患关系是现阶段社会广为关注的焦点问题。随着社会的发展,护患关系已不单纯是一般意义上的人际关系,它有别于一般的消费关系,涉及伦理、道德、法律、法规等诸多方面。这就对护患双方,特别是对护理人员提

出了新要求。在护患交往中，护理人员相对而言是主动的，患者是被动的；在信息占有上，护理人员有专业知识，患者无专业知识；在护患地位上，虽然在法律意义上，护患双方是平等的，但在技术上是不对等的，护理人员处于强势，患者处于弱势。因此，在护患沟通中护理人员是主体，是保持良好护患沟通的主导者。

这就要求护士生应充分认识自己的角色定位，一切以患者为中心，尊重患者。这点具体体现在，与患者交谈时应耐心倾听主诉，不随意打断患者对症状和内心痛苦的诉说。即使患者谈话不切主题，也不能不耐烦，要善于引导；注意多运用礼貌、鼓励、安慰性语言，使患者感觉护士生亲切、可信。同时，医务人员有告知义务，即应对患者的诊疗过程进行解释说明。在这方面，护士生应该在带教老师的指导下，让患者尽可能地了解更多的病情，告知其疾病的进展情况，并解释各项诊疗措施，以免引起患者不必要的紧张。此外，由于护患双方有平等的法律关系，受到相同的法律约束，护士生应强化自己的法律意识，学习《护士条例》《医疗护理技术操作常规》及相关法律知识，要充分尊重患者的权利，维护患者的利益，特别要注意保护患者的隐私。不能把生活中的个人私怨或消极思想带到工作中去，使自己的行为符合法律规范，塑造护士生的新形象。

二、树立信心，消除心理障碍

医院实习带教应充分发挥带教老师的作用，帮助护士生度过"心理关"。第一，带教老师应给予护士生足够的尊重，在称呼上应当把护士生称为"护士"，特别是在向患者介绍护士生时更应如此，让学生"名正言顺"，能够以"护士"的角色来面对患者。第二，带教老师应处处维护护士生的威信，不能当着患者的面指出护士生的错误，应充分肯定其成绩并给予鼓励，这样会使他们的自信心极大地增强。第三，带教老师不能认为护士生帮不了什么忙，是"累赘"或可有可无，更不应把他们当作"小工"随意使唤，让他们忙于杂事，而无暇顾及医疗工作。应尽可能地给护士生提供锻炼的机会，做到放手不放眼，针对不同病种、不同患者，有意识地训练护士生帮助患者解决问题。在解决问题的过程中，他们与患者沟通的能力将得到逐步提高。

由于护士生刚进入临床工作，缺乏与患者交流的经验，这就需要带教老师在护士生与患者接触前先做好准备工作，与患者充分沟通，如向患者说明护士生在临床工作中的重要性，对其晓之以理，动之以情，让其配合实习护士的工作；向患者介绍护士生的优点及已在临床中取得的成绩，避免其产生抵触情绪；向患者明确护士生在临床工作中只起协助作用，其护理方案由带教护士老师负责，以减轻其心理负担。带教老师与患者的沟通过程可以为护士生日后与患者的沟通起到很好的示范作用，消除护士生的畏惧心理。作为护士生自己，在进入临床后，应尽快在心理上完成从"学生"到"护士"的角色转变。从小事做起，处处以护士的标准要求自己，严格遵守临床工作中的各项规章制度。查房和巡视患者时应严肃认真，语言、姿态、动作、表情等符合有礼、有利、有节、有技巧的原则。服饰应整洁大方，以示对患者的尊重；称呼患者要有礼貌，不能简单地称呼床号；与患者交往中还应注意使用眼神和必要的微笑，并配合友好、自然的手势。

三、加强专业学习，为护患沟通提供知识和技能准备

护士生的医学知识越丰富，就越能为患者解决临床问题、解析病情，患者对其的信任度就越高，沟通的障碍就越少。因此，护士生在进入科室前首先应重点复习教科书中涉及该科室的内容，初步掌握常见病的表现及护理常规。在时间允许的情况下还应阅读相关文献及经典专著，不断更新知识，了解新动态，遇到疑难问题要多看书、多查资料，并及时请教带教老师，切忌不懂装懂。在初次接触患者前，应对询问病史和护理操作的正确方法进行反复练习，有条件的学校可在模拟人上进行，无条件者可在同学间相互进行，以避免实际操作时因手法生硬给患者带来痛苦。对于自己经管的患者，护士生应当熟悉其病情，对其症状、体征及主要的辅助检查结果、目前的护理方案均应做到心中有数。有了这些资料，护士生在与患者的交谈中才会有的放矢。就患者而言，护士对其病情的熟悉程度就是对其关心程度的体现，对病情越熟悉护患交往就越容易。

四、学习人际交流技巧，强化人际交往技能

及时了解患者的信息需求和爱好能极大地提高患者及其亲属的满意度和护理服务水平，改善患者的心理状况，避免不必要的医疗纠纷。护患沟通是专业性的沟通，需要一定的沟通技能。而这种交流技能不是与生俱来的，而是需要经过学习和培训。

（一）学会倾听是良好沟通的前提

患者从医务人员那里需要的不仅是同情，而且需要理解。相互的理解能达成信任，而倾听体现了接纳和尊重。因此，学会倾听能使护士生在处理人际关系时事半功倍。一般来说，在倾听过程中要有恰当的反应，如复述、摘述重要的内容，要有合适的情感反应、专注的目光及适当的点头微笑等鼓励性反应。另外，善于提问题是使倾听过程达成良性互动的关键技巧。开放性的提问能引导对方说出更多的情况、想法和情绪体验，有利于进一步发展谈话，了解更多信息。封闭性提问则有助于缩小谈话范围，有利于澄清事实以及反馈自己对对方讲话的理解，但不利于沟通的深入与发展。开放性提问如"你今天哪里不舒服"，封闭性提问如"你今天头还痛吗"。

（二）掌握护理操作技巧

在护理操作中，操作时动作不宜太大，应尽量轻柔；冬天应注意保暖，尽量采取局部暴露法，不暴露与检查无关的部位，冬天听诊器体件应先温暖后再进行血压检查，双手应捂热后再进行穿刺。男护生对女性患者导尿最好有两人在场，并让其他无关人员回避，体检结束后应帮助患者盖好衣被并致谢。

（三）学会处理冲突

学会处理冲突、化解矛盾是与人交往时必不可少的技巧。最佳的选择是就相关问题运用讨论的方式解决。然后是以理服人，运用说服的方式。一味的忍让是不现实的做法，退缩可能会使冲突更加严重，而攻击则常使矛盾激化，甚至导致不可预知的后果。在实习过程中，护士生不可避免地会遇到各种各样的冲突和矛盾，如遭遇由于患者的不信任带来的不平等待遇或者冷言冷语。这时，正确的处理方式应该是，先让患者表达出内心真实的想法，即让患者述说，然后把自己的做法、理由和愿望（希望能使患者康复）表达出来。整个过程中，态度应不卑不亢，语气应轻声细语，必要时可请带教老师帮忙。一般来说，热情关心的态度、熟练正确的治疗护理操作、适时的健康指导等通常更会易于与患者进行良好的沟通，加深患者的信任。

总而言之，护士生与患者沟通能力的培养，与护理专业技术的理论学习一样重要，厚此薄彼是不正确的。护士生只有具有良好的护理人际交往能力，才能成长为一名合格的护士。

第六章　护士生的职业心理发展

护士这个工作岗位对大多数护士生而言是要从事的职业，对他们来说，这份职业不仅是谋生之本，还是建立社会自我的重要一步。从这个视角来看，在他们踏上工作岗位之前的在校学习阶段进行职业心理知识的学习，掌握一些求职的技巧，是他们尽快从"校园人"转变为"职业人"，成长为合格的护理专业人才的重要一步。

第一节　护士生职业心理概述

随着医学模式的转变，人们对健康认识的发展，现在的护理工作范围已经由单纯的疾病护理扩大到了全身心的整体护理；护理工作对象也由原来的少数患者扩大到了全社会的人群。随着护理工作的扩展，人们对护理要求的提高，要求护理教育必须培养出具有高素质的护理人才。结果使社会对护理从业人员职业素养的要求越来越高，因为只有从业人员具备良好的职业素养，才能全心全意地为人民服务，才能献身护理事业。纵观古今中外，成功者与一般人最大的不同之处就是：前者懂得为自己的未来做准备，后者则不懂或没有为自己的未来做准备。所以，护士生要想铸就辉煌的职业未来，就必须先做好职业和职业心理准备。

一、职业与人生

（一）职业与职业生涯规划

1. 职业及其意义

职业，是指人们在社会生活中所从事的以获得物质报酬作为自己主要生活来源并能满足自己精神需求的、在社会分工中具有专门技能的工作。

职业与个体的人生休戚相关，职业是人生一个非常重要的部分，在某种意义上塑造了个体的人生。

（1）职业是满足人生需求的重要手段。一个人职业生涯的发展程度决定了他的人生需求，特别是高级需求的满足程度。

（2）职业是实现个人价值的最重要的途径和历程。一个人的人生价值是在为社会做出贡献和对自我价值的不断肯定过程当中实现的，这个过程就是我们的职业生涯。

（3）职业是促进个人全面发展的重要手段。个人全面发展包括事业成功、家庭和睦、身心健康，实现人生幸福。

2．职业生涯规划及其意义

职业生涯规划，是一个人结合自身条件和现实环境，确立自己的职业目标，选择职业发展道路，制订相应的培训、教育和工作计划，并按照生涯发展的阶段实现具体行动以达到目标的过程。用八个字简单概括，即是知己知彼、决策行动。

（1）职业生涯规划可以发掘自我潜能，增强个人实力。一份行之有效的职业生涯规划将会：① 引导人正确认识自身的个性特质、现有与潜在的资源优势，帮助个人重新对自己的价值进行定位并使其持续增值；② 引导人对自己的综合优势与劣势进行对比分析；③ 使人树立明确的职业发展目标与职业理想；④ 引导人评估个人目标与现实之间的差距；⑤ 引导人将前瞻与实际相结合的职业定位，搜索或发现新的或有潜力的职业机会；⑥ 使人学会如何运用科学的方法采取可行的步骤与措施，不断增强自身的职业竞争力，实现自己的职业目标与理想。

（2）职业生涯规划可以增强发展的目的性与计划性，提升成功的机会。生涯发展要有计划、有目的，不可盲目地"撞大运"。很多时候人们的职业生涯受挫就是由于职业生涯规划没有做好。好的计划是成功的开始，古语讲，凡事"预则立，不预则废"就是这个道理。

（3）职业生涯规划可以提升应对竞争的能力。当今社会处在变革的时代，到处充满激烈的竞争。物竞天择，适者生存。职业活动的竞争非常突出，要想在这场激烈的竞争中脱颖而出并保持立于不败之地，必须设计好自己的职业生涯规划。这样才能做到心中有数，不打无准备之仗。现在不少应届大学毕业生不是首先坐下来做好自己的职业生涯规划，而是拿着简历与求职书到处乱跑，总想会撞到好运气找到好工作。结果却浪费了大量的时间、精力与资金，到头来还感叹招聘单位是有眼无珠，不能"慧眼识英雄"，叹息自己英雄无用武之地。这部分大学毕业生没有充分认识到职业生涯规划的意义与重要性，认为找到理想的工作靠的是学识、业绩、耐心、关系、口才等条件，认为职业生涯规划纯属纸上谈兵，简直是耽误时间，有时间还不如多跑两家招聘单位。这是一种错误的理念，实际上未雨绸缪，先应做好职业生涯规划，磨刀不误砍柴工，有了清晰的认识与明确的目标之后再把求职活动付诸实践。这样做效果会好得多，也更经济、更科学。

【案例故事】

哈佛大学的调查案例：一群意气风发的天之骄子从哈佛大学毕业了，他们即将开始步入职场。他们的智力、学历、环境条件都相差无几。在临出校门前，哈佛对他们进行了一次关于人生目标规划的调查，结果显示：

他们当中3%的人有自己清晰的长远目标，10%的人有清晰但比较短期的目标，60%的人只有一些模糊的目标，而27%的人没有任何目标。

25年后，对他们再次进行跟踪调查发现：

3%有长远清晰目标的人，25年间他们朝着一个方向不懈努力，几乎都成为社会各界的成功人士，其中不乏行业领袖、社会精英，他们拥有的财富也远远超过了其余97%的班级其他成员所拥有的资产总和。那10%有短期清晰目标的人，他们的短期目标不断地实现，成为各个领域中的专业人士，大多生活在社会的中上层。60%有模糊目标的人，他们安稳地生活与工作，但都没有什么特别成绩，几乎都生活在社会的中下层。剩下27%的没有任何目标的人，他们的生活没有目标，过得很不如意，并且常常在抱怨他人、抱怨社会、抱怨这个"不肯给他们机会"的世界。

资料来源：哈佛大学公开课（幸福课）。

哈佛大学的爱德华·班菲德博士对美国社会进步动力的研究发现，那些成功的人往往都是有着长期时间观念的人。他们每天、每周、每月进行活动规划时，都会用长远的观点去考量。他们会规划五年、十年，甚至二十年的计划。他们分配资源或做决策都是基于他们预期自己在几年后的地位而定。

可见，如果你不知道自己未来的目标，你就永远到不了那里；如果你没有自己的目标，别人就会为你做主；如果你对自己的未来没有计划，你就会成为别人计划里的一枚棋子。这个世界上永远是有希望的人带着没有希望的人飞奔，没目标的人为有目标的人服务。能够确立适合自身发展的清晰目标并贯彻执行，本身就是一个人高素质的体现。

心中没有目标、没有方向的人内心最不踏实，对未来也最恐惧。很多护士生在校期间感到迷茫、无聊，无所事事，就是由于没有找到自己的目标，缺乏行动的动力。

人的生命、时间、精力、能力是有限的。光阴转瞬即逝，现在：

你知道你想要什么吗？

你知道你该做什么吗？

你知道你该怎么做吗？

只有尽早明白我们真正想要什么，该做什么，该如何去做，才能最大限度地集中我们有限的资源去实现和完成自己的目标。我们往往容易知道自己不要什么，却很难清晰地知道自己真正要什么。职业生涯规划可以帮助我们看到我们不要的背后真正想要的东西，帮助我们更加清楚地认识自我和外在世界，突破限制自己发展的忧虑、恐惧、自卑、消极等内部障碍，克服外在环境对我们的不利影响，更好地整合和利用资源，激发出自身的最大潜能，从而达到自我实现的目标。

(二)护士的职业特点

护理工作内容琐碎，技术操作性和服务性很强，其职业表现出合作性强、任务重要性高、工作自主性低、压力大和健康状况差的特点。

1. 合作性强

合作性指个体在工作中是否需要与他人进行密切接触。在合作性临床工作中，护理人员需要与医生、护理人员、营养师、康复治疗师、心理治疗师、社会工作者等多学科专业人员通力合作，才能对病人提供全面的、协调的、高质量的服务。在多学科专业人员组成的团队中，护理人员既需要独立对病人进行评估、计划和实施护理，又需要与其他学科专业人员进行有效沟通、协调合作，探讨解决病人问题的策略，参与决策，为达到共同目标与团队中其他成员一起努力工作。此外，护理工作的完成需要病人及其家属的配合，考虑他们的想法，结合成有益的解决方案，一起工作，完成任务，加强护患之间的联系。因此，护理人员不仅要完成科室内的日常工作，还要很好地协调医护、护患、护际之间的关系，以及与后勤、医技等相关辅助科室保持良好的合作关系，从而起到承上启下、纵横联系、沟通的桥梁作用。

2. 任务重要性高

任务重要性，指该项工作对组织内外其他人的工作或生活产生重大影响的程度。我国护理事业的基本任务是保护人民健康、防治重大疾病、控制人口增长、提高人口健康素质，解决经济、社会发展和人民生活中迫切需要解

决的卫生保健问题，以保证经济和社会顺利发展。护理人员作为维护和促进
人类健康的主体，在维系人类生命、保障人类身心健康中起着至关重要的作
用。20世纪中叶以来，护理事业发生了巨大变化，护理专业不断发展，护
理实践范围不断拓展到更广泛的领域，护理在健康卫生事业中发挥着越来越
重要的作用。伴随着医学模式的转变，护理人员逐步打破了原有的工作范围
和角色功能，从医院走向社区、家庭，如今护理工作不只是针对患病的群
体，还要实施疾病预防。因此，护理工作在医疗卫生服务中担当着重要的职
能角色，直接影响卫生服务的质量和卫生组织的效率。

3. 工作自主性低

工作自主性反映了个体在工作时间安排、工作目标选择、工作方式选择
等方面的可控程度。工作自主性越高，说明工作越灵活，工作边界弹性越
高。护理工作并不在单一工作情境下瞬时发生，而是在庞大的组织体系下有
等级、按运行准则进行。教育水平偏低是影响护理人员工作自主性的因素之
一。我国护理教育强调培养学生的操作实践技能，忽视临床思维能力的培
养，特别是评判性思维的培养。评判性思维可使个体在复杂情况下，运用已
有的知识经验，对解决问题的方式进行选择，在反思的基础上进行分析和推
理，最后做出合理判断和正确取舍。教育受限使护理人员在临床工作中不能
充分体现护理工作的独立性和自主性。护理人员缺乏自主处理问题的主动
性。我国引入整体护理理念已十多年，由于种种原因，有些时候临床护理工
作停留在以完成医嘱和生活护理的阶段，护理人员在可以做出专业独立行为
的情况下，往往放弃自己的专业权利，未能意识到自我能力和专业上的自主
权，导致护理工作处于被动状态。

4. 压力大、健康状况差

护理工作在整个医疗卫生系统工作中承担着重要的责任，随着职业范围
的扩展，病人维权意识的加强和人们对医务人员的要求越来越高，护理人员
存在着面对职业压力、环境压力、护患冲突、重医轻护的偏见、自我失落、
心理卫生知识缺乏等问题，主诉身心疲劳的护理人员在逐渐增多。我国相关
研究指出，在医院护理人员处于健康较差、耗尽比例较高的状态，护理人员
因长期奉献心理能量，易产生以极度身心疲惫和感情枯竭为主的"身心衰竭
综合症"。护理人员要承受巨大的专业压力，在工作中需要处理复杂的人际
关系，生活没有规律，这些对心理健康均有负面影响。

管理者的管理方式对护理人员的工作自主性也有重要影响。一些护理管

理者缺乏现代科学管理知识，使护理人员不能参与到组织计划的制订和决策中。临床护理工作中，护理人员的权利和职责不明确，各层次护理人员的使用没有赋予相应责任，护理管理者没有按照各级护理人员职责规定授权，皆影响了护理人员的工作自主性。

（三）护士生职业素养现状

1. 专业素质差异较大

由于目前护士生的来源有中专、大专、本科和研究生等不同层次，他们的专业素质也参差不齐。这种专业素质的差异，更多地表现在对专业知识的掌握上。中专生以护理学基础知识与操作为主，相关学科及人文知识基础薄弱；而大专、本科生相对较全面，在理解能力上也明显优于中专生，因而他们所获得的知识信息也相对较多；在动手能力方面，中专生更习惯于机械性操作，而大专、本科生比较成熟、冷静，善于发现问题并提出解决的办法。而研究生经过系统的培养，在理论上和临床实践方面均优于本科及以下层次的毕业生。另外，护士生的人生经历对专业素质也有较大影响，农村及偏远地区生源与城市生源也存在一定的差距，种种原因使他们在实习阶段有较大差异。

2. 急切地希望学以致用

护士生通过在学校的理论学习，初步掌握了一定的护理知识和技能，因而他们急切地希望进入临床实习，通过理论联系实际，巩固和拓宽他们的知识面，提高自己的动手能力。同时，临床实习对他们今后是否能安心从事本专业的工作有着较为重要的影响，特别是本科层次的护士生们，对临床实习有相当高的期望值。一旦他们发现临床实际情况与最初的期望差距太大，就容易感到苦闷，对护理工作失去兴趣，甚至转行。

3. 操作缺乏条理性和连贯性

护士生进入临床后，尤其是到了一个较繁忙的科室，刚到新环境还不能完全适应，而临床上的带教老师则希望他们能尽快进入角色，尽快适应临床的快节奏，帮助做一些基础性的护理工作，如测量体温、测量血压及铺床、整理治疗用物等。对于一些稍不注意就容易出差错的事，如绘制体温单、登记各项病情观察结果等都由带教老师自己处理了，也没有跟护士生交代清楚该怎么做，有哪些需要注意的地方，使护士生在参与这些操作时的片面性和机械性较强，缺乏连贯性，从而导致护士生做事的思维混乱，实习以后也不知道岗位的职责是什么，不知道该把事情做成什么样，如何统筹安排手里的工作。同时，为了尽可能保证患者获得安全的、高质量的护理，医院对护士生可参与的操作项目做了限制，这使护士生在临床实习期间没有得到应有的锻炼，难以将自己的书本理论知识与临床实际紧密结合起来，以致使他们只知道做基础护理，而穿插于其中的专科护理技术、病情观察等都忽略了，整个实习过程断断续续缺乏完整性。

4. 缺乏病情观察能力，随机应变能力较差

由于现今护士生的家庭和社会环境的原因，他们往往以自我为中心，而较少考虑他人的感受。在实际工作中突出表现为：不知道如何主动关心患者、主动沟通，也发现不了护理过程中出现的问题。一旦发生突发事件或抢救患者时，他们往往表现为无能为力，怕承担责任，甚至采取回避的态度。

5. 欠缺独立思考、解决问题的能力

传统的护理教学通常是老师讲解临床病例的病理、生理、病因、临床表现、相关检查、护理、有关的健康宣教等。这样的教学方式导致护士生面对的是疾病，而不是活生生的人，他们被动地接受灌输的知识，缺乏独立思考。进入临床实习后，一遇到新问题就习惯于咨询老师，没有考虑过独立思考，通过自己的努力解决问题，因而使学习的主动性、积极性得不到提高。

6. 回避有针对性的健康宣教，害怕患者提出问题

这主要表现在：临床实习中的护士生们发现了存在于患者身上的护理问题，但进行健康教育时却泛泛而谈，缺乏针对性，害怕患者听进去以后提出问题。这一方面表现出护士生对疾病知识的掌握程度不够，另一方面也反映了他们健康教育的意识及履行健康教育职责的能力低下。

二、护士生职业心理发展的特点

(一)职业心理

职业心理是人们在选择、从事和改变职业的行为活动中表现出的个体差异和特点，包括气质、性格、兴趣、能力、动机、价值观等。这些特点影响着职业者的生活态度、生活方式和价值取向。

职业心理对护士生的求职、从业起着很重要的作用。"知己知彼，百战不殆。"认识自己，了解自己，熟知自己的个性心理特征和心理过程，把个人的求职意愿和自身素质相联系，根据医院的需要和医院不同科室岗位需求的可能性，评价出个人职业意向的可行性，以积极的态度去选择岗位。因此，职业心理发展是还未踏入职业征程的年轻人必须经历的一个过程，是学生职业成长的重要内容，学习职业心理相关知识对于护士生的职业成长具有重要的意义。

(二)职业心理发展是护士生成长的重要任务

职业心理的发展与成熟不仅是护士生在未来职业生涯发展中获得成功的基础，还是促进护士生在职业生涯发展中完善职业探索、做出明智判断、充分发挥职业能力、实现职业价值、获得职业价值观与提高主观幸福感的动力。所以，护士生职业心理发展是其职业成长的重要内容和需要完成的主要任务。

但我们需要正视的是当前护士生职业心理的发展还存在许多不足与矛盾。认清这些不足与矛盾以及解决这些不足与矛盾，才能有助于他们的顺利成长和将来职业的良好发展。

1. 缺乏职业生涯规划

不少护士生不知道自己为什么上大学？不清楚自己为什么要选择护理这个专业？很多护士生在学校待了三四年，仍然没把这个问题思考清楚。如此这般，护士生在校学习期间就会带有盲目性，而这种盲目性就会引起职业选择的困惑和职业活动的混乱。护士生要想提高自己将来在职场的竞争力，就必须有较为明确的职业生涯规划。

2. 理想与现实的冲突

护士生的理想丰富多彩，护士生在择业中对工作环境较好、发展前景较好的大城市、大医院的追求愿望强烈。他们踌躇满志，豪情满怀，准备在社会上大干一番，对自己未来的职业发展都有美好的憧憬和幻想。但由于他们的社会经历不丰富，对社会了解得还不够，在选择工作岗位上与社会需要存在着较大的差距，往往使个人理想与客观现实脱节。例如，护士生们普遍选择工作环境好、经济效益好的工作岗位，而不愿意到基层、边远地区或条件较差的地区去工作。他们在求职择业中既希望最大限度地实现自身的价值，又对职业的各方面条件考虑甚多，如工资高、福利好、交通方便、人际关系良好、工作稳定等；既要求精神上的满足感和事业上的成就感，又希望在经济上有足够的保障。这种高起点、高回报的工作愿望，与当前护士生们面临的就业市场理想工作"僧多粥少"的客观事实差距很大。

理想与现实的矛盾常常使护士生们陷入"两难抉择"。例如，选择到大城市、大医院做普通人还是选择到中小城市、中小医院做人才？对于许多毕业生来说，这就是一个"两难抉择"。在大城市或者沿海开放城市，经济发展迅速，机遇相对较多，但这类地区人才相对饱和，如北京、上海这类城市，高护到处都是。到这些地方工作，虽然待遇较好，但不容易出人头地。相反，在中小城市和广大农村地区，护士人才相对匮乏，护士本专科生也不是特别多。到这样的地方工作，虽然工作环境相对差一些，但是容易有机会发挥自己的才能，接受更多的锻炼，甚至能独挑大梁，开创自己的事业。这就是所谓的做"鸡头"还是做"凤尾"的两难抉择。建议护士生们根据自己的实际情况准确定位，认清自己的优势与不足，以平常心在择业的时候找到适合自己的位置。

3. 独立自主与依赖的矛盾

就业制度改革以后给护士生们提供了良好的机遇，更公开和平等的就业环境，让护士生对工作地点、工作岗位有了更多自主选择的机会，因而受到了普遍的欢迎。但是，自主择业在带来机会和实惠的同时，也给他们带来了压力。择业是自主的，但也是双向的，择业的自主性表现在选择与被选择的过程之中。面对激烈的人才市场竞争，长期形成"等""靠""要"的依赖心理一时还难以清除，因而他们又显得信心不足，缺乏竞争的勇气。他们在择业上犹豫不决，顾虑重重，依赖父母、依赖各种社会关系、依赖学校和老师。

与此同时，也有一部分护士生希望改革能一步到位，就业能全部放开。"我想选择哪里就选择哪里""哪个用人单位要我，我都可以去"。但是，他们没有考虑到市场经济条件下就业制度的改革还受到一定条件的制约，要与国家的劳动人事制度、招生制度、分配制度、户籍制度的改革配套进行。当他们发现，社会上的一些"硬关系"对于找到一份好工作有时仍起着决定性作用时，对此深感不满，但出于对现实的无奈以及对自身利益的考虑，他们也"身不由己"地寻求这种不正当的帮助，因而内心相当矛盾。对这部分护士生而言，调试好自己的心态，对于找工作，以及今后在工作岗位上保持一个好的心态很重要。

4. 社会适应能力较弱

护士生在校学习以理论学习为主，实践操作技能训练有限，这与护士的职业特点有一些矛盾，易使护士生在临床实习或职场中因为职业能力而不能较好地胜任本职工作。加之当代的护士生都是"90后"，他们一些人自信但难以听进别人的意见建议，有雄心壮志可遇到困难就开始退缩，渴望做出成绩却又不愿脚踏实地，希望与领导、同事、患者建立良好关系可又不知如何沟通与相处……所有这些，都削弱了他们在社会的职业适应性。

可见，促进护士生职业心理发展与成熟已经成为他们迫切需要解决的重要任务。

三、护士生学习过程中的心理特点

护士生首次接触护理专业课程时，其心理变化与学习内容及学习方法均不相适应，对学习兴趣有很大影响，进而影响学习效果。在课程学习过程中，根据不同阶段的心理特征进行护理教学，帮助护士生掌握好专业知识，可为其职业心理健康发展打下良好的基础。

(一) 好奇心理较强

从普通中学进入大中专院校的护士生们对所学的专业内容以及学习的方式有不同的心理感受。由于受到一些社会上不良言论的影响，有些护士生对护理工作有一定偏见；有的护士生报考选择专业是由家长"代劳"，自己根本就不知道护理工作究竟是干什么的，很想了解护士工作的具体内容，抱着新鲜感和渴望的心理去学习。因此，在教学的时候，教师应仪表端庄，着装朴素，整洁大方，语言亲切自然，给护士生一名护士职业素质的完美印象，并明确表现出作为一个护士应具有的素质要求。然后介绍护理的工作内容、任务以及我国南丁格尔奖获得者的优秀事迹等，使护士生产生一种向往感、钦佩感，初步树立热爱护理专业的思想，为今后安心从事护理工作奠定良好的基础。在教育的时候应以正面教育为主，不能用医疗差错和事故教训来阐述护理工作的重要性。这样的教育方式不仅不能达到教学目的反而会使学生产生逆反心理，产生恐惧感，以致降低其对专业学习的积极性。所以，抓住学生的好奇、渴望这一心理特点，进行正面引导，对护士生的健康成长至关重要。

（二）轻视心理较重

护理操作实践在护理教学中占有较大比重，每项护理操作都需要护士生反复练习。在练习过程中，如果能把握住护士生的心理特点，对于消除他们的轻视心理有事半功倍的作用。开始学习的第一项操作是铺床法，讲授铺床法时，护士生的情绪可以分为两种：一种认为学护理很简单；另一种则认为护士就干铺床没意思，狭义地把铺床这种"没有技术含量"的事理解为护理工作的象征，从而产生轻视思想。鉴于以上两种认识，护士生的学习兴趣骤然下降。此时，教师应因势利导，将护士生已经树立的专业思想和兴趣引导到护理专业学习上来，给他们讲清楚铺床绝非家庭中的整理床单、叠被子，它有一定的科学性、艺术性、实用性和技巧性。让学生懂得铺病床按规程操作的意义，要采取节力原则，要有敏捷熟练的动作，尽量在短时间内铺一个整洁、舒适、美观的病床并适合患者的需要，使护士生懂得铺病床也有许多科学道理。只有护士生的轻视心理消除了，才能认真对待护理专业的学习，学好护理专业知识。

（三）渴求心理强烈

护士生在学习的时候，对很多问题都感兴趣。其中最感兴趣的就是注射，其学习兴趣很浓，积极性也高，有强烈的渴求心理。教师在教学的时候应该把握住学生的这一心理。此阶段，首先要强调如何将无菌技术操作运用到注射法这一操作中来，明确注射部位与用药效果的关系，先让护士生在模型上练习持针、进针、拔针等基本手法；然后在自制的静脉注射板上练习静脉穿刺角度、方向、手法等技术。通过反复练习，直到熟练掌握操作规程后，再让护士生进行相互练习注射，体验针感，使学生在急切、渴望的心情中，体会到认真负责、一丝不苟的重要性，同时掌握准确、熟练的专业操作要领。

（四）易滋生厌恶心理

在专业课程的学习过程中，护士生的心理波动较为明显，甚至有的还后悔选择了护理专业。在学习口腔护理、床上洗发、床上擦浴等专业知识时，护士生更易产生厌恶心理。因此，帮助他们了解护理专业在整个医疗工作中的重要地位和作用，使其懂得护理工作的临床意义。适时组织护士生上临床参观，看到护士进行临床护理为患者解除痛苦，使患者转危为安所带来的愉快和幸福的心情，并利用课余时间开展"假如我是患者"等讨论，帮助护士生提高对临床生活护理的认识，以正确的态度，对待每一项临床生活护理的理论学习和操作练习。

（五）害羞和恐惧心理明显

护士生在学习灌肠、导尿时，顾及临床上要给不同年龄、不同性别的患者灌肠、导尿时，既恐惧又害羞，觉得很难为情，有的企图蒙混过关、应付了事，还有的很紧张。在进行这些操作练习之前，解决护士生的思想疑虑，是让他们掌握好操作技能的关键。在思想认识提高之前不能勉强行事，这样既不利于尊重学生，也不便于传授知识。此时，教师要亲自耐心示教，才能帮助学生克服害羞、恐惧心理。这要求每个护士生既要当患者又要当操作者，并说出在这个过程中有什么体会。通过练习，他们的恐惧、害羞心理才可能完全消失，既帮助他们掌握了操作要领，也让他们对护患关系有了新的认识。

四、当代护士生必备的职业心理素质

职业心理素质，是指个体顺利完成其所从事的特定职业所必须具备的心理品质。每个劳动者，无论从事哪一种职业都必须具备基本的心理素质（如智力性和非智力性心理素质）和通用的职业心理素质（如勇于竞争的自信、对挫折的耐受、不断进取的坚持、面对批评的分辨、行为抉择的自控、环境变化的适应等）。

护士的心理素质是指护士在认识过程、情感过程、意志过程及个性心理特征方面所具备的素质，具体包括以下几个方面。

（一）良好的人生观及职业动机

因为护士大部分的时间要面对病人，这就要求他们要有良好的职业心态及动机，热爱自己的护理专业，发自内心关心爱护患者。

（二）敏锐的洞察能力

能主动观察病人的病情变化，了解病人的各种问题，协助医生对病患的诊断及治疗，及时处理。

（三）精确的记忆力

护理工作的每一项任务都有严格的时间、具体数量、对象、要求，这就要求护士能精确地记忆每项护理措施的实施对象、时间和用量。

（四）有自发反省及完善能力

护理工作越来越表现出相对的独立性、主动性、协调性等特点，护士生应当而且必须适应这种变化和要求。为此，护士生应培养积极健康的性格，乐观开朗热情，让自己在临床上护理各种病情复杂的病人时有宽容大度的胸怀和较强的自控能力；善于了解自己的优缺点，克服个性心理中的不足，不断完善自己的知识及技能。

（五）稳定的情绪状态及积极的情感感染力

护士的工作情绪对病患、家属有直接的感染力，这就要求护士要以愉快的心情面对护理工作，对病人热情、细心、周到，尽可能地满足病患的各种合理要求，促进病患的康复。护士应保持一个稳定的情绪状态，善于运用理性努力做到乐要适度，怒有分寸。一旦产生不良情绪，要尽快设法调节。

（六）坚强的意志力

护理工作是一项复杂而具体的工作，涉及许多复杂的人际关系，也经常会遇到各种问题、困难、委屈、挫折、误解，这就要求护士生要运用自己的意志力及控制力，排除干扰，约束自己的言行，认真做好各项工作。

（七）良好的沟通交流能力

沟通交流能力是护士生的职业素质及个人素质的良好体现，不仅能建立良好的护患关系，而且也是心理护理的基本措施之一。因此，护士生要注意训练自己的语言和非语言沟通能力，维护病患良好的心理状态。

（八）胆大心细

护士生需要正视学习中的困难。例如，上解剖课实习尸体解剖，不能望而生畏，避而远之，应用科学的眼光看待这些问题，克服恐惧心理，战胜自己，为今后走上临床护理工作岗位打下扎实的理论基础。同时，做技能操作时，需胆大心细。例如，实习肌肉注射、静脉注射时应勇敢去操作，不能缩手缩脚紧张胆怯。在胆大的同时也要心细，严格遵守"三查七对"，无菌技术操作原则，准确定位，每个步骤都不能草率马虎，严防差错和事故。

总之，护士生即是将来的护士，他们将来面对的是患者，肩负着生命所系，性命相托的责任。在校期间，护士生要努力培养自己的健康的心理素质和高尚的人格，才能成为高素质、高技能身心健康的实用型护理人才，从而更好地为广大群众的健康服务。

第二节　护士生的职业生涯任务

护士生在大学的几年是自我成长、塑造、修缮的重要人生阶段，面对无法逃避的就业形势，护士生将如何在这几年成功地打造自己这个特殊的劳动力产品？大学毕业时，将给自己、给社会、给用人单位呈现一个怎样的你？

一、舒伯的生涯发展理论

著名生涯发展大师舒伯用生涯彩虹图具体生动地呈现了人的一生各发展阶段、所扮演的角色和任务。他认为人的生命就如一轮彩虹，丰富迷人。彩虹的横向代表的是横跨一生的生活广度，将一个人的生命历程，分为成长、探索、建立、维持、退出五个阶段。彩虹纵向层面代表的是由一组职位和角色所组成的生活空间，代表一个人终其一生所扮演的九种不同角色。彩虹的色彩宽度代表一个人在扮演每个角色时的投入程度。从生涯彩虹图中可以看出，无论我们愿意与否，我们都不得不在我们人生的每个阶段付出不同的精力，扮演不同的角色，完成不同的生涯任务。

按照舒伯的生涯发展阶段任务理论：每个生涯阶段都有自己主要的生涯任务，并且每个阶段的生涯任务相互承接，上一阶段生涯任务的完成情况，将直接影响下一阶段的生涯发展程度。

二、护士生的职业生涯规划

根据舒伯的生涯发展理论，护士生正处于 15～22 岁的生涯探索阶段。这一阶段的主要生涯任务：完成对自我的认知和外在世界的探索，逐步形成自我概念、职业概念，使自己的职业偏好逐渐具体化、特定化，并实现初步的职业选择，为下一阶段的职业建立期打下基础。简单地说，护士生需要在大学期间完成对自我特性客观深入的了解认知，对外在职业环境开展了解探索，在知己知彼的基础上，初步确定自己今后的职业发展方向，为今后长期的职业发展奠定基础。

如果生涯探索阶段的这一主要生涯任务完成不好，将会不得不在接下来进入社会和职场以后的生涯建立阶段进行补偿，甚至可能会付出如失业、频繁跳槽、职业发展屡屡受挫的惨痛代价。因此从自我长远生涯发展的角度出发，护士生在大学期间的任务除了学习书本知识外，逐步完成对自我、职业世界的认知和初步的职业决策，并做好相应的能力准备和提升，是更加关键的任务。

围绕这个阶段的生涯任务目标，护士生需要从大一起就树立职业生涯规划意识，更好地利用大学三、四年的各种有利资源，出色地完成这一阶段的生涯任务，为今后长远的职业生涯发展奠定良好的基础。

（一）大学一年级：适应探索期

1. 阶段目标

适应大学生活，树立职业规划意识。

2. 实施策略

了解就业形势，树立新的奋斗目标。如果说之前的努力是为了考上大学，那么现在的任务就是为了以后的就业和职业发展。

完成从中学生到大学生的角色转变，尽快适应大学生活。虚心向师兄师姐请教，积极参加集体活动，建立新的人际关系网。熟读学生手册，关注辅修专业的申请条件，保证一定的学习成绩。

开始自我和职业的探索，树立职业规划意识。通过职业测评等工具全面客观地探索自己，思考有哪些职业与自己所读的课程、专业相吻合，通过互联网、报纸杂志和访谈等渠道进一步了解这些职业。

（二）大学二年级：定向期

1. 阶段目标

确定主攻方向，培养综合素质。

2. 实施策略

虚心向师长和校友请教，根据自己的发展意愿选定专业或主攻方向，有必要、有条件的话同时辅修其他课程。

建立合理的知识结构，注重专业能力的培养，参加英语、计算机等工具性证书的考试。

积极参加学生会或社团工作，培养自己的组织协调能力和团队合作精神，提升自己的综合素质。

尝试兼职、实习等，积累一定的职业经验。

（三）大学三年级：提升期

1. 阶段目标

提升职业技能，积累职业经验。

2. 实施策略

加强专业知识学习和临床实习的同时，考取与职业目标相关的职业资格证书。

增强兼职、实习的职业针对性，积累对应聘有利的职业实践经验。

扩大校内外交往圈，加强与校友、职场人士的交往，提前参加校园招聘会，了解信息，与用人单位招聘人员进行沟通。

学习求职技巧，学会制作简历、求职信，了解面试技巧和职场礼仪。

如果决定升本或考研，要做好复习准备；如果希望出国，要注意留学资讯和动向，准备 TOEFL、GRE 考试。

在大三后期要查漏补缺，检查当下与毕业目标的差距，及时采取纠偏措施，为大四目标的顺利完成打下坚实的基础。

（四）大学四年级：冲刺期

1. 阶段目标

充分掌握资讯，实现毕业目标。

2. 实施策略

留意学校就业中心的通知和其他重要的招聘渠道，了解用人单位招的聘信息，有针对性地积极参加应聘活动。

登陆招聘单位网站或通过咨询、访谈等方式，深入了解目标单位的相关信息，为面试应聘做好准备。

选择实用性强的毕业论文题目，提高和证明自己的应用研究能力。

学会就业心理调节，始终保持自信和主动。

了解劳动法规和政策，学会保障自己的劳动权益。

总的来说，大学期间的任务是：学会学习、学会做事、学会与人相处、学会生存。

第三节　护士生的职业心理准备

护士生作为未来护理事业的生力军，其职业心理准备状况不仅关系到自我身心健康发展和潜能的充分发挥，而且还影响到未来护理工作质量和全民的健康状况。因此，护士生做好职业心理准备对他们将来在工作岗位上尽快上手，顺利完成角色的转变有重要意义。

一、职业心理发展贯穿护士生学习的整个过程

求职择业的心理变化过程会受到许多因素的影响，既复杂又不断地发生变化。对于当代护士生而言，并不是毕业后找份工作养家糊口就完成了职业的选择与规划，职业心理的发展与成熟伴随着他们几十年职业发展的全过程。具有良好的职业心理准备，是一个人能够得心应手地应对各个职业阶段的基础与前提。因此，护士生在毕业前树立正确的职业心理发展观是作为一个现代职业人所必备的心理素质。在校学习阶段是为未来职业发展奠定良好基础的重要时期，也是不断认识自我，对未来自我的职业规划进行探索的关键阶段。充分了解与把握护士生的这种职业心理发展的过程与特点，是合理规划职业发展的前提，也是提高职业素养，树立毕生职业发展观的重要条件。护士生毕业后将走上工作岗位，从这时起就由一名消费者变成为了一名劳动者。这个转换的时间极为短暂，突然间的角色替换，使其可能出现一系列不平衡心理反应。因此，有必要在毕业前做好职业心理准备，以便在未来能顺利适应工作环境，充分发挥自身才能。

（一）角色转换的心理调整

护士生一般在二十岁左右，他们的依赖性较强，较任性，意见大而主见较少，毕业后即从家中的宠儿转变为患者的保护者，这个角色转换使他们措手不及，在心理上难以接受。在工作上他们被患者视为白衣天使，但实际上他们又是大多数患者的幼辈。这种复杂关系往往使护士生无所适从，容易导致一些心理困扰，如产生恐惧心理，回避接触患者；自卑心理，不主动接触患者；高傲心理，不愿接触患者等。要消除这些不健康的心理障碍，毕业前的心理调整就显得十分重要。作为即将走上工作岗位的护士生应当认识到走向社会是必然的，各行各业的毕业生都一样，不同的是护理专业这一行直接接触的是人，而且是患者。患者的性别、年龄、民族、职业、病情轻重、修养程度等不同，层次高低不一，再加上患病以后其心理状态比较复杂，这就导致护理工作有一定的难度，也就要求作为护士要有良好的素质和战胜困难的决心。故临近毕业的护士生要做好充分的心理准备。

（二）重心转移的心理准备

"90后"的护士生多为独生子女，善于动口而乏于动手，主观能动性较差，经常幻想而缺乏细致的思考。他们是家庭的重心，生活有长辈安排照顾，学业有教师指导，工作有父母操心，在家庭中许多事情都围着这个"小太阳"转。毕业走上工作岗位后，这个重心就发生了转移。作为医务工作者，救死扶伤是天职，患者的生活需要护士关怀，痛苦需要护士帮助解除，各种污物需要护士清除，这对一个刚走出校门的学生来说，心理上常常感到落差很大，难以接受。根据以上可能出现的情况，护士生们在毕业前就应在老师的心理辅导下积极转变观念，懂得事物总是不断变化的，人也是一样，在外界没有变化时，可能处于一种暂时的平衡状态，当发生变化时，这种平衡即被打破。护士生要懂得毕业后的角色转换是社会的需要，是自身发展的需要，是由工作性质决定的，需要自己提前做好心理准备。

（三）年龄增长的心理稳定

由于护理工作的性质使然，护理工作需要具备细致、耐心、和善等特点，因此护理行业从业者大多为女性，在校生亦多为女生。随着年龄增长，生理上逐渐成熟，走上工作岗位以后需要和许多异性接触，这时保持心理的稳定状态就非常重要。作为护士生需要认识到步入社会初期，会因经验不足、同情心强而把握不好护患关系，比如过分接近异性患者，则易产生误解；过于疏离，又易使人产生高傲、冷漠、不近人情之感。因此，要与患者特别是异性患者接触时应保持平衡的心理状态，正确理解护患关系，把握好同异性患者交往的尺度，既要热情耐心，又要保持一定距离，做好本职工作。

（四）职业变化的心理适应

护士生在校时比较单纯，举止、行为、语言都随心所欲，处理问题简单明确，但走上工作岗位后就大不相同了。在患者眼里你是护士，在同事眼里你是成年人，因此言行就需要规范化。医护间的协调、合作，护患间的配合以及工作安排、奖金分配、晋升等时刻围绕着他们，再也不是"童言无忌"的时代。如所护理的患者患有绝症，交谈时就得格外小心，发现医生的医嘱有错就需立即指正，老护士技术落后，节日班都是年轻刚参加工作的低年资护士等，这些都使初入职场的年轻护士难以应对。总之，护士生心理负担会随着工作而加重。面对这些将要发生的情况，护士生需要懂得随着年龄的增长、思想的健全，人们之间的关系反而会变得复杂，如经济关系、工作关系、上下级关系，处理不当就会产生负效应，影响个人职业的发展。因此，护士生需要具备自控能力，学会如何与人打交道，处理问题要注意时机场合、把握分寸，避免一踏上岗位就发生冲突，给自己造成很大的心理压力，也影响自身发展和工作开展。

二、科学规划学习生活

在校期间不仅仅是护士生积累专业知识和提高基本技能的重要时期，更是护士生学习相关职业知识，做好职业生涯规划的关键时期。只有科学地规划学习生活，积累丰富的职业规划知识，才能让自己的学识和职业羽翼变得丰满。学习时光，光阴似箭，只有充分合理地规划自己的学习生活，按照自己的实际情况制订阶段目标，而后进一步制订有效的职业规划方案，才能使今后职业生涯规划的蓝图逐渐清晰，为以后的职业道路打好基础，才能让自己的学习生活变得更充实，更具有意义。科学合理地规划学习生活应该考虑以下几个方面的问题。

（一）学会确立职业目标

确立清晰的符合自身实际的职业目标并学会目标管理是取得成功的基

石。有自我生涯规划的人才会有清晰的职业目标，每个人的人生不仅与收入有关，还与自己的职业目标有关。有目标的人才能抗拒短期的诱惑，有目标的人才会坚定的朝着自己的方向前进，有目标的人才会感觉充实。每个人只有找准自己的角色定位才能取得最大的成功，做自己喜欢的事情，并最终成功。很多时候，失败的人不代表没有能力，而是角色定位的失败。个人职业目标正是对个人角色的一种有效定位方式。根据前面我们对护士生职业心理发展历程的掌握与了解，我们建议，护士生一、二年级的职业规划应该以打牢专业思想基础、熟悉护理行业的要求和积累职业规划所需要的基本知识为主要目标。进入大三后，对自我的认知已经相对清晰，与职业规划相关的知识也已掌握得相对丰富，未来在工作岗位上要达成的目标也逐渐稳定。此时，就应该积极参加实践，增加对护士工作的尝试和体验，并在实践过程中不断提高自己的职业能力。迈进大四的门槛，寻找合适的岗位变成了此阶段的重要目标。这个阶段也是护士生的职业理想即将付诸行动，并成为现实的时期。在这一阶段，需要掌握一些基本的应聘技巧，努力寻找更适合自己的工作岗位，更要注意调整自己的职业心态，提升自己胜任护士工作的信心，为能够较好地适应工作岗位而做好充分的准备。

（二）学会管理时间

护士生要想让自己在学习好、掌握好专业知识技能的同时使生活丰富多彩、富有意义，职业目标能够较好地实现，合理地管理时间和充分利用时间是最基本的保障。护士生学习与生活的自主性和开放性程度与中学时代不能一概而论，在这样一个相对宽松的环境里，如果没有良好的毅力和对时间合理的规划与安排，将可能造成自我盲目与混乱状态，对时间造成极大的浪费，最终导致一事无成。毕业时，除了年龄增长几岁，留下的是对逝去的青春的一声叹息。

三、身心健康与心态决定成败

身体是革命的本钱，良好的心态，更是成功与快乐的源泉。身心健康与良好的心态是对立统一的关系。身心健康是建立良好心态的前提，而良好的心态又反过来促进身心健康。身心不健康，再好的职业生涯规划和职业理想都是虚幻的空中楼阁。医院里护士工作的快节奏、高压力也需要我们有一个健康的体魄和心灵。没有身体和心灵的健康，难以胜任护理工作。

　　对护士生而言，身体的健康需要合理的膳食来保证，更需要体育锻炼来塑造强壮的体魄。合理地安排自己的作息时间，才能保证身体拥有充足的活力。护理专业的课程安排紧凑，需要记忆的内容很多，很多护士生对学习时间安排不当，虽然整天在学习，但学习效果不佳。这不仅对身体有害，而且对情绪的调节也是一个不利的因素。

　　要维护心理的健康，护士生在学习生活中必须树立明确的学习和发展目标，合理安排和充分利用自己的时间，提高自己的情绪调控能力，学会与他人建立良好的人际关系，在遇到困难或情绪低落而自己又不能解决时，应积极寻求他人的帮助。同时，还应坦然地面对成功与失败。成功时不沾沾自喜、忘乎所以；失败时不灰心丧气、一蹶不振。以一颗平常心面对生活中的是是非非，以一个宽广的胸怀包容他人的错误与不足，对生活少几分怨恨与不满，多几分理解与感激。面对困难时不轻易说放弃，始终坚定不移地朝着自己的职业目标而奋斗。

第七章 护士生的情绪管理

第一节 情绪概述

情绪贯穿个人的一生，它既能给人们带来开心和满足，也能使人遭受痛苦和折磨。正如林语堂在《生活的艺术》中所说，如果没有情，我们便没有人生的出发点。情是生命的灵魂，星辰的光辉，音乐和诗歌的韵律，花草的欢欣，飞禽的羽毛，女人的光艳，学问的生命。人的情绪自有跌宕起伏，尤其是处于青年期的护士生，难免时而低落、消沉、沮丧、难过，时而高涨、开心、快乐、愉悦。

一、情绪的概念

情绪这一术语，按照蒙芮（Murray，1988）字典所述，来自拉丁文 e（外）和 movere（动），意思是从一个地方向外移动到另一个地方。

关于"情绪"的确切含义，心理学家和哲学家已经辩论了一百多年。情绪至少有20种以上的定义，尽管它们各不相同，但究其本质，情绪至少包含以下三种成分：① 情绪涉及身体的变化，这些变化是情绪的表达形式。② 情绪涉及有意识的体验。③ 情绪包含了认知的成分，涉及对外界事物的评价。

例如，功能主义把情绪定义为：情绪是个体与环境意义时间之间关系的心理现象（Campos，1983）。阿诺德的定义为："情绪是对趋向知觉为有益的、离开知觉为有害的东西的一种体验倾向。这种体验倾向为一种相应的接近或退避的生理变化模式所伴随。"（Arnold，1960）拉扎勒斯的定义："情绪是预料环境中对主题是好的或不好的信息的生理心理反应的组织或模式，它依赖于适时的或持续的评价。来自正在进行着的环境中好的或不好的信息的生理心理反应的组织，它依赖于短时的或持续的评价。"（Lazarus，1984）这些定义都说明了情绪与人的需要和态度的关系，阿诺德和拉扎勒斯还指出了情绪依此而具有的特点，如体验、生理模式、评价等。学者杨（Young，1973）认为：情绪起源于心理状态的感情过程的激烈扰乱，它同时显示出平滑肌、腺体和总体行为的身体变化。

在情绪定义中，情绪与情感的关系是学者们争议的重要方面。

情绪和情感是既有区别又有联系的两个概念。在心理学研究中，情绪的概念既用于人类又用于动物，而情感只适用于人类。从生物进化和个体发展的角度看，人类先有情绪再有情感，情感是大脑的机能。从成熟个体孤立的心理过程来看，两者相伴而生，不分先后，有什么样的情绪就伴有什么样的情感。情感是在情绪的基础上产生的，进而发展成为情绪的深层核心，它通过情绪得以实现；情绪包含着情感，受情感制约，是情感的外在表现。两者相互依存、相互制约，并共同发展。

除情感之外，还有很多容易与情绪混淆的概念。例如，感觉（feelings）是个人对情绪的主观认识，更私人化，因人而异。心情（moods）是主体所处的感情状态，比情绪延续时间长，感情波动不如情绪强烈。

当代心理学家黄希庭等认为，情绪是指人对认知内容的特殊态度，它包含了情绪体验（情感）、情绪行为（表情）、情绪状态、情绪生理反应（情绪唤醒）和对情绪刺激的认知等复杂成分。

我们认为，情绪是一种主观体验，是以个体需要为中介的一种心理活动，是使我们的心智活动达到生动、激活并向高级水平发展的心理现象。情绪常和心情、性格、脾气、目的等因素互相作用。无论是积极的情绪还是消极的情绪，都有不同的行动动机。

情绪状态被认为是"心灵的晴雨表"。心理学家根据情绪行为发生时的强度、速度、持久度确立了三种不同的情绪状态即心境、激情和应激。

（一）心境

心境是一种微弱、弥散和持久的情绪，也即平时说的心情。心境的好坏，常常由某个具体而直接的原因造成，它所带来的愉快或不愉快会保持一个较长的时段，并且把这种情绪带入到工作、学习和生活中，影响人的感知、思维和记忆。愉快的心境让人精神抖擞，感知敏锐，思维活跃，待人宽容；而不愉快的心境让人萎靡不振，感知和思维麻木，多疑，看到的、听到的全都是不如意、不顺心的事物。

（二）激情

激情是一种猛烈、迅疾和短暂的情绪，类似于平时说的激动。激情是由某个事件或原因引起的，易当场发作，情绪表现得猛烈，但持续的时间不长，并且牵涉的面不广。激情通过激烈的言语爆发出来，是一种心理能量的宣泄，从一个较长的时段来看，对人的身心健康的平衡有益，但过激的情绪也可能会产生危险。特别是当激情表现为惊恐、狂怒而又爆发不出来的时候，全身发抖、手脚冰凉、小便失禁、浑身瘫软，那就得赶快送医院。

（三）应激

应激是机体在各种内外环境因素及社会、心理因素刺激时所出现的全身性非特异性适应反应，又称应激反应。这些刺激因素称为应激原。应激是在出乎意料的紧迫与危险情况下引起的高度紧张的情绪状态。应激的最直接表现即精神紧张，指各种过强的不良刺激，以及对它们的生理、心理反应的总和。应激反应指所有对生物系统导致损耗的非特异性生理、心理反应的总和。应激或应激反应是指机体在受到各种强烈因素（应激原）刺激时所出现的非特异性全身反应。

二、情绪的构成要素

情绪既是人们的一种主观感受，又是客观生理反应，同时还是一种社会表达。情绪构成理论认为，在情绪发生的时候，有五个基本元素必须在短时间内协调、同步地进行。这五个基本元素是：认知评估、身体反应、感受、表达、行动的倾向。

（一）认知评估

注意到外界发生的事件（或人物），认知系统自动评估这件事的感情色彩，因而触发接下来的情绪反应（例如，看到心爱的宠物死亡或非常有纪念意义的东西丢失，主人的认知系统把这件事评估为对自身有重要意义的负面事件）。

（二）身体反应

情绪的生理构成，身体自动反应，使主体适应这一突发状况（例如，意识到心爱的宠物死亡是没有办法挽回的，宠物的主人神经系统觉醒度降低，全身乏力，心跳频率变慢）。

（三）感受

人们体验到的主观感情（例如，在心爱的宠物死亡后，主人的身体和心理会产生一系列反应，主观意识察觉到这些变化，把这些反应统称为"悲伤"）。

（四）表达

面部和声音变化表现出这个人的情绪，这是为了向周围的人传达情绪主体对一件事的看法和他的行动意向（例如，看到宠物死亡，主人紧皱眉头，嘴角向下，哭泣）。对情绪的表达既有人类共通的成分，也有各自独有的成分。

（五）行动的倾向

情绪会产生动机（例如，悲伤的时候希望找人倾诉，或者独自一人什么也不做；愤怒的时候会骂人、打人，或者做一些平时不会做的事）。

三、情绪分类

人类有几百种情绪，此外还有很多混合、变种、突变以及具有细微差异的相似情绪。情绪的奇妙之处就在于它已经大大超越了人类语言能够形容的范围。情绪不可能被完全消灭，但可以进行有效疏导、有效管理、适度控制。

情绪可以被分类为与生俱来的"基本情绪"和后天学习到的"复杂情绪"。基本情绪和原始人类生存息息相关，复杂情绪必须经过人与人之间的交流才能学习到，因此每个人所拥有的复杂情绪数量和对情绪的定义都不一样。最普遍的情绪有喜、怒、哀、惊、恐、爱等，也有一些细腻微妙的情绪如嫉妒、惭愧、羞耻、自豪等。

人的情绪行为是多种多样的。我国古代，人们在《礼记》一书中描述了七类情绪行为，即喜、怒、哀、惧、爱、恶、欲，并认为，此"七者弗学而能"，是人天生的本能，不学就会。现代心理学基本上认同了这七类划分，并进一步浓缩成：喜、怒、哀、惧四类基本情绪行为。在研究的时候，心理学家把人的情绪行为更具体化到人的外部表情的客观纪录（如哭泣、脸红、皱眉、尖叫、笑、发抖、耸肩等），用科学仪器更深入、更完整地捕捉纪录情绪行为的生理指标的变化（如血液中的人体激素的监测、内分泌活动情况、呼吸、心跳的频率、血压大小、皮肤电阻、脑电波的变化等）。

【心理知识讲坛】描写情绪的词语知多少？

喜：快乐，如自豪、兴奋、欣喜、高兴、幸福、喜悦、欢乐、放松、狂喜、逍遥自在、欢天喜地、感官快乐、心满意足、怡然自得、随心所欲、欣喜若狂、欢快、开心、欢乐、愉快、快乐、欢腾、欢欣、愉快、欢喜。

怒：愤怒，如愤慨、气愤、生气、盛怒、负气、发怒、不满、不悦、不高兴、大怒、震怒、众怒、苦恼、烦恼、烦躁、愤恨、怨恨、仇恨、狂怒、激怒、恼怒、刻毒、敌视、恨之入骨。

哀：悲哀，如多愁善感、自怜、寂寞、沮丧、悲伤、难过、阴郁、忧郁、绝望、悲痛、悲伤、哀痛、哀伤、悲恸、伤心、悲哀、哀伤、悲恸、悲凉、沉痛、痛苦、难受、痛苦、忧伤、难过、酸心、痛心、不快、忧愁、哀愁、忧闷、忧郁、忧虑、忧伤。

惧：恐惧，如忧虑、忧愁、紧张、疑虑、急躁、警觉、慌乱、焦虑、坐立不安、畏惧、恐怖、害怕、恐慌、惊恐、恐惧、胆寒、胆怯、惧怕、畏怯。

其他：爱，如敬老慈幼、寸草春晖、情真意切、痴迷眷恋、亲密无间、一见倾心、心心相印、肝胆相照、生死与共、忠心耿耿、相濡以沫、无私关怀、敬重仰慕、温情脉脉、情投意合、舐犊之情。

惊奇，如奇怪、惊讶、惊异、震惊等。

厌恶，如藐视、轻蔑、鄙弃、憎恶、反感、讨厌等。

羞耻，如窘困、屈辱、内疚、悔悟、懊恼、羞愧等。

相关情绪脸谱如下：

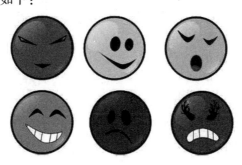

四、相关情绪理论

（一）詹姆斯—兰格理论

有些人认为，情绪激发起行动，我们哭泣是因为难过，逃跑是因为害怕。美国心理学家詹姆斯和丹麦生理学家兰格分别提出内容相同的一种情绪理论。后人称它为情绪的外周理论。詹姆士—兰格理论则给出相反的解读：刺激引发自主神经系统的活动，产生生理状态上的改变，生理上的反应导致了情绪。一些实验支持这一理论，例如，人为操纵受试者的表情，受试者可以感受到相应的情绪。这些实验也被应用在治疗中，例如大笑疗法、舞蹈疗法。

詹姆斯根据情绪发生时引起的植物性神经系统的活动，和由此产生的一系列机体变化提出，情绪就是对身体变化的知觉。他指出："情绪，只是一种身体状态的感觉；它的原因纯粹是身体的。"又说："人们的常识认为，先产生某种情绪，之后才有机体的变化和行为的产生，但我的主张是先有机体的生理变化，而后才有情绪。"当一个情绪刺激物作用于我们的感官时，立刻会引起身体的某种变化，激起神经冲动，传至中枢神经系统而产生情绪。在詹姆斯看来，悲伤乃由哭泣而起，愤怒乃由打斗而致，恐惧乃由战栗而来，高兴乃由发笑而生。

兰格认为，情绪是内脏活动的结果。他特别强调情绪与血管变化的关系："情感，假如没有身体的属性，就不存在了。""血管运动的混乱、血管宽度的改变以及各个器官中血液量的变化，乃是激情的真正的最初原因。"兰格以饮酒和药物为例来说明情绪变化的原因。酒和某些药物都是引起情绪变化的因素，它们之所以能够引起情绪变化，是因为饮酒、用药都能引起血管的活动，而血管的活动是受植物性神经系统控制的。植物性神经系统支配作用加强，血管扩张，结果就产生了愉快的情绪；植物性神经系统活动减弱，血管收缩或器官痉挛，结果就产生了恐怖。因此，情绪取决于血管受神经支配的状态、血管容积的改变以及对它的意识。

詹姆斯—兰格理论看到了情绪与机体变化的直接关系，强调了植物性神经系统在情绪产生中的作用。但是，他们片面强调了植物性神经系统的作用，忽视了中枢神经系统的调节、控制作用，因而引起了很多的争议。

（二）坎农—巴德学说

坎农对詹姆斯—兰格理论提出了三点疑问：第一，机体上的生理变化，在各种情绪状态下并无多大的差异，因此根据生理变化很难分辨各种不同的情绪。第二，机体的生理变化受植物性神经系统的支配，这种变化缓慢，不足以说明情绪瞬息变化的事实。第三，机体的某些生理变化可由药物引起，但药物（如肾上腺素）只能使生理状态激活，而不能产生情绪。

坎农认为，情绪的中心不在外周神经系统，而在中枢神经系统的丘脑，并且强调大脑对丘脑抑制的解除，使植物性神经活跃起来，加强身体生理的反应而产生情绪。外界刺激引起感觉器官的神经冲动，通过内导神经，传至丘脑，再由丘脑同时向大脑和植物性神经系统发出神经冲动，从而在大脑产生情绪的主观体验而由植物性神经系统产生个体的生理变化（如血压升高、心跳加快、瞳孔放大、内分泌增多和肌肉紧张等），使个体生理上进入应激准备状态。例如，某人遇到一只老虎，由视觉感官引起的冲动经内导神经传至丘脑处，在此更换神经元后，同时发出两种冲动：一是经过体干神经系统和植物神经系统到达骨骼肌和内脏，引起生理应激准备状态；二是传至大脑，使某人意识到老虎的出现。这时某人的大脑中可能有两种意识活动：其一，认为老虎是驯养动物，并不可怕。因此，大脑即将神经冲动传至丘脑，并转而控制植物性神经系统的活动，使应激生理状态受到压抑，恢复平衡。其二，认为老虎是可怕的，会伤害到人，大脑对丘脑抑制解除，使植物性神经系统活跃起来，加强身体的应激生理反应，并采取行动尽快逃避，于是产生了恐惧。随着逃跑时生理变化的加剧，恐惧情绪体验也就加强了。该理论认为，激发情绪的刺激由丘脑进行加工，同时把信息输送到大脑和机体的其他部位，到达大脑皮层的信息产生情绪体验，而到达内脏和骨骼肌肉的信息激活生理反应，因此，生理变化与情绪体验同时发生，它们都受丘脑的控制。

坎农的情绪学说得到巴德（Bard，1934，1950）的支持和发展，故后人称坎农的情绪学说为坎巴情绪学说。

（三）阿诺德“评价—兴奋”说

美国心理学家阿诺德（M. R. Arnold）在 20 世纪 50 年代提出了情绪的评价—兴奋学说。这种理论认为，刺激情景并不直接决定情绪的性质，从刺激出现到情绪的产生，要经过对刺激的估量和评价。情绪产生的基本过程是刺激情景—评估—情绪。同一刺激情景，由于对它的评估不同，就会产生不同的情绪反应。评估的结果可能认为对个体"有利""有害"或"无关"。如果"有利"，就会引起肯定的情绪体验，并企图接近刺激物；如果"有害"，就会引起否定的情绪体验，并企图躲避刺激物；如果"无关"，人们就予以忽视。

　　阿诺德认为，情绪的产生是大脑皮层和皮下组织协同活动的结果，大脑皮层的兴奋是情绪行为的最重要的条件。她提出的情绪产生的理论模式：作为引起情绪的外界刺激作用于感受器，产生神经冲动，通过内导神经上送至丘脑，在更换神经元后，再送到大脑皮层，在大脑皮层上刺激情景得到评估，形成一种特殊的态度（如恐惧及逃避、愤怒及攻击等）。这种态度通过外导神经将皮层的冲动传至丘脑的交感神经，将兴奋发送到血管和内脏，所产生的变化使其获得感觉。这种从外周来的反馈信息，在大脑皮层中被估价，使纯粹的认识经验转化为被感受到的情绪。这就是"评价—兴奋"学说。

（四）沙赫特的三因素情绪理论

　　该理论由美国心理学家沙赫特（S. Schachter）和辛格（J. Singer）在二十世纪六七十年代提出。他们认为，情绪的产生有三个不可缺少的因素：一是个体必须体验到高度的生理唤醒，心率加快、手出汗、胃收缩、呼吸急促等；二是个体必须对生理状态的变化进行认知性的唤醒；三是相应的环境因素。

　　为了检验情绪的三因素理论，他们进行了实验研究。把自愿当被试的若干大学生分为三组，给他们注射同一种药物，并告诉被试注射的是一种维生素，目的是研究这种维生素对视觉可能产生的作用。但实际上注射的是肾上腺素，一种对情绪具有广泛影响的激素。因此三组被试都处于一种典型的生理激活状态。然后，主试向三组被试说明注射后可能产生的反应，并做了不同的解释：告诉第一组被试，注射后将会出现心悸、手颤抖、脸发烧等现象（这是注射肾上腺素的反应）；告诉第二组被试，注射后身上会发抖、手脚有些发麻，没有别的反应；对第三组被试不做任何说明。接着把注射药物以后的三组被试各分一半，让其分别进入预先设计好的两种实验环境里休息：一种是令人发笑的愉快环境（让人做滑稽表演），另一种是令人发怒的情境（强迫被试回答琐碎问题，并强词横加指责）。根据主试的观察和被试的自我报告结果，第二组和第三组被试，在愉快的环境中显示愉快情绪，在愤怒情境中显示出愤怒情绪；而第一组被试则没有愉快或愤怒的表现和体验。如果情绪体验是由内部刺激引起的生理激活状态决定的，那么三组被试注射的都是肾上腺素，引起的生理状态应该相同，情绪表现和体验也应该相同；如果情绪是由环境因素决定的，那么不论哪组被试，进入愉快环境中就应该表现出愉快情绪，进入愤怒环境中就应该表现出愤怒情绪。实验证明，人对生理反应的认知和了解决定了最后的情绪体验。这个结论并不否定生理变化和环境因素对情绪产生的作用。事实上，情绪状态是由认知过程（期望）、生理状态和环境因素在大脑皮层中整合的结果。环境中的刺激因素，通过感受器向大脑皮层输入外界信息；生理因素通过内部器官、骨骼肌的活动，向大脑输入生理状态变化的信息；认知过程是对过去经验的回忆和对当前情境的评估。来自这三个方面的信息经过大脑皮层的整合作用，才产生了某种情绪体验。

将上述理论转化为一个工作系统，称为情绪唤醒模型。这个工作系统包括三个亚系统：一是对来自环境的输入信息的知觉分析；二是在长期生活经验中建立起来的对外部影响的内部模式，包括过去、现在和将来的期望；三是现实情景的知觉分析与基于过去经验的认知加工间的比较系统，称为认知比较器，它带有庞大的生化系统和神经系统的激活结构，并与效应器官相联系。

这个情绪唤醒模型的核心部分是认知，通过认知比较器把当前的现实刺激与储存在记忆中的过去经验进行比较，当知觉分析与认知加工间出现不匹配时，认知比较器产生信息，动员一系列的生化和神经机制，释放化学物质，改变脑的神经激活状态，使身体适应当前情境的要求，这时情绪就被唤醒了。

（五）情绪 ABC 理论

情绪 ABC 理论是由美国心理学家埃利斯创建的。该理论认为，激发事件 A（activating event 的第一个英文字母）只是引发情绪和行为后果 C（consequence 的第一个英文字母）的间接原因，而引起 C 的直接原因则是个体对激发事件 A 的认知和评价而产生的信念 B（belief 的第一个英文字母），即人的消极情绪和行为障碍结果（C），不是由于某一激发事件（A）直接引发的，而是由于经受这一事件的个体对它不正确的认知和评价所产生的错误信念（B）所直接引起。错误信念也称为非理性信念。

如图 7-1 中，A（antecedent）指事情的前因，C（consequence）指事情的后果，有前因必有后果。但是有同样的前因 A，可能会产生不一样的后

果 C_1 和 C_2。这是因为从前因到后果之间，一定会透过一座桥梁 B（bridge），这座桥梁就是信念和我们对情境的评价与解释。又因为同一情境之下（A），不同的人的理念以及评价与解释不同（B_1 和 B_2），所以会得到不同结果（C_1 和 C_2）。因此，事情发生的一切根源缘于我们的信念（信念是人们对事件的想法、解释和评价等）。

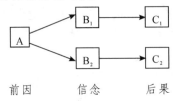

前因　　　　信念　　　　后果

图 7-1　情绪 ABC 理论

情绪 ABC 理论的创始者埃利斯认为：正是由于我们常有的一些不合理的信念才使我们产生情绪困扰。如果这些不合理的信念长期存在，久而久之，还会引起情绪障碍。情绪 ABC 理论中：A 表示诱发性事件；B 表示个体针对此诱发性事件产生的一些信念，即对这件事的一些看法、解释；C 表示自己产生的情绪和行为的结果。

情绪常产生于人们对环境的评价方式和反应方式（如果按照情绪 ABC 理论，人们对环境的评价方式即 B，人们对环境的反应方式即 C）。

【案例解读】

有一位护士生和相识相恋七年的男朋友分了手，她一直接受不了这个残酷的事实，情绪十分低落，已经影响到她正常的生活和学习。她没办法专心学习，因为无法集中精力，头脑中经常想到的是前男友的薄情寡义。她认为自己在感情上付出了很多，却没有得到应有的回报，自己很傻同时也很不幸。

辅导员看到这种情况，非常着急，建议她到心理咨询中心找老师做心理咨询。

心理老师：假如有一天，你正在公园的长凳上休息，把你最心爱的一本书放在长凳上，这时候走来一个人，径直走过来，坐在椅子上，把你的书压坏了。这时，你会怎么想？

护士生：我很生气，他怎么可以这样随便损坏别人的东西呢！太没有礼貌了！

心理老师：他是个盲人，你会怎么想呢？

护士生：哦，原来是个盲人，他肯定看不到长凳上放有东西！谢天谢地，好在只是放了一本书，要是油漆或是什么尖锐的东西，他就惨了！

心理老师：那你还会对他愤怒吗？

护士生：当然不会，他是不小心才压坏的嘛，盲人也很不容易。我甚至有些同情他了。

心理老师会心一笑：同样的一件事情——他压坏了你的书，但是前后你的情绪反应却截然不同。你知道是为什么吗？

护士生：可能是因为我对事情的看法不同吧！

从以上对话我们可以看出，对事情不同的看法，能引起自身不同的情绪。很显然，让我们难过和痛苦的，不是事件本身，而是对事情的不正确的解释和评价。这就是心理学上的情绪 ABC 理论的观点。情绪 ABC 理论的创始者埃利斯认为：正是由于我们常有的一些不合理的信念，才使我们产生情绪困扰，如果这些不合理的信念日积月累，还会引起情绪障碍。

对于上面这个失恋的护士生来说，失恋只是一个诱发事件 A，结果 C 是她情绪低落，生活受到影响，无法专心工作；而导致这个结果的，正是她的认知 B：她认为自己付出了一定要收到对方的回报，自己太傻了，太不幸了。假如她换个想法：这样不懂爱的男孩不值得自己去珍惜，现在他的离开可能避免了以后他对自己造成更大的伤害，那么她的情绪体验显然就不会像现在这么糟糕。

例如，同样是失恋了，有的护士生放得下，认为未必不是一件好事；而有的护士生却伤心欲绝，认为自己今生可能都不会再有爱。又例如，找工作面试失败后，有的护士生可能会认为，这次面试只是试一试，不过也没关系，下次可以再来；有的护士生则可能会想，我精心准备了那么长时间，竟然没过，是不是我太笨了，我还有什么用啊，人家会怎么评价我。再例如，在考英语四级失败之后，有的护士生会认为是自己努力不够，下次还要再努力；有的护士生会觉得老天太不公平了或自己太没面子了，居然四级都没过。这两类护士生因为对事情的评价不同，他们的情绪体验也会截然不同。

第二节　护士生常见的情绪困扰

现代医院是一个高技术、高风险、高情感投入的"三高"机构，护士作为医院的主要工作人员，其情绪势必影响其为病人提供护理服务的质量。有研究显示，情绪智力越高的护士在面对压力时越多使用积极的应对方式，其职业压力越低。情绪智力是护士工作倦怠的保护因素，影响工作满意度及对良好护患关系的建立。护士生作为护士的储备军，其情绪智力的高低将影响到他们今后的临床护理工作。

护士生处于人生发展的重要时期，加之护理专业与其他专业存在着性别比例不均衡、专业思想不稳定等不同之处，诸多的困惑与烦恼使他们易产生情绪困扰等问题。

一、健康和成熟的情绪的内涵

健康的情绪，即是良好的情绪状态。良好的心理状态，首先是情绪上的成熟，是指一个人的情绪的发展、反应水平和自我控制的能力与其年龄和社会对此的要求相适应，并为社会所接受。美国心理学家马斯洛在阐述关于"自我实现者"的情绪的特点时，曾经提出了健康情绪的六个特征，即平和、稳定、愉悦和接纳自己；有清醒的理智；适度的欲望；对人类有深刻、诚挚的感情；富于哲理，善意的幽默感；丰富、深刻的自我情感体验。

二、护士生情绪的特点

情绪有两种特殊的存在形式，即内在状态或体验、外显表情。护士生的情绪有其自身的特点。

（一）个体差异性

护士生的情绪体验相比较其他群体而言，更加深刻、更加丰富多彩。随着他们自我意识的不断发展和各种需要、兴趣的扩展，护士生的情绪体验表现得更加敏感、细腻和深刻，是更加带有社会内容的情感体验。

（二）波动性与两极性

护士生正处于未成年人与成年人的转变阶段，在情绪状态上反映着两种情绪并存的特点。一方面，相对于中学阶段，护士生的情绪趋于稳定和成熟；另一方面，与成年人相比，护士生的情绪又带有明显的起伏波动性，容易从一个极端走向另一个极端，情绪有时会表现为大起大落、大喜大怒、突喜突悲的两极性。

（三）冲动性与爆发性

护士生的情绪特点还表现在情绪体验上特别强烈和富有激情。对任何事都比较敏感，一旦情绪爆发，自己则难以控制，甚至表现为一定的盲目狂热和冲动。在处理同学关系、师生关系的矛盾时，在对待学业生活中的挫折时，常常易走极端，给自己及他人带来伤害。

（四）矛盾性与复杂性

大学阶段正是护士生面临着许多重大选择的时期，常常会呈现出一种矛盾和复杂的情绪状态。例如，希望自己具有独立性和希望依赖他人的需要同时存在；既对自己不满意，又不想承担责任；既希望得到他人的理解，又不愿意接受他人的关心等复杂矛盾的心态。

（五）内隐与掩饰性

护士生的情绪表现，虽然有时也会喜形于色，但已经不像青少年时期那样坦率直露，不少护士生常会将自己的情绪隐藏和掩饰，体现为外在表现与内在体验并不一致。这无形中也给护士生和同学之间的相互交流带来障碍，使一些学生出现孤独和苦闷的情感困惑。

（六）男女生差异

护士生的男女比例很不平衡，女生要比男生多很多，在情绪上也有很大的差别。女生的情绪状态具有热情开放，富有激情和幻想，敢想敢做等特点；但容易出现抑郁、焦虑、多愁善感等不稳定情绪。男生的情绪状态要比女生相对稳定，主动和敢为性强，更有独立性和刚毅性；但当情绪不稳定时，也容易出现情绪失控，行为过激，加上在人数上，男生是极少数，有时内心有点自卑。

（七）年级差异

刚刚入学的一年级新生，往往对一切存有幻想，对各种知识领域都充满了疑问与兴趣，对自己的评价往往过于自负，对自己的自我认识和作用缺乏全面系统的分析，处于不定阶段。二年级是情绪波动较大的阶段，这突出反映为：在大学一年级的新鲜感已经荡然无存之后，暴露出护士生在大学生活、学业、人际交往等方面面临的矛盾冲突及造成的情绪困扰。从三年级开始，学生的情绪自控能力有所增强。他们对大学的生活环境已经基本适应，并具备了一定的情绪自控能力，情绪状态相对比较稳定。但到了四年级后，由于即将走上社会，人生处于重要转折时期，此时的情绪状态再次呈现出矛盾性和复杂性。

（八）生源地差异

来自农村的学生朴实、好学、意志力坚强，但由于进入大城市生活环境，与都市文化形成一定的心理反差；不少农村学生是抱着上大学，跳龙门，在大城市找工作的想法来到高校；一些农村学生还面临着程度不同的经济负担。这些都会造成自卑、焦虑、忧郁、心理压力过大等情绪问题。城市学生绝大部分为独生子女，在情绪上，更加开朗、乐观、自我适应性较强，但同时呈现的问题是，由于在家庭中备受关注，造成一些学生责任意识淡薄，学习缺乏动力，心态浮躁。

三、护士生的情绪困扰

其实，任何一种情绪的产生都有其生理和心理上的价值，但如果护士生在某种情绪上时间太长或强度过大则会带来不适。通过调查我们发现，护士生至少有以下几种情绪困扰。

（一）自卑

自卑是自我情绪体验的一种否定形式，主要表现为护士生对自己的能力、学识、品质等自身因素评价过低。由于学习环境、生活环境的改变，部分护士生由高中时期的"佼佼者"变成大学校园中的"普通一员"，这种"地位"的改变是造成部分护士生自卑的重要原因，还有一些护士生由于家庭条件差或自身某些不足而自卑。加上由于人们对护理的传统观念，觉得学护士专业低人一等，对专业认同不强导致护士生自卑。有自卑感的学生由于自我评价过低，导致行为畏缩、瞻前顾后、多愁善感，自尊心极强，过于敏感，严重影响各方面的正常发展。

（二）过度焦虑

焦虑是一种比较复杂的情绪现象，是人们对即将发生的某种事件或情境感到担忧和不安，又无法采取有效的措施加以预防和解决时产生的情绪体验。保持适度的焦虑对护士生来说是有益的，但过度的焦虑会使护士生处于一种无所适从的状态，产生难以名状的紧张感和恐惧感，总是担心将要发生的事情，以致坐立不安，注意力分散，学习效率低下。引起学生焦虑的主要原因有：入学适应困难、学习问题（如考试焦虑）、人际交往（如社交恐惧引起的焦虑）、求职就业问题等。例如，上解剖课时，有的女生会吓得脸色发白哇哇哭，有的上课后好些天吃不下饭；学习注射时也很焦虑，在多次练习中，难免会有把别人扎痛，甚至还有护士生本该用棉棒摁住针头拔出来，结果太紧张就忘了，直接把针头拔了出来。

（三）抑郁

抑郁是一种内心苦闷、孤寂，觉得事事不如意的持久的情绪状态。当护士生感到无法面对外界压力时常常会产生这种消极情绪。一部分护士生由于不喜欢所学专业，感到前途渺茫，或是由于人际关系处理不当，失恋等问题，导致情绪抑郁。其主要表现是：情绪低落、思维迟缓、郁郁寡欢、闷闷不乐、兴趣丧失，食欲减退、失眠等，丧失生活信心。

（四）易怒

心理学的研究表明，在一般情况下，情绪反应都是由大脑皮层决定的。但是美国纽约大学的莱克杜斯通过研究表明，并不是所有情绪的发生都要经过大脑皮层的加工整合与评估。他认为，"除了情绪通道之外，另有一小络神经元直接自丘脑连接到杏仁核，通过这些狭小通道，杏仁核可直接在大脑皮层尚未做出评价之前抢先做出反应导致有机体的一时冲动"。处于青春期的护士生内分泌系统处于空前活跃时期，大脑神经过程的抑制和兴奋发展不平衡，内制力较差，容易冲动。易怒是护士生常见的一种消极情绪，有的护士生则因为一件小事或一句话就会激动得暴跳如雷，或出口伤人，甚至动拳脚伤人。

【心理知识讲坛】关于激情

激情是一种持续时间短、表现剧烈、失去自我控制的情绪状态。法国的拉罗什富科说过："激情常常使最精明的人变成疯子，使最愚蠢的傻瓜变得精明。"激情的特点是短暂性、爆发性。激情状态下护士生卷入的程度很深，失去了理智，并伴有明显的生理反应和肢体动作。例如，盛怒时，拍案而起；狂喜时，手舞足蹈；绝望时，精神崩溃，手脚不听使唤等。这种情绪状态通常是由强烈的欲望和明显的强刺激引起。当护士生认识到这类欲望和刺激对本人有重大意义时便会引起激情体验。例如，在重大国际体育竞赛或奥运盛会中，本国运动员、团队夺取金牌，国家足球队进球瞬间以及在生活学习中突如其来的伤害、悲痛、危险、恐惧，对立意向的冲突、失恋、受到欺辱等。

激情状态下，护士生往往出现"意识狭隘"现象，即认识活动的范围缩小，理智分析能力受到抑制，自我控制能力减弱，进而使自己的行为失控，甚至做出一些鲁莽的、暴力的、违法的事情出来。例如，云南某大学在校生马某在同一宿舍内接连谋杀了四位同学，可谓丧心病狂、人性泯灭。有些人用激情爆发来为他开脱，说什么"一时冲动，犯了大错"，认为"激情时完全丧失理智，无法控制自己"，这种说法是不对的。人能够意识到自己的激情，体验到激情状态，也能在早期有意识的调控它。因此，任何人对在激情状态下的失控行为所造成的不良后果都要负责任。激情状态下的杀人、伤人、毁物都属于暴力性犯罪行为，法律上称为"激情犯罪"。

虽然，在激情发生的时候，护士生很难用意志加以控制，却可以通过加强心理训练的方法防止激情的过度爆发，尤其是消极的激情爆发。具体可采取如下训练方法：

（1）心理换位法：当你激动的时候要经常提醒自己："假如我是他⋯⋯"

（2）转移注意法：当你意识到自己即将激情爆发的时候，强迫自己做一些同激情动作相反的动作，如做双手合一念经拜佛状，或张开嘴把舌头在嘴里转几十圈等。

（3）学会"制怒"法：在自己的房间里贴上"制怒"的条幅作为自己的座右铭。学会使用幽默的方法：在激情状态爆发前，用幽默的方式来化解矛盾，是大智大慧之人。古希腊哲学家苏格拉底在家里接待客人时忘记了做家务，夫人不悦，当着客人的面对丈夫一阵痛骂，随后端着一盆水怒不可遏地从丈夫的头上浇下。苏格拉底却不慌不忙地说道："我早知道，在一阵雷鸣闪电之后，是一场暴风骤雨。"说完后，客人和夫人都开怀大笑起来。他用机智和幽默巧妙地化解了一场家庭暴力。

（4）避免"打赌"：一些护士生好"打赌"，容易得理不让人，有错也不服气，输了更不服气，可是对手也不甘示弱，这种"气壮"和"气盛"可能会引发不可想象的悲剧。

（5）自我修养法：加强个人人格魅力的培养、人品涵养的修养，提高思想道德素质的水平，养成良好文明的道德行为习惯。

【心理故事】致命杀手"生气水"

最近，美国一些心理学家做了一项实验，他们把正在生气的人的血液中所含的物质注射到小老鼠身上，并观察其反应。初期，这些小老鼠表现呆滞，整天不思饮食。几天后，它们就默默地死掉了。美国生理学家爱尔玛为了研究情绪状态对健康的影响，设计了一个很简单的实验：他把一支支玻璃管插在正好是0℃的冰水混合物容器里，然后分别注入人们在不同情况下的"气水"，即用人们在悲痛、悔恨、生气时呼出的水汽和他们在心平气和时呼出的水汽作对比实验。结果表明，当一个人心平气和时呼出的水汽冷凝成水后，水是澄清透明、无杂质的；悲痛时呼出的水汽冷凝后则有白色沉淀；悔恨时呼出的水汽沉淀物为乳白色；而生气时呼出的"生气水"沉淀物为紫色。他把"生气水"注射到大白鼠身上，几十分钟后，大白鼠就死了。由此可见，生气对健康的危害非常大。

有分析表明：人生气10分钟会耗费大量精力，其程度不亚于参加一次3 000米的赛跑；而且生气时的生理反应也十分剧烈，分泌物比其他任何情绪状态下的分泌物都复杂，且更具毒性。因此，动辄生气的人很难健康长寿（很多人都是给气死的）。

生气发怒引起的后果有：

伤心损肺：气愤必然引起心跳加快，心律失常，使心脏受到邪气的侵袭，诱发心慌心痛，呼吸急促，引发气逆胸闷、肺胀、咳嗽及哮喘。

伤脾伤肝：生气时除了伤脾脏外，还会导致尿道受阻或失禁，并使肝胆不和、肝部疼痛。

伤脑失神：人在发怒时心理状况失衡，情绪高度紧张，神志恍惚。在这样恶劣的心理状态和强烈的不良情绪下，大脑中的"脑岛皮质"受到刺激，时间久了就会改变大脑的正常运作。

可见，生气发怒可使呼吸系统、循环系统、消化系统、内分泌系统和神经系统失调，并带来极大的损伤。生气还会引起皮肤憔悴、双目红肿、皱纹增多、妇女月经不调，甚至影响生育。生气的妇女在哺乳期不仅奶水减少，而且在生气后给婴儿喂奶，婴儿有可能中毒，轻者长疮，重者生病。老年人在发怒时由于内耳小血管、微血管痉挛性收缩，血液供量不足，会形成血管栓塞，导致突发性耳聋。精神刺激是引发癌症的活化剂。德国医学博士认为，相当一部分癌症是由病人激烈的内心冲击引起的。患有心脑血管疾病的人在生气时还容易诱发心肌梗死和脑血栓。

　　为了自身健康，请尽量不要生气，实在要生气，也要学会克制，学会用幽默、宽容等消气艺术来减轻或消除心理压力。

第三节　护士生情绪管理的策略

　　诺贝尔文学奖得主赫曼赫塞说："痛苦让你觉得苦恼的，只是因为你惧怕它、责怪它；痛苦会紧追你不舍，是因为你想逃离它。所以，你不可逃避，不可责怪，不可惧怕。你自己知道，在心的深处完全知道——世界上只有一种魔术、一种力量和一种幸福，它就叫爱。因此，去爱痛苦吧。不要违逆痛苦，不要逃避痛苦，去品尝痛苦深处的甜美吧。"要记住，其实情绪本身并无是非、好坏之分，每一种情绪都有它的价值和功能。因此，一个心理健康的人不否定自己情绪的存在，而且会给它一个适当的空间允许自己有负面的情绪。我们能成为情绪的主人，不是完全让情绪左右我们的思想和行为，而要善用情绪的价值和功能。

一、认识情绪与了解情绪

　　大多数当代理论家都认为情绪在动机中具有重要作用。许多心理学家也开始重视情绪的自我调节。如班杜拉（1991）指出，"天资和它（情绪）的发挥一样重要"。他认为，为了实现目标，人们需要学会调控自己的情绪，特别是调控自我怀疑（Bandura，1997）。

　　情绪与我们每个人都紧密相关。情绪的发展和变化是我们因人因时因地因事而产生的。情绪在制约人，也在成就人，还在损害人，不同的情绪对生活有不同的影响。我们要管理好自己的情绪，拥有我们自己需要的情绪，使情绪获得应有的表达和展示。所以，我们必须真正了解情绪，知道它的种类和对人的利害。

　　我们不仅需要积极的情绪，还需要消极的情绪；不仅需要克制，还需要发泄；不仅需要防御，还需要利用。知道情绪是我们为人做事乃至成败的重要因素，我们只有挖掘积极情绪和善待消极情绪，才能更好地把握和管理自己的情绪，做情绪的主人。

　　现代心理学在研究人的情绪行为时也注重探讨外显的情绪行为，包括面部、言语和身体姿态上的表现，称为面部表情、言语表情和身段表情，并认为，表情在高等动物的种属内或种属间起着通讯的作用，如求偶、顺从、维持接触行为的信号以及警告、求救和威胁的信号等。在人类社会，表情特别是面部表情是人际交往的重要工具。一些心理学家如孟昭兰甚至认为，面部表情是最敏感的情绪行为发生器和显示器，是情感的生理机制的重要组成部分。你不妨试一试，如果你让自己面带微笑并保持半分钟，你将有高兴的情绪体验；如果你紧锁眉头半分钟，你将会有苦闷和烦恼的情绪体验。

表情不仅是人们相互表达自我的工具，同时也是彼此识别的工具。人们不仅要使用丰富的情绪表达方式而且要学会简单的情绪识别途径。情绪识别并不是针对表情本身，而是针对情绪行为背后的意义即揣测和判断情绪行为人的主观体验，亦即他的情感状况如何，从而达到认识他人、了解他人，进而理解他人、接纳他人的目的。皱眉是一种情绪表达，尖锐、短促、嘶哑的声音是一种情绪表达，捶胸顿足也是一种情绪表达。我们见到这些行为，就要力图解释它背后潜在的情绪意义是什么。心理学家对此开展了大量的研究工作。表情与情感的关系见表7-1。

表7-1　表情与可能的情感

表情	可能的情感
脸红	羞愧、羞怯、心中有鬼
身体接触（拍肩、握手、拥抱、亲吻）	友好、友爱、友谊、友情、情爱
哭泣	悲伤、悲痛、激动
皱眉	生气、挫折感、焦虑感
笑	愉快、高兴、喜悦
尖叫	痛苦、惊奇、惊吓
出汗	害怕、焦急、紧张、恐惧
毛发直立	气愤、愤怒、惊恐
耸肩	无可奈何、顺从
嘘声	蔑视、看不起，无尊重感
起鸡皮疙瘩	厌恶、恶心
发抖	害怕、担心、无安全感

情绪识别，是一个实践性和技术性较强的工作。需要不断的实践、摸索、总结和提高。在心理咨询工作、犯罪心理学、管理心理学以及商务谈判技巧等方面的应用性研究中，它是一门高超的艺术和技巧。心理学家总结了一些识别的线索、原则和要领。

（1）面部表情是识别情绪的主要指标，其中眼睛的光泽和视线是最重要的识别线索。眼光是由眼泪的数量、粘膜毛细血管的充血程度以及瞳孔的大小决定的；视线是人的注意力和意向的表达方式。视线相对，双方才有诚意，双方视而不见，缺乏彼此尊重。有意回避对方的视线或者斜歪着头斜眼看人都是不礼貌的，并能被对方识别为：你不愿被对方看穿自己的心理活动，或心虚、或害臊、或厌恶、或拒绝、或不诚实、或充满鄙夷、或不尊重、或盛气凌人、或满不在乎。视线向下，则是心情沮丧、悲观、缺乏自信。面部的肌肉变化人可控制，而人的眼光和视线则很难掩饰。一般来说，快乐和愤怒最易识别，而对恐惧、哀痛、厌恶等识别较困难。

（2）综合情绪行为的前后关系，识别准确度高，而孤立的识别准确度低。

（3）在识别中，言语表情是最容易被识别的。歌唱家、演说家主要就是靠其言语表情的魅力打动听众。

（4）情绪识别还容易受到暗示的影响。

（5）面部表情的识别最好与身段表情结合起来。

（6）识别身段表情，双手和脚的表情最为重要。识别双手和双脚表达情绪的准确度与识别面部表情的水平是一样的。哑剧和舞剧表演在面部表情被掩饰的情况下，更多地使用身段表情尤其是双手和脚的动作，观众仍然能够尽情地欣赏剧情。喜剧大师卓别林在许多无声电影里的精彩表演能够令世界上不同种族、不同肤色、不同文化背景和不同地域、国度的人们陶醉，魅力就在于此。

然而，要准确无误地进行情绪识别，单凭表情还不够，还要结合其他指标（如当时的情境、个性特征等）综合进行比较鉴别后才能完成。情绪识别的目的不仅在于认识他人、了解他人、理解他人甚至接纳他人，更重要的还在于实践和拓展自己的情感空间。因为人类的情绪体验是相通的。心理学把人们彼此间情感的相通，即情感上的相互作用和相互影响，称为感情移入或移情。当我们识别到别人的某种情感时，说明我们自己就有这样的情感，我们会有意识地拓展这种情感，我们会情不自禁地分享这种情感。我们常说，将心比心，善解人意，就是这个道理。优秀的艺术作品之所以打动人，移情是最重要的原因。

二、及早处理和管理情绪

及早处理和管理情绪非常重要。心理情绪就像一把双刃剑，它既可能成为我们的朋友，也可能成为我们的敌人。而人一辈子犯的所有错误，80% 是因为生气而发生的。怨气让人疯狂，怒气让人愚蠢，浮气让人失神，闲气让人伤心，闷气让人消沉，坏脾气会害死一个人。良好的情绪既是推动护士生学业成功的"发动机"，又是帮助护士生建立和谐人际关系的"润滑剂"，也是护士生身心健康的"保护者"，还是护士生优良性格的"塑造者"。

及早处理和管理情绪，就是要能清楚自己当时的感受，认清引发情绪的理由，再找出适当的方法缓解或表达情绪，我们可以归纳成为以下三步。

（一）What——整理我现在有什么情绪

由于我们平常比较容易控制感觉或者常认为有情绪是不好的，因此常常忽略我们真实的感受，因此，情绪管理的第一步就是要先能察觉我们的情绪，并且接纳我们的情绪。情绪没有好坏之分，只要是我们真实的感受，就要学会正视并接受它。只有当我们认清自己的情绪，知道自己现在的感受，才有机会把握情绪，也才能为自己的情绪负责，而不会被情绪所左右。

（二）Why——思考我为什么会有这种感觉（情绪）

我为什么生气？我为什么难过？我为什么觉得挫折无助？我为什么……找出原因我们才知道这样的反应是否正常，找出引发情绪的原因，我们才能对症下药。

（三）How——如何采取有效措施处理情绪

想想看，可以用什么方法来纾解自己的情绪呢？平常，当你心情不好的时候，你会怎么处理？什么方法对你是比较有效的呢？也许可以通过深呼吸、肌肉松弛法、静坐冥想、运动、到郊外走走、听音乐等来让心情平静，也许会大哭一场、找人聊聊、涂鸦、用笔抒情等方式，来宣泄一下情感，或者换一个乐观的想法来改变心情。

【心理训练游戏】

你会自我调整情绪吗？试着用以下方法调整自己的情绪。

（1）看电影、听音乐、逛街。

（2）阅读书籍，看小说。

（3）跑步、做操、打球等体育运动。

（4）选择最能使自己发笑的小品、相声、滑稽作品、笑话进行观看、阅读或大声朗读。

（5）发一会儿呆。

（6）放松，把不愉快的事情说出来，以免心理疲劳。

三、掌握调节情绪的方法

（一）注意力转移法

当我们出现愤怒等敌视情绪时可以做的是转移自己的注意力。专家发现："敌视情绪"引发的焦虑、悲观每上升1%，患心脏病的危险就增长6%。因为"敌视情绪"长期郁积会破坏我们身体的免疫系统，更能对心脏系统产生压力，严重的还会导致心脏受损。所以要学会将注意力转移。当我们发现自己有敌视情绪产生的时候，马上换个环境，这样自然就换了个心情。平时也要注意修炼心性，心态平和地与人合作，要知道懂得成全别人才能成就自己。

（二）适度宣泄法——微笑和大笑

对于一个人来讲，笑是愉快的表现和结果，同时笑也可以成为愉快的原因。在人际交往中，微笑是常见的，但有些人脸上从来见不到笑容，这是不好的。微笑在家庭里创造幸福，在交往中巩固友谊。大笑会影响、感染别人，改善人际关系。笑表达了人类征服忧郁的能力。笑不仅是脸部的肌肉运动，并且笑的过程引发的机体运动是一套耐人寻味的绝妙健康操。一个人处于大笑状态时，脑垂体将释放激素等分泌物，从而获得快乐感；眼泪从泪腺流出；嘴呼出的气流达每小时70米；声带抽搐的无法说话；动脉在收缩后变得更松弛；心脏跳动加快以获得大量需要的氧气；肺部承受的压力增加，直到换气为止；膈膜拉得更紧；腹肌收缩；神经内分泌系统释放出肾上腺素；双腿由于骨骼肌肉变软可能站不稳等。笑既有如此功能，所以，护士生更应该以笑来促进快乐感的获得。亚里士多德说，生活中有一种东西是不可缺少的，那就是安排休息与玩笑的时间。

护士生可用如下方法培养笑的习惯。第一，多和爱笑的人接触，会受到感染。看到别人笑，虽然不知道为什么，自己也会跟着笑。第二，经常阅读幽默读物，多看、多听、多讲笑话，多看漫画。第三，不要放过笑的机会，发挥联想和创造性思维，想笑就笑，不要压抑。第四，锻炼笑的能力，提高笑的质量和水平。

(三)调节"季节性情绪失调"法

"季节性情绪失调"是指因天气变化而产生的情绪疾病。尤其是冬天，阳光照射的时间短，万物萧瑟。这时，对环境和气候格外敏感的人就会出现情绪低落、极度疲倦、嗜睡和贪吃及对所有事情都失去兴趣的症状，严重的还会引起机体正常功能的衰退。

应对方法：锻炼及按摩，拒绝单一饮食，多吃蔬菜和水果，享受阳光和参与户外活动，并提高室内自然光线及充分享受冬季的乐趣，如炉火、书本和音乐。

我们没有办法改变天气，但我们可以改变自己的心情。

(四)体育锻炼法

护士生可以观看体育运动比赛或者亲自参加力所能及的体育锻炼。在体育运动中，球类运动最为护士生所喜爱，因为这类运动不仅活动了筋骨，而且具有对抗性，要动脑筋，常有许多戏剧性的场景和情节，引人入胜。看球赛给人们特别是球迷以巨大的喜悦。护士生还可以亲自参加一些比较紧张的对抗性强的体育活动，如棋牌赛、钓鱼赛、登山赛、越野赛等。

(五)艺术调节法

1. 看电影

护士生要有意识地观看喜剧片，到电影院、网上观看都可以。其中最合适的是卓别林主演的电影。他的影片是唯一能不间断地、长期吸引着观众兴趣的影片，不论这些观众是中国人还是外国人，也不论是老人还是儿童。他演的影片中，如《狗的生涯》《寻子遇仙记》《城市之光》《摩登时代》《大独裁者》《舞台生涯》《一个国王在纽约》《谍》《安乐街》等都是人类精神文明的财富。卓别林与爱因斯坦都是齐名的世纪伟人。有一次，两人意外相见，激动的握手拥抱。卓别林说："您将成为世界伟人，您的理论，世界上没有几个人能懂！"爱因斯坦愉快地回答："您已经是世界伟人，您的电影，世界上人人都懂！"卓别林的影片是我们这个世界的光明。他的影片有如下特点：一是多为哑剧，剧情简单，不经过翻译也能引人发笑。二是一部影片中常常由几个短的、故事情节可以独立的部分组成，在放映时，不一定要一次全部放完。另外像世界名著，塞万提斯写的《唐·吉可德》也拍成了电影。莎士比亚的戏剧《仲夏夜之梦》《威尼斯商人》《温莎的风流娘们儿》等也多拍成电影，这些电影都十分适合护士生欣赏。大学的录像厅、电影院也应当多放映这些影片，作为调整护士生的心理和精神状态的工具。自己选择影片和影碟时还要注意一个问题，就是多选一些本国的喜剧片，如喜剧小品大奖赛中的一些优秀的节目和歌舞文艺晚会比赛中的优秀节目的影碟片。现代港台的喜剧明星如成龙、周星驰等的大部分喜剧作品也非常适合护士生们观看。

2. 聆听音乐

用音乐来产生愉快心情是很有效和很容易的事情。选择音乐时，宜选快乐的轻音乐。在舞曲中以圆舞曲较好。著名的奥地利音乐家约翰·斯特劳斯写了许多优秀的作品，如《蓝色多瑙河》《春之声》《南方的玫瑰》《维也纳森林的故事（传说）》都很适于护士生欣赏。另外像，芭蕾舞《天鹅湖》《睡美人》《胡桃夹子》中的一些音乐也很优美，选曲中宜多选世界名曲，理由是这些曲子经得起反复欣赏，经过了时间与空间的考验。我国的古曲《春江花月夜》，民族音乐中的《步步高》《彩云追月》《良宵》《空山鸟语》等，以及各国各民族的民歌都可选用。我们可以根据情绪选择不同的乐曲，比如，忧郁烦恼是可以听《蓝色多瑙河》《卡门》《渔舟唱晚》等意境宽阔、充满活力、轻松愉快的音乐；失眠时可以听听莫扎特的优雅宁静的《摇篮曲》、门德尔松的《仲夏夜之梦》等乐曲；情绪浮躁时可听听《小夜曲》等来调节。如果能尝试自己演奏乐器和演唱效果会更好。

3. 跳舞

跳舞也是一种不错的调节护士生情绪的方法。看别人跳舞不如自己去跳更好。一般人以跳交谊舞为宜，跳紧张激烈的舞蹈可能比较累，但热情奔放的迪斯科、拉丁舞和桑巴舞蹈更适合青春四溢的护士生们参与。舞蹈对人的身心有很明显的愉快影响，也是一种很好的有氧运动。我国少数民族几乎都是能歌善舞的民族，他们用音乐、歌声和舞蹈来庆贺丰收的喜悦和表达喜庆节日时的愉快心情。原始社会中，舞蹈在人们的生活中占有重要的地位。随着社会文明的发展进步和人们文化水平的提高，舞蹈活动在人们生活中的地位和作用日益加强。跳舞对解除护士生的压抑心情有很好的疗效。

4．观看相声和小品

在我国的曲艺中，相声和小品是专给人带来愉快，引人发笑的艺术。中国人男女老幼，没有不爱听相声、看小品的。其中，有些相声段子脍炙人口，百听不厌，大量经典小品，更是百看不厌。如传统的相声段子《卖布头》《改行》《戏曲与方言》《夜行记》《买猴》《醉酒》《打电话》《多层饭店》《爱情与诗歌》等，都曾给我们带来了欢乐。现代的喜剧小品层出不穷，表演大师赵本山、巩汉林、陈佩斯、蔡明、郭达等的作品，也非常适合护士生们欣赏。

【心理故事】有趣的情绪小故事（笑是良药）

（1）笑声护士。

据美国芝加哥《医学生活周报》报道，美国一些大型医院和心理诊所已经开始雇用"幽默护士"。他们陪同重病患者看幽默漫画并谈笑风生，以此作为心理治疗的方法之一。幽默与笑声，帮助不少重病患者或情绪障碍者解除了烦恼与痛苦。

笑声是人们所喜欢的，每个人都不愿意看到朋友愁眉苦脸。最新的医学研究发现，笑口常开可以防止传染病、头痛、高血压，可以减轻过度的精神压力。因为欢笑可以增加血液中的氧分，并刺激体内免疫物质的分泌，对抵御病菌的侵袭大有帮助。而不笑的人，患病几率较高，而且一旦生病，也常是重病。美国医学界将欢笑称为"静态的慢跑"。笑能使肌肉松弛，对心脏和肝脏都有好处。如果生活中没有时间去慢跑，我们可以每天多笑一笑，甚至哈哈大笑几十次，以调节身体状态，增进健康。

耶鲁大学心理学教授列文博士说："笑表达了人类征服忧虑的能力。"笑又往往是人欢乐的一种表达，之所以欢乐，是人体在生理上产生了某种愉悦的缘故。赶紧笑起来吧！别等到生病以后才咧开嘴笑。

（2）笑的妙用。

名医张子和曾采用使人发笑疏导法治愈了一个人的怪病。当时有个官吏的妻子，精神失常，不吃不喝，只是胡叫乱骂，不少医生使用各种药物治疗了半年也无效。张子和则叫来两个老妇人，在病人面前涂脂抹粉，故意做出各种滑稽的样子，这个病人看了不禁大笑起来。第二天，张子和又让那两个老妇人做摔跤表演，病人看了又大笑不止。后来张子和又让两个食欲旺盛的妇人在身边进餐，一边吃一边对食物的鲜美味道赞不绝口，这个病人看见她俩吃得津津有味便要求尝一尝。从此她便开始正常进食，怒气平息，病也全好了。

著名科学家法拉第年轻时，由于工作十分紧张，导致精神失调、身体非常虚弱，虽然长期进行药物治疗却毫无起色。后来一位名医对他进行了仔细的检查，但未开药方，临走时只说了一句话："一个小丑进城胜过一打医生！"法拉第对这句话仔细琢磨，终于明白了其中的奥秘。从此以后，他经常抽空去看马戏、滑稽戏与喜剧，经常高兴得开怀大笑，愉快的心情使他恢复了健康。

（3）欢笑诊所。

据说现在每天早上，在印度孟买的大小公园里，可以看见许多男女老少站成一圈，一遍又一遍地哈哈大笑，这是在进行"欢笑晨练"。印度的马丹·卡塔里亚医生开设了150家"欢笑诊所"，人们可以在诊所里学到各种各样的笑："哈哈"开怀大笑；"吃吃"抿嘴偷笑；抱着胳膊会心微笑……以此来治疗心情压抑等心理疾病。

（4）笑能拯救生命。

加利福尼亚大学的诺曼教授，40多岁时患上了胶原病。医生说，这种病康复的可能性是五百分之一。他按照医生的吩咐，经常看滑稽有趣的文娱体育节目，有的节目使他捧腹大笑，有的节目使他从心底发出微笑。他除了看有趣的节目，平时还有意识地和家人开开玩笑。一年后医生对他进行血沉检查，发现指标开始好转了。两年以后，他身上的胶原病竟然自然消失了。为此，他撰写了一本《五百分之一的奇迹》，书中提出："……如果消极情绪能引起肉体的消极化学反应的话，那么，积极向上的情绪就可以引起积极的化学反应……爱、希望、信仰、笑、信赖、对生的渴望等等，也具有医疗价值。"中外许多心理学家、运动学家认为，一般性的笑，能使膈膜、咽喉、腹部、心脏、两肺，甚至连肝脏都能获得一次短暂的运动。捧腹大笑，还能牵动脸部、手臂和两腿肌肉的运动。当笑停止之后，脉搏的跳动会低于正常的频率，骨骼肌也会变得非常松弛。

（5）装笑也管用。

美国一广告公司的部门经理弗雷德工作一向很出色。有一天，他感到心情很差。但由于这天他要在开会时和客户见面谈话，所以不能有情绪低落、萎靡不振的神情表现。于是，他在会议上笑容可掬，谈笑风生，装成心情愉快而又和蔼可亲的样子。令人惊奇的是，他的这种心情"装扮"却带来了意想不到的结果——随后不久，他就发现自己不再抑郁不振了。

美国心理学家霍特指出，弗雷德在无意中采用了心理学的一项重要规律：装着有某种心情，模仿着某种心情，往往能帮助我们真的获得这种心情。

有些护士生通常在情绪低落的时候避不见人，直到这种心情消散为止。

这么做是好办法吗？答案是否定的。

　　多年来，心理学家都认为，除非人们能改变自己的情绪，否则通常不会改变行为。当然，情绪、行为的改变也不是说变就变、想变就变的"瞬间"现象，而是有一个心理变化的内在过程。心理学家艾克曼的最新实验表明，一个人老是想象自己进入了某种情境，并感受某种情绪时，结果这种情绪十之八九果真会到来。需要注意的是：随着年龄、性别、职业、性格等因素的不同，情绪变化的程度和时间也不一样。情绪有了变化之后，伴随每一种情绪的外在表现，生理反应也会出现变化。笔者在课堂上做过实验，结果表明：一个故意装作愤怒的实验者，由于"角色"行为潜移默化的影响，他真的也会愤怒起来，表现在待人接物、言谈举止等方面；同时，他的心率和体温（心率和体温都是愤怒的生理反应指标）也会上升；一个故意装作高兴的实验者，他真的也会高兴起来。

　　情绪正像我们身处的大自然有春夏秋冬一样，严冬过后春天自然接踵而至，酷暑之后一定会秋风凉爽，当护士生拨开焦虑、抑郁、难过的愁绪，自然就会云开雾散，心情愉悦。

第八章　护士生的压力管理

生活中的压力无处不在，无时不有。据统计，在英国、美国、德国等国家，每10名员工就有1人苦于忧郁、焦虑、压力之中。75%～90%的内科病是由压力引起的。生活在极度焦虑状态下的人比无忧无虑的人患突发性心脏病致死的概率要高出4.5倍。

Lindop的调查指出，英国在1981—1986年有近30%的护理学生由于压力的直接影响而中断学习。学生在校学习期间对压力的应对不良，很可能对其步入工作岗位后的工作满意度、差错事故率、离职率、身体健康状况、为病人提供的医疗服务质量产生不良影响。护士生的压力必须得到社会各界的关注，尤其是得到工作在第一线的护理教师的重视。Admi指出，学生必须首先处理好自己的压力，才能在以后的临床实践中帮助病人应对压力。

第一节　压力与挫折

依据外国文献报告，护士生的心理压力主要来自于学习、社会和情绪方面，或来自于环境和个人方面。其中，主要的学习压力源有考试、竞争、时间、教师、课堂环境和就业等；主要的个人压力源有亲密关系、父母关系、经济问题、人际关系、居住条件、外表等。国内的研究则发现，护士生主要的心理压力源有学习、就业、人际关系、生活、恋爱关系、经济、社会、考试、家庭、学习环境、未来、能力、个人（成长、外表、自信）、健康、竞争15种，并将主要的大学校园压力归纳为学习烦扰、个人烦扰和消极生活事件三类。

护士生面临着多重压力，学业、家庭、经济、工作、成长等压力无一可避免。如今护士生成了高压力群体，造成这一现象的原因可能有：我国的高等护理教育1952年停办，1983年恢复，由于起点低，导致我国护士生教育水平受到一定限制，引发护士生的学业压力。因为传统的偏见，护理工作一直被人们认为是低学历、低技能、简单而琐碎的服务性工作，护士在医院中的地位较低，感觉低人一等，其付出不能得到充分的肯定和补偿，常常使护士生产生很大的心理压力。护士生的压力也包括来自自身对本专业的不了解，他们在选择专业上并没有经过深思熟虑，对自己职业选择的不确定性导致在以后的学习中表现出更多的压力。多数学生缺乏专业认同感，认为护理专业不能满足他们的期望。一些护士生学习护理专业并非出自个人志愿，而且带有很大的盲目性，对专业性质不清楚，这些都将使他们承受极大的心理压力，造成学习的障碍，对护理工作的兴趣减少，严重者甚至出现辍学或精神疾患。

一、识别压力

21世纪，压力（stress，又称应激）几乎成了日常生活中不可避免的经验，是每日生活的一部分。人生中的各种变化和成就都可以构成压力源，但只有个人对它们有所反应才算是有压力。

（一）压力的概念

"压力"一词最早是物理学中的术语，本意是指施加在物体上的力量。压力一词成为表述人类状态的流行语始于著名生理学家汉斯·塞利（Hans Selye）的《生活中的压力》（*The Stress of Life*）一书，他在其中报告了自己的研究结果，阐释了人在慢性压力下的生理反应及其与疾病的关系。如今，压力一词被用来描述人们在面对工作、人际关系、个人责任等的要求时所感受到的心理和精神上的紧张状态。在东方哲学中，压力被认为是内心平和缺失。在西方文化中，压力则是一种失去控制的表现。

1. 了解压力情境

压力情境是指产生压力的外在、客观环境或事件，属于一种（或数种）刺激。其主要包括三个方面：正面的压力情境，负面的压力情境，正、负兼具的情境。

正面的压力情境——如过年、度假、事业成功、谈恋爱、结婚、怀孕、破镜重圆、升学、升迁、中奖、被评为先进、毕业等。

负面的压力情境——如人际冲突、经济困难、拥挤、过度疲劳、离婚、丧偶、失败、疾病、动手术、隔离、孤独、天灾人祸等。

正、负兼具的情境——根据个人反应（如人格、价值观、认知、技能等）而有所不同，有的可以转化为正性，有的可以转化为负性。如迁居、到异地读书或工作、调职、家庭成员发生变化等。

2．了解压力反应

压力反应是指个人主观对外界刺激所做的适应或所引起的紧张压迫感。

3．认识压力

可以用一个公式表示：

压力来源＋个人（人格、资源、技能、价值观、认知等）对压力的反应
＝压力

所以，压力是个体觉知到（不管是真实存在还是个体想象出来的）对自身的心理、生理、情绪及精神威胁时的体验，所导致的一系列生理性反应及适应。压力应该至少包括三种含义：第一，指那些使人感到紧张的时间或环境刺激。第二，是紧张或唤醒的一种内部心理状态，是人体内部出现的解释性的、情感性的、防御性的应对过程。第三，是人体对需要或伤害侵入的一种生理反应。

(二) 压力反应三阶段

加拿大心理学家汉斯·薛利（Hans Selye）的一般适应综合征（GAS）提出个体遭遇压力通常有三个阶段的变化。

1．报警阶段

第一次出现压力源时，报警反应就会发生。在很短时间内，躯体能够有效行动并做好准备，这会引起人体生理、心理的失调，如胃肠失调、血压增高。然后个体会迅速进行自我保护性调节。如果防御性反应有效，警戒就会消退，个体恢复到自然状态。

2．抵抗阶段

如果第一阶段的危机没能解决，压力持续存在。这时，人体需要全身性动员，调动更多的资源来应付当前的压力，此时也许会出现更为严重的身体症状，如溃疡等，这些身体症状的出现也可以减少抗拒。

3．衰竭或疲惫阶段

如果压力源非常严重，持续时间长或持续强度大，个体会进一步耗尽体内能量，同时抗拒开始走向衰弱，个体感到自己能量耗尽，可能将会面临死亡。

（三）压力的影响

请列出你最近三个月里感受到压力的事件，无论事件大小，都可以写下来：

（1）_____

（2）_____

（3）_____

（4）_____

（5）_____

（6）_____

（7）_____

（8）_____

（9）_____

（10）_____

请你描述没有压力的生活会是什么样子的？

_____

_____

_____

_____

_____

请你描述"平日生活状态中的你"和"压力状态中的你"（可用语言描述，也可用图画形式表现出来）。

平日生活状态中的你　　　　　　压力状态中的你

【心理测试】压力测试：压力警示灯——压力信号的自我观察与分析（摘自《挑战压力》）

不断发生	常发生	有时发生	很少发生	从未发生
4	3	2	1	0

（　）（1）我突然感到害怕或恐慌。

（　）（2）我觉得紧张。

（　）（3）我有不能入眠、失眠或很早醒来的恐慌。

（　）（4）我担心某些极糟的事情将发生。

（　）（5）我感到不耐烦且急躁。

（　）（6）我的饮食量不一定，会进食太多或太少。

（　）（7）我的肠胃有问题，会拉肚子或便秘。

（　）（8）我无法集中注意力、定决策或记忆事物。

（　）（9）我抽烟、喝酒，或用太多的镇静剂。

（　）（10）我觉得疲惫不堪。

（　）（11）我觉得好像快失控或生病。

（　）（12）我对凡事不感兴趣。

（　）（13）即使休息的时候，我也感到气喘不过来。

（　）（14）我觉得胸部很闷、颈部及头部很僵硬。

（　）（15）我避免恼人的情境。

（　）（16）我对某些烦恼耿耿于怀。

（　）（17）我对性失去兴趣。

（　）（18）我觉得肠胃翻搅且不舒服。

（　）（19）我缺乏自信心。

（　）（20）我担心不能适应的问题。

（　）（21）我觉得不值得活下去。

（　）（22）我有头痛或偏头痛的毛病。

（　）（23）我对前途感到悲观。

（　）（24）我觉得处在压力之下。

（　）（25）我有一些强迫性的行为，例如：洁癖、暴饮暴食或不饮不食。

（　）（26）我担心身体上的疼痛。

（　）（27）我很情绪化且易哭。

（　）（28）我觉得四肢无力。

（　）（29）我觉得好像要晕倒。

（　）（30）我延期去访问朋友，平日也没有嗜好。

　　这些信号在每日生活中出现的次数与持续度如何？哪些信号最常出现？哪些信号明显？哪些信号不明显？哪些信号出现时给你带来困扰与身心疲

怠？某有信号出现时，你通常用什么方法应对？

得分超过40分者属于高压力状态；20~40分者属于中度压力状态，低于20分者属于低压力状态。

压力过大，会破坏我们的健康，压力累积过多、过久也易引发身心症。常见的压力过大带来的身心症为：

气喘：压力大、失眠，均容易加重气喘病情。

紧张性头痛：头上像套紧箍，非常紧、痛，人压力大时，易引发头部肌肉紧缩，形成头痛。

皮肤病，如顽癣：症状是皮肤长出一块块很痒的红块，必须靠药物，搭配压力因素解除才能治疗。

神经性皮肤炎：身体痒到让人不自觉想抓它，不断抓后，导致皮肤变成硬硬的突起一块，也是压力造成。

圆秃，俗称鬼剃头：症状是头上突然掉一块区域的头发。

胃溃疡：人承受压力时，胃黏膜会变薄，易引发胃溃疡。

大肠激躁症：症状一是便秘，一是拉肚子，也是压力造成。

心血管疾病：人长期处于压力与紧绷状态，易引发心血管疾病，严重时甚至可能引发心肌梗塞或脑中风。

癌症：虽然压力与癌症并无直接影响关系，但压力会影响健康，大幅增加人接触致癌物的频率。而且人不断产生负面的思考、忧郁，抗压性会降低，免疫系统也会受影响，若病毒借机入侵，久了就可能形成癌症。

二、压力存在的意义

当我们感受到威胁的时候，压力就会产生。压力主要表现在生理、心理和行为等方面，有助于我们维持身心的唤醒水平，保持警觉，对人类的生存具有积极的意义。但在多数人眼里，压力是消极的。因为压力让我们的身心处于紧张状态，丧失了舒适感。其实，压力既可以是负性的，也可以是良性的。在压力情境中，我们也会表现出积极的反应。例如，考试的失败会让我们加倍努力学习，争取下一次考出更好的成绩。

压力是不可避免的。可能很多护士生都认为"大学校园要是没有考试、没有评奖、不用写论文，可以按照自己的意愿和想法做事，可能会过得更好"。现实果真如此吗？其实结果不尽然。大家可能都听说过"温水煮青蛙"的故事：如果青蛙被扔进热水锅里，那么它会拼命挣扎；如果青蛙被放在冷水锅里慢慢煮，它就不会挣扎。但结果却是，前者或许还有逃生的希望，而后者却会慢慢死去。青蛙尚且如此，我们又何尝不是这样！"温水煮青蛙"的故事给我们的启示是：没有压力，就不会有动力。

实际上，我们体验到的压力并非完全源自压力事件本身，更多源自自身的应对方式。例如，大学英语四、六级考试，我们可能从开学就开始制订复习计划，并参加考试辅导班。但实际上平时我们并没有花很多的时间复习英语。结果一到临考的时候，才知道发奋图强。如果平时下了工夫，何来考试之前的挑灯夜战呢？因此，我们应该正确地看待压力。适度的压力能使我们有紧迫感和前进的动力。毫无压力的学生常常会因为缺乏紧迫感和只争朝夕的昂扬斗志，最终可能成为碌碌无为的人。

压力的积极作用主要体现在以下几个方面：首先，压力是推动我们积极应对困境的动力。孟子曾说过："天将降大任于斯人也，必先苦其心志，劳其筋骨，饿其体肤，空乏其身，行拂乱其所为，所以动心忍性，增益其所不能。"压力可以激发我们的斗志，最大限度地发掘我们的潜力。其次，压力可以使我们处于唤醒状态，为采取特定的应对行为提供了必要的准备。重要的考试，如大学英语四、六级考试，研究生入学考试等会给我们带来不小的压力。这些考试一方面会帮助我们检查掌握知识的情况；另一方面会促使我们想办法调节自己的紧张状态，保持良好的心态。再次，压力可以促使我们成长。在压力研究中，我们常常会提到"钢化效应"。也就是说，在经历了一次压力事件后，当类似的事件再次发生时，我们会有足够的经验解决困境。同时，压力带来的身心反应程度会明显下降。因为应对压力的过程，也是我们不断反思和总结经验的过程。待再次遇到类似的情境才不会有自己无法掌控的感受。最后，压力能够增进我们的幸福感。压力事件可能不会让我们产生幸福感，但可能使我们有机会重新从认知、情感等多个方面审视自己的"幸福状态"，珍视现在所拥有的一切。例如，我们可能会抱怨现在的生活是如何的无聊或自己是多么的无能，但是发生汶川大地震后，所有幸存的人都会想到"活着就是幸福"，至少自己还活着，还能亲手去创造幸福生活。

三、压力的种类

压力可以分为三种类型：正性压力、中性压力、负性压力。正性压力是好的压力，产生于个体被激发和鼓舞的情境中，如恋爱结婚、邂逅电影明星或著名运动员就是一种正性压力，它令人愉快、不视为威胁；中性压力是一些不会引发后续效应的刺激，它们无所谓好坏，如听到一则远方偏僻角落发生了地震的新闻；负性压力就是不好的压力，它可以分为急性压力和慢性压力。我们要探讨的一般是负性压力。

护士生在遭遇压力之后，会发生生理、心理和行为的变化。

生理的变化有肌肉、呼吸、血压、汗腺、胃肠道变化，如出汗、肌肉颤抖、头昏、头痛、失眠、胃肠功能紊乱、溃疡、高血压等；心理的变化有思维、注意力、情绪（抑郁、焦虑、紧张、烦躁、易怒、悲伤等）；行为的变化有逃跑或战斗、退缩、哭泣、暴力、酗酒、冒险、鲁莽、冲动等。

护士生在过度压力之下，成绩会下降，行为表现也会变差，见图8-1。

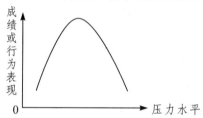

图8-1　压力与护士生学习成绩之间的关系

护士生的压力来自于很多方面，例如，环境：天气、花粉、噪音、交通、污染；生活上的压力：青春期、疾病、年龄、缺乏锻炼、营养不良以及睡眠不良，肌肉紧张、头痛、肠胃不适等；社会因素：最后期限、财务问题、工作接待、自我展示、与他人意见不同、时间需要与注意力以及失去所爱的人；护士生的思想和认知：对遇到突发事件的反应时，你的大脑要解释你在环境中或身体上发生的复杂变化并做出决定；专业带来的压力：护士地位低下、人们认同度不高等。

四、压力与挫折

挫折的外延非常广，一切失败和困难都可称之为挫折。当我们在从事有目的的活动中遇到阻碍或干扰，导致个人动机不能实现和需要得不到满足时，就会产生挫折。例如，自己每天都在记单词、做大量的练习题，但收效甚微，每次英语四、六级考试成绩都不理想；自己满怀信心地希望通过竞选担任班干部，平时也做了大量的实际工作，但发现没有多少同学给自己投票；在就业的过程中，没有成功应聘到自己心仪的工作等。挫折会让我们产生强烈的失望、沮丧、郁闷等负性情绪。"宝剑锋从磨砺出，梅花香自苦寒来。"但是，挫折不是一定会带来压力，只有当你切实感受到能力不足的时候，压力才会产生。压力是一种心理状态，挫折是外部条件，挫折可能引起压力；对某些心理素质高的人，挫折是不会产生压力的。

对挫折的认知决定了我们是否会产生挫败感。我们要注意自身是否存在一些对挫折不合理的认识，如绝对化或极端化、过度概括化、悲观绝望倾向。绝对化或极端化指我们主观地依据自己的意愿，认定某一件事情必定会或一定会发生，如"我必须做得最好""他们应该这样做才对""我应该得到大家的赞扬"等。过度概括化指我们对事物或他人的认识以偏概全的不合理评价，如"这次考试结果说明自己真没用""我怎么这么笨，居然相信你""我就是无药可救的人"等。悲观绝望倾向指我们主观地认为某事的发生必定会带来糟糕至极的结果，如"考试考得不好，什么都完了""不能毕业的话，所有的努力都白费了"等。当我们处于压力困境时，这些不合逻辑或不合理性的认识会让我们体验到更深的挫败感。

在压力和挫折下，护士生通常会失眠。情绪上的压力（对白天压力事件的关注）是引发失眠的首因，压力、挫折和失眠互为影响。

【心理测试】你睡得好吗？——《不良睡眠习惯问卷》调查

(1) 你每天都按时睡觉吗？　　　　　　　　　　　　　　　　是　　　否
(2) 你需要 30 分钟以上才能入睡吗？
(3) 你每天都按时起床吗？
(4) 晚上六点之后，你会喝咖啡、茶或者含咖啡因的水吗？
(5) 你会在床上看电视吗？
(6) 你每周会做三到五次的有氧运动吗？
(7) 你会将床当成书桌吗（如在床上做作业等）？
(8) 睡觉之前你会洗个热水澡吗？
(9) 睡觉之前你会喝酒吗？
(10) 睡觉之间你会从事紧张的心理活动吗（如做题、写论文等）？
(11) 在你睡觉的时候，你的卧室总是温暖的吗？
(12) 睡觉时，你的室友会一直打鼾到天亮吗？
(13) 你的床的尺寸和舒适度令你满意吗？
(14) 睡下时你会感觉有慢性疼痛吗？
(15) 你睡觉时会受到噪音、光线、蚊虫的打扰吗？
(16) 白天你经常打瞌睡吗？

计分和解释：

是为 1 分，否为 0 分。

低于 5 分：你的睡眠状况较好。

高于 5 分：你有一些不良的睡眠习惯。

高于 10 分：你的不良睡眠习惯已经干扰了你的睡眠质量。

高于 15 分：你睡眠质量已经严重的受到影响。

第二节　护士生压力管理策略

科学家已发现，人们在压力情况下血液中会使肾上腺素等浓度升高，长期处于这种情况会对血管造成不良影响。在此基础上他们又发现，压力还会激发人体细胞内一种特殊蛋白质的活性，从而引起一些炎症并对人体内一些正常代谢过程起阻碍作用，以致损害健康。

医学心理科医生发现，焦虑、紧张和压力过大易引发溃疡。某医院调查了 214 例口腔溃疡患者，经过心理量表测试，发现其中有 165 例患者有不同程度的焦虑、紧张等情绪变化。由于精神压力等因素影响免疫功能，从而产生了人体免疫病变，出现溃疡。

Glaser，Kiecott – Glasler 等人研究了专业考试对医学院学生免疫细胞机能的影响。系列研究的结果表明：面对考试的压力，学生的各项免疫细胞应答指标均有下降，如 NK 细胞的活性，淋巴细胞的增殖能力，而疱疹病毒的抗体数增加。积极生活事件与消极生活事件对免疫力影响的对比研究显示：积极生活事件会导致免疫球蛋白 IgA 的增加，而消极生活事件会减少免疫球蛋白 IgA。并且，受积极生活事件影响的这种抗体增加会持续两天时间。这个实验证实了日常生活事件对免疫系统的调节作用，并且提示人们积极生活事件有助于疾病的康复。

长时间（数月乃至数年）的生活压力对人体免疫系统的影响已引起研究者的重视。20 世纪 70 年代末，三里岛基地发生了几起严重的事故。测查显示，该基地附近的居民近十年来一直处于相对较强的应激状态。Mckinnon 等人研究发现：三里岛居民与作为对照组的别处居民相比，其疱疹抗体的数量明显多于后者，这一结果暗示三里岛居民的细胞免疫能力较差。

所以需要对压力进行管理，护士生压力管理策略主要如下：

一、通过时间管理来管理压力

当人们都沉浸在《时间都去哪儿了》这首脍炙人口的歌曲中时，感叹时间的转瞬即逝，时间管理的重要性也摆在了我们面前。

　　时间管理是指通过事先规划并运用一定的技巧、方法与工具实现对时间的灵活以及有效运用，从而实现个人或组织的既定目标。时间管理并不是要你把所有事情做完，而是需要你更有效的运用时间。时间管理的目的除了要决定你该做些什么事情之外，另一个很重要的目的也是决定什么事情不应该做。时间管理不是完全的掌控，而是降低变动性。护士生通过时间管理来管理自己的压力，其最重要的功能就是以事先的规划作为一种提醒与指引。

　　【心理测试】

　　时间管理学者麦克尔·李宝夫设计的测验：以下 10 个问题，代表成功者的时间管理准则，请据实写出切合你的实际情况的答案。

　　（1）我每天保留少量的时间做计划，并思考与我的工作有关的问题。

　　A. 几乎从未如此　　　　　　　B. 有时如此
　　C. 大部分时候如此　　　　　　D. 几乎经常如此

　　（2）我为自己指定确切的书面表达目标，并明确规定完成任务的期限。

　　A. 几乎从未如此　　　　　　　B. 有时如此
　　C. 大部分时候如此　　　　　　D. 几乎经常如此

　　（3）我为自己拟订"每日工做计划表"，表中各个事项依据其重要程度按次序编排，我试图尽快做完重要工作。

　　A. 几乎从未如此　　　　　　　B. 有时如此
　　C. 大部分时候如此　　　　　　D. 几乎经常如此

　　（4）我了解80/20原理，并作为办事的依据（所谓80/20原理，指在多项事物中属于"重要少数"的只占20%，而属于"琐碎多数"的则占80%；80%的事情只需要20%的努力，而20%的事情是值得做的，应当享有优先权；因此要善于区分这20%的有价值的事情，然后根据价值大小，分配时间）。

　　A. 几乎从未如此　　　　　　　B. 有时如此
　　C. 大部分时候如此　　　　　　D. 几乎经常如此

　　（5）我对自己的作息时间做了松弛的安排，使自己拥有时间来应付突然的意外事件。

　　A. 几乎从未如此　　　　　　　B. 有时如此
　　C. 大部分时候如此　　　　　　D. 几乎经常如此

　　（6）我在富有效率的最佳时间内做最重要的工作，而在低效率的时间做一般性的工作。

　　A. 几乎从未如此　　　　　　　B. 有时如此

C. 大部分时候如此　　　　　　　D. 几乎经常如此

（7）我能自觉地把不同类型的零碎时间进行充分的利用。

A. 几乎从未如此　　　　　　　B. 有时如此

C. 大部分时候如此　　　　　　　D. 几乎经常如此

（8）我非常注意人际交往，并注意取得他人的帮助，从而使自己的时间增值。

A. 几乎从未如此　　　　　　　B. 有时如此

C. 大部分时候如此　　　　　　　D. 几乎经常如此

（9）我积极地设法避免常见的干扰（如访客、会议、电话等），不让它妨碍我每天的工作。

A. 几乎从未如此　　　　　　　B. 有时如此

C. 大部分时候如此　　　　　　　D. 几乎经常如此

（10）我能够拒绝那些占用我的时间并妨碍我完成重要工作的他人的嘱托。

A. 几乎从未如此　　　　　　　B. 有时如此

C. 大部分时候如此　　　　　　　D. 几乎经常如此

评分标准：A＝0分，B＝1分，C＝2分，D＝3分。

计算总分。

0≤总分＜15，不善于时间管理。

15≤总分＜20，时间管理的技能尚佳，但有改进的余地。

20≤总分＜25，善于时间管理。

25≤总分＜28，时间管理艺术卓越。

28≤总分＜30，自欺欺人。

注：摘自《开发你的能力自我训练方案》JS训练方案。

根据重要性和紧迫性，我们可以将所有的事件分成四类（即建立一个二维四象限的指标体系），见表8-1。

表8-1　二维四象限的指标体系

类　别	特　征	相关事宜
第一象限	重要紧迫的事件	完成有期限压力的非常重要的事情等
第二象限	重要但不紧迫的事件	防患于未然的改善、建立人际关系网络、发展新机会、长期学习与工作规划
第三象限	不重要但紧迫的事件	不速之客、某些电话、会议、信件

续表 8-1

类　别	特　征	相关事宜
第四象限	不重要且不紧迫的事件或者是浪费时间的事件	阅读令人上瘾的无聊小说、收看毫无价值的电视节目等

二、克服拖延

最近，一首《拖延症之歌》在网络上爆红，它的歌词如下：

See I have to write this essay

我得赶完这篇论文

that the teacher gave last week

老师布置了一个星期

and it's due tomorrow morning

明天大早就要上交

twenty pages all in Greek

整整二十页的希腊语

Nah but first I check my Tumblr

不急但我要先刷刷汤不牢

Facebook, Twitter, call my Mom

脸书、推特，还要致电我老娘请安

Then just one more, one more page

然后就再看一页 只看一页

oh I waste so much time dot com！

我浪费了大把时间来点网站

I'm procrastinating

我有拖延症

All day I sit here waiting

整天就坐在这等

for just the perfect moment to begin

等待开始干活的好时辰

We're procrastinating

我们都有拖延症

Why work, we could be gaming

工作个毛，游戏才正经

Agreed！Procrastinating FTW！

同意！拖延症最拉风！

I have to start this diet

我必须开始节食

cause my prom's a week away

因为毕业舞会就剩一个礼拜

So I'm only eating veggies

所以我要只吃素

and I'm starting that today

从今天就吃起来

But I'm getting really hungry

但是我饿得不行

and those cookies look sublime

而那些饼干好美味

Fine，I'll have just one，or two，or ten

好吧 我只吃一块两块十来块

Why not？It's not a crime！

咋滴 这又不犯罪

We're procrastinating

我们有拖延症

No better way than eating

狂吃是最棒的技能

Cause nothing else could possibly compare

因为没什么可以比这更美好

I'm procrastinating

我有拖延症

It's really fascinating

真是让人开心

I know there's work to do but I don't care

我知道有工作要干，可我不想理

I should probably do my laundry

我或许应该去洗衣服

I should probably feed my cat

我或许应该去喂猫

But right now we're playing Halo

但现在我们在玩《光晕》

YOLO！Headshot！Take that！

生命只有一次！爆头！死翘翘！

You should probably call the doctor

你或许应该叫医生看看

Never mind it's just a scratch

木有事，就是擦了一下

But your arm's gone

可你的胳膊都没了

It's a flesh wound

皮肉伤而已

Now come on let's play some catch！

现在快点，我们来玩接球吧

I have organized my desktop

我整理好了桌子

Now I'm all set up to work

工作的准备全部就绪

Wait that picture's kinda crooked

慢着 这张照片有点歪

and it's driving me berserk

这真让我抓狂生气

Now I might as well just color code

那现在我不如顺手把铅笔

my pencils one by one

一根一根按颜色排列摆好

and my papers and my files

所有的资料和文件也是如此

I can't work until it's done！

这事搞不定就没法工作

We're procrastinating

我们有拖延症

All day I sit here waiting

整天就坐在这里等

for just the perfect moment to begin

等待开始干活的好时辰

We're procrastinating

我们有拖延症

Wait！

慢着

You're procratinating right now

你现在就是拖延不干活呢

You're procrastinating

你也有拖延症

Why are you still here watching?

干嘛还在看这视频？

I'm sure that you've got things due long ago

我知道你有好多早就该交的活还没搞完

You're procratinating

你也有拖延症

Please leave a thumbs up rating

请给我们点赞评分

Go do your work

你手上的工作啊

Tomorrow！

明儿再干！

注：歌词来源于 http：//baike. so. com/obo/6368253. html。

　　看了这首《拖延症之歌》歌词，想必护士生都有很深的体会吧，好像说的就是自己。现实中，我们常常会拖延，总是期望自己的小宇宙瞬时爆发，往往又是把事情拖在最后才草草完成。拖延究竟是什么呢？其实，拖延是一种非必要、后果有害的推迟行为，或因追求完美所致，或因懒惰所为。

　　【心理知识讲坛】拖延症的表现

　　（1）20% 的人认为自己是一个长期拖拉的人。对他们来说，拖拉是一种生活方式，虽然并不适应它。这种状态在他们的生活随时存在。他们不能按时付账单，他们忘了买音乐会的门票，他们直到圣诞前一天才去买礼物……

　　（2）拖拉并非不重要，虽然通常我们不把它当作一个严重问题。它其实是一个自我调节的深奥问题。通常我们都宽容别人拖拉的借口，这也是问题的根源。

（3）拖拉并不是时间管理或者计划方面的问题。拖拉并不因个人对时间的估计能力而不同，虽然这些人会更乐观一些。法拉利教授强调说："要一个拖拉的人做一个有计划的人，就像让一个长期消沉的人马上振奋起来一样。"

（4）拖拉不是天生的。它是从周围的人学来的，但并不直接。它可能来自强权的家教，拖拉甚至可能是一种反抗的形式。这种家庭环境下，朋友对拖拉者的宽容会助长这种习惯。

（5）拖拉的饮酒者会有更高的酒精需求量。拖拉的人会喝得更多，这是自我调节有问题的表现。

（6）拖拉的人对自己撒谎。比如"我更想明天做这件事"，或者"有压力我才能做好"，但实际上并非如此。拖拉者的另一个谎言是时间压力会让他们更有创造力，其实这只是他们的感觉而已，他们是在浪费时间。

（7）拖拉的人不断找消遣的事儿，特别是自己不需要承诺什么。查看电子邮件就是绝佳的目标，这样的事情成为他们调节情绪（如害怕失败）的一个途径。

（8）拖拉并非一模一样。拖拉的人有不同的原因，如法拉利教授定义的三种基本的拖拉者。

（9）拖拉带来的损失巨大。健康是其中之一，研究表明拖拉的人更容易患病。拖拉也会影响人的情绪，破坏团队协作。

（10）拖拉会改变人的行为，但不会耗费多少精神力量。这并不意味着一个念头就能马上改变。这个问题可以通过高度规范的认知行为治疗来解决。

【心理测试】

拖延症心理测试，看看你的拖延症有多严重吧！

测试开始：注意下面的问题，选"是"得1分，选"否"不得分。用笔记录下来。

（1）不到最后期限不交活：是 否

（2）上班时间总在网上瞎逛，快到下班才开始忙工作：是 否

（3）没工作计划，不懂时间管理：是 否

（4）总是"伪加班"，白天可做完的事，总是拖到下班后加班做：是 否

（5）总是认为时间还有，不急：是 否

（6）懒散，日复一日，总想着明天再做：是 否

（7）每当同事或上司询问工作进展时，经常说"让我再看看"：是 否

（8）办公室里零食一大堆，上班时间经常吃零食：是 否

（9）要做事时，脑子里能冒出各种理由，现在先做别的事，这个稍后：是 否

（10）自我麻痹，还来得及，不行就通宵赶工：是 否

（11）处理问题不分主次，忙了半天，最紧要的事没做：是 否

（12）经常因为时间过于紧迫，草草交差，结果被同事或老板责怪：是 否

（13）厚脸皮，别人怎么催，也定力十足，习以为常了：是　否

（14）从不主动汇报工作：是 否

（15）团队合作时，同事都面露难色，不愿和你合作：是　否

测试结果分析：

0～4分：轻度拖延，要当心了，快点找到原因，将它扼杀在萌芽中。

5～11分：中度拖延，它可能已经成为你的一种习惯，改变需要时间和耐力。

12～15分：重度拖延，建议重新审视自我。

护士生如何克服拖延呢？要知道，对行事拖拉的人进行劝诫就如同让抑郁症患者高兴起来那么困难。关键还是要靠自己下定决心摆脱拖拉惯性，这需要很大的精神动力才能完成。

护士生可以采用以下方法克服拖延：

（1）确立一个可操作的目标，而不是那种模糊而抽象的目标。如我要停止拖延，而是确定我要在九月一日（举例）之前完成论文。

（2）将你的目标分解成短小具体的目标，每一个目标都要比大目标容易达成，小目标可以累积成大目标。不是我打算要写那份报告，而是我今晚将花半小时设计表格，明天我将花另外半小时把数据填进去，再接下来一天，我将根据那些数据花一个小时将报告写出来。

（3）为困难和挫折做好心理准备。当你遭遇到第一个（或者第二、第三个）困难时，不要放弃。困难只不过是一个需要你去解决的问题，它不是你个人价值或能力的反映。不是老师不在办公室，所以我没办法写论文了。而是虽然老师不在，但是我可以在他回来之前先列出论文提纲。

（4）奖赏你一路上的进步。将奖赏聚焦于你的努力，而不是结果，即便是迈出一小步也是进步。不是除非我全部完成，否则我就会感觉哪里不对。而是我已经走出了几步，而且我做事非常努力，这感觉很好。

（5）留意你的借口。不要习惯性地利用借口来拖延，而要将它看作是再做 15 分钟的一个信号，或者利用你的借口作为完成一个步骤之后的奖赏。不是我累了（饿了、很忙、很烦等），我以后再做。而是我累了，所以我将只花 15 分钟写报告，接下来我会小睡片刻。

上面所说的这五个方法，是一种认知调整法，只有用合理的认知，去调整不合理的认知，你的拖延症才能消失。

三、有效愤怒管理

2011 年 7 月，在一项各国人等待红灯的忍耐时间调查中，德国人为 60 秒，英国人为 45 秒，美国人为 40 秒，中国人最低，只有 15 秒。有数据统计，60% 的开车者，都会为了等红灯、加塞等事情产生愤怒情绪，其中 10% 的人，甚至可被确诊为"路怒症"。不止中国人，"压不住火"其实成了全球人的困扰。在美国，每年有超过 100 万人需要接受"愤怒管理"的课程。到了购物旺季，国外商场甚至不得不动用愤怒管理专家来安抚那些暴脾气的客户。

美国弗吉尼亚州林奇伯格市的愤怒化解研究所主任道尔·金特里博士曾统计过，每人每周会发怒两次，男人发怒的强度要大一些，女人每次发怒的时间要长一些。美国生理学家爱尔马教授的研究发现，人生气 10 分钟耗费掉的精力不亚于参加一次 3 000 米赛跑。

亚里士多德说过："那些在不应当愤怒时而愤怒的人，被视为无能；愤怒的方式，愤怒发作的时刻，以及愤怒的对象不适合时，也被视为无能的表现。"因此，在压力情境下如何管理自己的愤怒情绪对护士生来说是一个重要的人生课题。愤怒管理，是指如何去控制和管理自己的愤怒情绪。人们的生活并不总是尽如人意，总会有些让人挫败甚至想要爆发的瞬间。但每个人都不想让自己的愤怒"开锅"，所以愤怒需要管理，让自己的愤怒控制在合理的程度，以免产生不可预料的后果。

【心理知识讲坛】

在一家杂货铺里，富兰克林（18 世纪美国著名政治家、科学家）曾目睹了一件事，它说明了自制的重要。

在这家杂货铺里受理顾客投诉的柜台前，许多女士排着长长的队伍，争着向柜台后的那位年轻女郎诉说她们的遭遇。在这些投诉的妇女中，有的十分愤怒且蛮不讲理，有的甚至讲出很难听的话。柜台后的这位年轻小姐脸上带着微笑，一一接待了这些愤怒而不满的妇女，丝毫未表现出任何憎恶。她的态度优雅而镇静。

　　站在她背后的是另一位年轻女郎，她在一些纸条上写下一些字，然后把纸条交给站在前面的那位女郎。这些纸条很简要地记下妇女抱怨的内容，但省略了那些尖酸而愤怒的话语。

　　原来，站在柜台后面，面带微笑聆听顾客抱怨的这位年轻女郎是位聋人，她的助手通过纸条把所有必要的事实告诉她。

　　富兰克林对这种安排十分感兴趣。他站在那儿观看那群排成长队的妇女，发现柜台后面那位年轻女郎脸上亲切的微笑，对这些愤怒的妇女产生了良好的影响。她们来到她面前时，个个像咆哮的野狼，但当她们离开时，却个个像是温柔的绵羊。事实上，她们之中的某些人离开时，脸上甚至露出羞怯的神情，因为这位年轻女郎的"自制"已使她们对自己的作为感到惭愧。自从富兰克林亲眼看到那一幕之后，每当对自己所不喜欢听到的评论感到不耐烦时，就立刻想起了柜台后面那位女郎的自制而镇静的神态。他经常这么想：每个人都应该有一副"心理耳罩"，有时候可以用来遮住自己的双耳。富兰克林个人已经养成一种习惯，对于不愿意听到的那些无聊谈话，可以把两个耳朵"闭上"，以免在听到之后徒增憎恨与愤怒。生命十分短暂，有很多建设性的工作等我们去做，因此，我们不必对说出我们不喜欢听到的话语的每个人去进行反击。

【心理训练游戏】

自言自语气愤调适法

（1）压力情境下的气愤调适（见表8-2）。

表8-2

有效的自言自语	低效率的自言自语
我必须做什么？	我必须赢得此"战"
这件事令我懊恼，但我知道一些应对的方法	这件事快气死我了
也许根本没有争执的必要	我知道争执一定会发生
不要把这件事看得太认真	这一次事态严重了
做个深呼吸，松弛一下，觉得好点了	我已经准备好去对付他了
放松，想一些幽默的事情，因为笑与气愤不可能同时存在	他是发现我真的把他当作一回事了

（2）当气愤快要被激起时的调适（见表8-3）。

表8-3

有效的自言自语	低效率的自言自语
我肌肉开始绷紧，放松吧	我真的很紧张
我的气愤会告诉我必须做什么，时间会帮我渡过这个难关	这件事真令人生气
我们一点一点来分析吧	他是错的
也许我们两人都是对的，我们可以合作	他与我是敌对的
不是谁对谁错，而是什么才是对的	我们两人中只有一人是对，而我是对的
争执无用，大家坐下来好好谈	看吧，他已经准备好要理论了
他也许想要我很生气，我不能让他得逞	我要给他一点颜色看

（3）当气愤真正临头时的调适（见表8-4）。

表8-4

有效的自言自语	低效率的自言自语
我越是冷静，越能控制自己	他根本无法控制自己
我如此气愤得到了什么	我要以牙还牙
我不必证明自己是什么	我不能让他好象没事一样地走了
我不愿小题大做	我要理论到底
看好的一面吧	这将是一件很糟糕的事情

（4）当一切事过境迁，气愤已平息时的调适（见表8-5）。

表8-5

有效的自言自语	低效率的自言自语
这是很糟的情境，要花时间想清楚	这种事总是发生
我要试着就事论事	他还是不懂我在讲什么
其实并没有我想象的那么困难	我应该多讲一些才对
我对我的进步感到高兴	下次我非赢得这场争执不可

四、建立健康完善的人际支持系统

人际交往是维护和促进心理健康的重要渠道。良好的人际支持系统可以缓解心理压力，促进心理健康，而不畅的人际交往、不好的人际支持系统则会很容易让人产生心理和生理上的病症。护士生进行在压力管理时，要注重建立健康的人际支持系统。

作为一名护士生，尽管人们赋予他们"白衣天使"这样的荣称，但他们经常会感受身体的疲劳、心理的疲劳，再加上各种考试的压力，以及不公平的待遇，使他们非常需要有人倾听他、了解他、重视他、协助他。为了满足这种需求，就要建立良好的人际关系来建构自己的支持系统。

【心理训练游戏】生命的蛛网

下面是一张人际蛛网（见图8－2），请在下面的蛛网上写下你在遭遇困难时所有可以寻求到帮助的资源：

请在每个位置填上一个名字，这个人是你在碰到困难和压力时能给你支持和帮助的人。

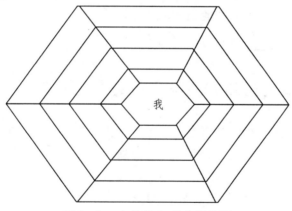

图8－2　（姓名）的人际蛛网

现在请你看一看：

你一共填写了多少位？

你第一位填写的是谁？

中间最核心的圈子（第一圈）里有哪些人？第二圈呢？第三圈呢？第四圈呢？第五圈呢？

你是如何与第一圈、第二圈以及第三圈的人建立关系的？

在你的人际支持系统里，谁离你最近？你为什么选他？

在你的人际支持系统里男性与女性兼有吗？

在你的人际支持系统里，年龄分布如何？

在你遇到困难和挑战的时候，你是怎样向他们寻求支持的？

如果填不上五个人，请你仔细探索是什么原因，如害怕被视为弱者；害怕显得无能；曾经求助却被拒绝甚至伤害等。

分小组讨论：根据你刚才完成的网络图分享：为什么你会选择这些人进入到你的支持系统里？何时运用此支持网络？如何改进目前的支持网络？为什么要改变？

_____

_____

_____

_____

面对你的支持系统名单，想想看：

你已经多长时间没有和他们交心恳谈？

你已经多长时间没有向他们细细通报你的想法和变化？

你已经多长时间没有和他们一道共进晚餐？

你已经多长时间没有和他们一道休闲娱乐？

五、健康的生活方式与积极的人生理念

面对压力，护士生要学会健康的生活方式和积极的人生理念，即积极的生活态度、充实的人际交往、无限级的健康理念等。

（一）要学会从容面对、快乐掌控

面对压力和挫折，不同的人有不同的态度。与其闪避、畏惧、排斥，不如迎面而上。面对不可拒绝的挫折，唯一可取的态度是从容面对，如果进而能够快乐地掌控挫折带来的烦恼，那么，一次"创伤"就会变为一颗宝贵的"珍珠"。"珍珠"是从愈合了的创伤之中升华出来的东西，它不仅可以有效地抚平伤痕，而且可以使我们珍视经验，减少错误。

记得有这样一则故事：一只蝴蝶没有经过破蛹前必须经过的痛苦挣扎，以致出壳后身躯臃肿，翅膀干瘪，根本飞不起来，不久就死了。这个小故事说明：痛苦是成长的必经之路，要得到欢乐，就必须能够承受痛苦和挫折。

在人的一生中，我们不止拥有挫折的痛苦体验，也拥有把不幸变为幸福、把伤痛变为无价奇珍、把令人痛心的缺陷变成新的力量的机遇。当我们从容面对，才可以掌控挫折；当我们有足够的勇气并保持快乐时，才可以得到最珍贵的收获。

（二）适度宣泄、尽早摆脱

面对压力和挫折，有人惆怅悲观，把痛苦和沮丧埋在心里；有的人则选择倾诉。笔者赞成后者。如果心中苦闷，不妨找一两个亲近的人，把心里的话倾吐出来，这样，不健康的情绪才能得到宣泄。宣泄是一种自我心理救护，它可以消除因挫折而带来的精神压力。

宣泄应当适度，"乞丐型""进攻型""碰触型"等宣泄方式是不值得采纳的。如果你还想活得有尊严，还想从头再来干点事的话，就不要像"祥林嫂"那样总是述说"阿毛"的故事。那只能说明你还没有从痛苦的阴影中走出来，你的哭泣只能提醒人们注意你曾经的无能。当你醒悟到还有那么多的正事等着你去干的时候，就没有必要选择"秋菊"的方式，因为过度"打官司"的成本太高，总是"要说法"会影响干正事。用节省下来的时间去做你应该做的正事，才能摆脱曾经的不幸。

（三）激励潜能、独立自救

独立自救是生命中最闪光的品性，这已经被很多事例所证明。面对挫折的打击，有的人一蹶不振，有的人则激发潜能，自己拯救自己——前者没有看到自己的潜能，后者则充分地汲取了潜能的力量。

林肯发现的"马蝇效应"和无锡小天鹅集团的"末日管理"，实际上都是一个道理：利用危机状态产生的压力激发生命体的巨大潜能。人需要有压力，有了压力我们才不敢松懈，才会努力拼搏，才会不断进步。其实，在生活中让自己忙起来，就是一种自我加压的方法。面对挫折，适度转移注意力，自我增加良性压力，可以有效改善自己的心境。如可以通过从事集邮、写作、书法、美术、音乐等趣味活动来调试自己的心情，缓解苦恼带来的种种压抑，随着时间的推移，沮丧也会渐渐淡忘。

（四）学会放弃、远离烦恼

放弃是一种智慧和境界，但是，面对现实的种种诱惑，又有多少人能够做到这一点呢？很多人原本也曾从容、平和地生活着，可一旦被太多的诱惑和欲望牵扯，便会烦恼丛生。有的时候，我们将奋斗的目标定得过高；有的时候，我们将奋斗的目标定得过多。这是我们遭受挫折的重要原因。无论是前者还是后者，都使我们深感心有余而力不足，最后都可能会使我们迷失方向，走向绝望。

聪明的办法是学会取舍，不必事事争第一，舍弃自己还不具备能力与条件的目标不是坏事，"塞翁失马，焉知非福"？只有在明白了自己一生何求之后，去明智地取舍，并学会放弃，才能摆脱无谓的烦恼，拥有自在的生活。

(五)学会说出自己的秘密

在亲情和友情的温存中消解痛苦，从他人那里获得力量与支持。一个快乐有两个人分享，就变成了两个快乐；一个痛苦有两个人来分担，就变成了半个痛苦。学会说出你的秘密，不仅会缓解你的压力和痛苦情绪，而且可以学会从不同的视角看待问题本身，往往会有一种"柳暗花明又一村"的境界。

应对压力和挫折的方法还有很多，如过好生活的每一天，充实的生活会让我们无暇顾及挫折；如同时学会遗忘，让时间做主等。如何选用，因人而异，需要我们在生活中慢慢感悟。

护士生自己要正确面对压力，提高心理承受能力。应该认识到大学生活并不总是一帆风顺的，困难是不可避免客观存在的。因此，当遇到困难时，不应该退缩，要无畏地去正视它，解决它。应采取积极态度看待压力，压力可以磨炼人的意志，激发人的智慧和潜能，把压力看成是生活的挑战，成长的机会。巴尔扎克说过："世界上的事情永远不是绝对的，结果完全因人而异。苦难对于人才是一快垫脚石，对于能干的人是一笔财富，对于弱者则是万丈深渊。"因此在压力面前要保持勇气和信心，有心理准备去勇敢迎接各种各样的任务和挑战。自信是成功的基石，有了自信才会有克服困难的勇气和力量。要树立正确的奋斗目标，待目标确定后，要用自己的毅力和坚强的意志去实现，不能好高骛远，也不能半途而废。特别是在学习方面，不能用经济价值和立竿见影的效益去衡量，知识是长远的利益和效益，不能简单地认为学习理论知识立刻就会在能力上有很大的提高。急功近利的思想永远都不利于意志的磨炼与健康心理的形成。

【心理训练与游戏】健忘的故事大王

(1) 将护士生分成2人一组，确定他们其中一人为A，另一人为B。

（2）A要给B讲一个故事，这个故事可以是任何题目，发生过的或没有发生过的事情，但是主体必须是一些消极性的题目，比如我的背运的一天，或者现代人的郁闷等题目。故事题目由B来选。

（3）现在A开始讲故事，在讲故事的过程中，A要不时地停下来跟B说："我忘了下面的应该怎么讲了……"B要接着往下讲，内容可以随意，但一定要延续不愉快的主题。

举例：我的背运的一天

A："早晨我出了门，迎面碰上了一辆巴士，于是我上了巴士，我忘了后面发生什么事情了……"

B："巴士抛锚了。"

A："对，巴士抛锚了，后来我就转而上了一辆出租汽车，后来——我又忘了！"

B："你发现出租车驶向了郊外，你被人洗劫了。"

A："对，后来我好容易被人给顺路带到了公司，老板就叫我到他办公室里去，我忘了老板要干什么了。"

B："你被老板炒了！"

（4）依照这个思路进行下去。

（5）再次讲一个故事，所不同的是这次要讲一个积极的故事，比如说我的好运的一天，继续下去直到故事结束。

组织护士生进行讨论：

（1）在两个故事的讲述过程中，哪一个B的表现较好，是积极的故事，还是消极的故事？

（2）在现实生活中，你对待别人的态度通常是什么样子的？积极肯定的还是消极否定的？

（3）对比讲故事前和讲故事后的压力变化。

第三节　护士生应对压力训练

护士生在了解了压力概念、压力的双面性等，并掌握了压力管理策略之后，需要学会一些具体的压力应对方法，这样才能游刃有余地应对压力。正如汉斯·塞利在《压力无烦恼》中所述："我不能也不应该消灭自己的压力，而仅仅可以教会自己去享受它。"

一、放松训练

放松训练是一种自我调整方法，通过护士生的主动放松来增强对自我控制的有效手段，先调整感觉通道接收信息的数量和质量，使机体的感觉系统失去或者降低活性，在有效的在神经学和荷尔蒙水平上阻断压力反应，使机体产生更多的非威胁性的感受，从而达到恢复身心平衡的目的。一般是在安静的环境中按一定要求完成特定的动作程序，通过反复的练习，人学会有意识地控制自身的心理、生理活动，以达到降低机体唤醒水平，增强适应能力，调整因过度紧张而造成的生理、心理功能失调，起到预防及治疗作用。

放松训练不仅可以让护士生的生理状态恢复平静，也能使其心灵镇定平和；同时，它还是防御压力的资源储备库。

1. 腹式呼吸放松训练

腹式呼吸放松的准备：要穿舒适宽松的衣服，摆出一个舒服姿势，或坐或躺，紧闭双眼。在刚开始练习时，两脚向两边自然张开，最好将一只手放在腹部上，另一只手放在胸前，然后通过鼻孔缓慢地深呼吸。感觉吸入的气体有点凉凉的，呼出的气息有点暖，感受在每次呼吸过程中腹部的起伏。保持深而慢的呼吸，吸气和呼气的中间有一个短暂的停顿。几分钟过后，坐直，把一只手放在小腹，把另一只手放在胸前，注意两手在吸气和呼气中的运动，判断哪一只手的活动更明显。如果放在胸部的手的运动比另一只手更明显，这意味着我们采用的更多的是胸式呼吸而非腹式的呼吸。我们要提高腹式呼吸水平。

做完这些准备工作后，开始做下面的步骤：

深深地吐一口气，然后深深地吸气；

屏住呼吸坚持 2~3 秒钟；

缓慢地、渐渐地、完全地将气呼出；

在呼气时，使下巴和双肩渐渐放松下来；

充分地体验从颈部、肩部开始流向胳膊甚至手指的放松感。

护士生在刚开始练习时，一天内需要数次练习，练习的频率为每小时 1次。在压力情境中缓解你的紧张反应，这是一个不错的方法。

2. 肌肉放松训练

在进行肌肉放松练习之前，请拿掉一些束缚的东西，如手表、项链、手链、戒指、脚链、耳环之类。

请注意：在练习过程中，每一组肌肉都要收缩和放松；在收缩的过程中，尽量使肌肉收缩，在之后肌肉放松的过程中，使肌肉强度逐渐往下降直至完全放松。同时，在这一过程中，使用腹式呼吸。明白了这几点后，请按照下列步骤进行放松练习。将注意力集中在每个肌肉群：（手臂、脸和颈部、胸、肩、背、腹部、腿和脚）放松，试着察觉哪些部位还比较紧张，给这个肌肉群进行放松。

用这种方法之前你可以先试一次放松这几个肌肉群的方法，在以后练习的时候可以回忆这些感觉（紧张过后都要保持一会，感受紧张再放松）。

手臂：紧握拳头，放松向后弯曲手腕，手背和前臂紧张，放松。

肩：（左右分开做，每次只耸一个）耸起你的肩部向耳部靠拢。感觉和保持肩部的紧张。（暂停）现在让肩部放松。

颈部：将头紧靠在椅背上。感觉颈部和后背的紧张，保持，然后放松头向前向下伸，感觉颈前部肌肉的紧张，然后放松。

胸部肌肉：深吸气，充满你的胸腔，憋一会。感觉整个胸部和腹部的紧张状态，保持然后放松。

背部：将背往后弯曲，感觉紧张，放松。

腿部：伸直双腿，暂停5秒，放松。

脚部：现在注意小腿和脚，将脚尖尽量朝上指，使你的小腿肌肉绷紧。然后放松。到最后还是要关注一下自己的全身，如果觉得哪里还紧张，再发送信息，放松。

放松好了以后，留一点时间感受放松状态，这个时候可以给自己一些暗示。比如，我从5数到1的时候睁开眼睛，很清醒，很宁静。

系统地进行渐进式肌肉放松练习需要30分钟左右。当然也可以根据需要，在必要的时候进行简短的渐进式肌肉放松练习。

3. 想象放松

准备：可选一些轻柔的音乐作为背景，在一个安静的房间，平躺在床上或坐在沙发上。

闭上双眼，想象放松每部分紧张的肌肉。

想象一个你熟悉的、令人高兴的、具有快乐联想的景致，或是校园或是公园。

仔细看着它，寻找细致之处。如果是花园，找到花坛、树林的位置，看着它们的颜色和形状，尽量准确地观察它。

此时，展开想象的翅膀，幻想你来到一个海滩（或草原），你躺在海边，周围风平浪静，波光熠熠，一望无际，使你心旷神怡，内心充满宁静、祥和。

随着景象越来越清晰，幻想自己越来越轻柔，飘飘悠悠离开躺着的地方，融进环境之中。阳光、微风轻拂着你。你已成为景象的一部分，没有事要做，没有压力，只有宁静和轻松。

在这种状态下停留一会儿，然后想象自己慢慢地又躺回海边，景象渐渐离你而去。再躺一会儿，周围是蓝天白云，碧涛沙滩。然后做好准备，睁开眼睛，回到现实。此时，头脑平静，全身轻松，非常舒服。

【心理知识讲坛】压力管理的具体方法

（1）大哭大叫。当遇到笔试或面试失败，选择一处僻静的地方大声喊叫或是放声大哭，医学证明哭可以帮助我们排出很多有害的杂质。

（2）赤脚散步。选择柔嫩的草坪，不穿鞋袜，光着脚丫来回走动或上下蹦跳，脚底痒痒的舒软会让你浑身轻松，挫折感会顿时消失。

（3）冥想时间。双手的食指轻轻塞住双耳，双眼微闭，头部前倾，想你最快乐或最渴望的事情，坚持 5 分钟。

（4）肢解压力。把生活中的压力罗列出来，一旦写出来，你就会惊人地发现，只要你"个个击破"，这些所谓的压力，便可以逐渐化解。

（5）看恐怖片。英国有专家建议，人们感到工作有压力，是源于他们对工作的责任感。此时他们需要的是鼓励，是打起精神。所以与其通过放松技巧来克服压力，倒不如激励自己去面对充满压力的情况，如去看一场恐怖电影。

（6）朋友聚会。找三个左右要好的朋友小聚，聊聊天，说说话，唠唠嗑，谈谈就业的事情，分享一下成功经验或失败教训。

（7）拥抱自然。每天清晨，到公园里与其他晨练的人一起拥抱朝阳，感受新鲜空气和鸟语花香。在澳大利亚的一些公园里，每天早晨都会看到不少人靠拥抱大树来减轻心理压力，据称这种方式可以释放体内的快乐激素，令人精神爽朗，而与之对立的肾上腺素，即压抑激素则会消失。

二、艺术心理训练

运用艺术心理训练来管理压力主要有绘画、音乐、舞蹈、心理电影、心理剧等方式。

据央视《环球时讯》报道，为了缓解人们内心的压力，印度因帕尔艺术学院开设了多个绘画学习班，通过绘画让人们释放心情。护士生也可以通过绘画来缓解压力，如自由绘画、涂鸦、即兴绘画，有主题的绘画和没有主题的绘画。

音乐是以语言无法实现的方式，深入人的思维和情绪的最深层，攻破强大的情感防御，让压抑的情绪自然流露。护士生可以用快节奏、高音量的音乐帮助自己释放潜在的愤怒情绪，用慢节奏、振奋的音乐稳定情绪，恢复自身的活力。以类似冥想的姿势或坐或躺，去充分享受音乐选段，也可以创作自己的音乐。

舞蹈是融音乐、运动、形体和语言为一体的综合艺术。让肢体随着韵律舞动，将潜伏于内心的焦虑、压抑、失意、无助全部释放，体验自我存在和对存在的自我控制。舞蹈可以强身健体、延年益寿，在优美的音乐中活动筋骨、调节心神，使人心旷神怡，情绪饱满，健康向上。护士生的身躯随着节奏有规律的运动，塑造出表达某种情绪情感的姿态及动作，一般配有音乐旋律，并与所配音乐节奏相协调，舞者和观者伴随着生理上的快乐感和精神上的愉悦感，舒适肌体、宣泄情绪、调节心理、缓解压力。

心理学电影传达着人性包容的观点和态度。对心理学电影的赏析是对心理学电影在专业维度上的心理学探讨。护士生观看心理电影，通过对剧中人的心理活动与行为表现进行欣赏和分析，揭示其内涵和启示，从而推动他们对人类自身的再认识，在别人的故事里解读自己的生命体验，在深层次认识自我的基础上重新规划自我。

艺术心理训练还包括校园心理剧演出。校园心理剧是通过演绎护士生校园生活中的人和事来减缓和释放护士生的心理压力，解决其心理问题。校园心理剧作为戏剧的形式之一，可以事先编排剧本，让护士生进行排练，然后演出；也可以即兴演出。它主要帮助护士生探讨和解决心理问题，以问题为主线展开剧情，其结构包括提出问题、分析问题、解决问题和分享感受四部分。护士生的每一场心理剧都是独特的，就像每个人都是独特的，由主角、导演、舞台和观众组成。

【心理训练游戏】雨中的我

操作规则：在一张白纸上自由画下雨中的你，画的内容包话你、雨及其他（自由、随意绘画）。

步骤如下：

（1）自由画画。

（2）画好后，将画纸按画的方向走势左右、上下对折。

（3）分析与讨论。"你"在画中的位置：靠左侧表示怀旧，压力来源于过去，对逝去情感不易忘怀；靠右侧表示易因明天、憧憬的未来而产生压力；靠上方表示属于完美型、追求完美；靠下方表示感性且现实；中间表示自我，但不是自私，与人相处时易因被误解而委屈。

其他：

（1）画面在纸张上的占比：外向、自我展示性强。

（2）雨点的大小、多少：当前压力的大小，如有闪电、雷等，压力大。

（3）如人物有打伞、戴帽或避于屋檐下：表示有应对之法。如人物直淋雨：可能为乐观直面，也可能为有自虐倾向。

（4）画面有其他人同行：此同行人在你心目中较重要，如画路人，指你愿与人沟通、分享。

（5）跑：有逃避之意。

（6）人物有耳朵，代表你善于倾听。

（7）两腿的距离：代表你的好动程度，工作的选址与选向，如不愿坐办公室，且代表学习、反应速度的快速程度。

（8）手的范围：掌控欲的强弱及范围的大小。

（9）人物绘画简单，以符号代替（如头用一圆圈代替，手腿用线条代替），有两种可能：要么是你没有认真画，否则代表你掩饰性强，说谎不易被人察觉。

三、按摩、芳香训练与瑜伽训练

John Naisbitt 在《20 世纪的大趋势》写道："我们周围的高科技越多，我们对接触的需要也越多。"肌肉紧张是压力反应的前兆。通过按摩的方式消除肌肉和肌周组织的紧张，使身心恢复到放松、平衡的状态。按摩以中医的脏腑、经络学说为理论基础，并结合西医的解剖和病理诊断，而用手法作用于人体体表的特定部位以调节机体生理、病理状况，达到理疗目的的方法。从性质上来说，它是一种物理治疗方法。从按摩的治疗上，可分为保健按摩、运动按摩和医疗按摩。

（一）按摩

1. 头面部按摩

头面部按摩穴位见图 8－2。

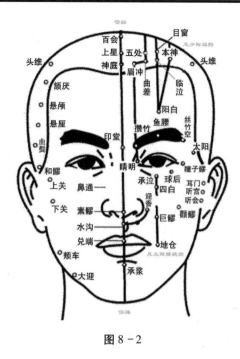

图 8-2

2．手部按摩

（1）从根部到指尖，用右手的拇指和食指，在左手手背画小小的圈做按摩。

（2）手掌的部分，同样以拇指画圈的动作按摩，对肌肉和肌腱的放松都有好处。

（3）以左手为例，用右手的拇指在左手手背上画小圈做按摩，以此方法再按摩右手。

3．脚部按摩

脚部按摩穴位见图 8-3.

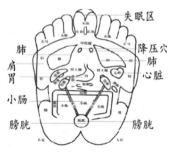

图 8-3

（二）芬芳训练

芬芳训练是用愉快的植物香气代替不愉快的感受，降低人意识的敏感性，减轻五官的负荷，改变人的生理机能，放松情绪，调整身心状态。芬芳训练的原理：大脑中处理嗅觉的区域与处理情感的下丘脑很接近，因此香气很容易唤起记忆以及与记忆有关的情感。

（三）瑜伽

瑜伽是利用呼吸调息、动静平衡、身心统一等要诀来刺激身体恢复本身的自觉与自愈，舒缓护士生的压力，改变其亚健康状态。瑜伽（英文：Yoga）这个词，是从印度梵语"yug"或"yuj"而来，其含意为"一致""结合"或"和谐"。瑜伽是一个通过提升意识，帮助人类充分发挥潜能的体系。瑜伽姿势运用古老而易于掌握的技巧，改善人们生理、心理、情感和精神方面的能力，是一种达到身体、心灵与精神和谐统一的运动方式，包括调身的体位法、调息的呼吸法、调心的冥想法等，以达至身心的合一。瑜伽通过各种呼吸及各种不同的独特姿势给予头脑、筋肉、内脏、神经、荷尔蒙腺体适度的刺激，通过强化腹腔内脏器官，除去身体的不安定因素，保存并增加体内生命能量，使之不浪费不虚耗，从而令人身心健康自然统一安定，缓解压力与焦虑，平和心境调整自律神经，放松心、身、灵。

护士生在压力管理时，可以经常将芬芳训练和按摩、瑜伽同时运用，通过皮肤毛孔对精油的吸收，让身体的各系统吸收有益的植物成分。

【心理训练游戏】与压借力——压力团体辅导

一共设置8次团体辅导：

第1次：话说压力。通过讲解与讨论的方式使护士生了解压力的概念及其相关理论。压力的早期表现包括心理的、情绪的、精神的、行为的症状；压力与工作、学习的关系，以及压力对人的健康和疾病的影响。同时，让成员之间相互表达自己的压力，认识到自己的压力，并了解他人的压力，意识到自己和他人共有的压力，让成员能直接面对压力。

第2次：时间管理。学会合理安排时间，学会如何设定目标，制定优先次序，在高效率完成自己的学习任务后，有更多的时间从事其他课外活动，积极进行锻炼、休闲，丰富自己的人生。

第3次：人际沟通交流技巧。练习人际沟通交流的方式，促进有效沟通交流的技巧，画出自己的人际支持系统。

第4次：放松练习。深呼吸训练，指导护士生进行深长的腹式呼吸训练，使学生认识到呼吸是连接生理和心理的桥梁。它可使头脑灵活，体力充沛，能增进睡眠，松弛紧张的身心，提高学习和工作效率。

第5次：角色扮演。运用心理剧表演这种艺术疗法，帮助护士生认识压力、面对压力。

第6次：放飞压力。让护士生把自己的日常生活压力清单折叠成纸飞机，然后大家一起站起来，放飞纸飞机，放飞压力，让这些烦恼和不快渐渐远去。

第7次：心理养生。主要是帮助护士生构建健康的生活方式。介绍健康饮食、体育锻炼和培养个人爱好的知识，了解健康的生活方式可预防疾病，对抗压力的不良影响，尤其是中等强度的锻炼，包括慢跑、快走、游泳、跳绳、打篮球、跳舞等，有助于消除疲劳，减缓紧张、愤怒、抑郁、慌乱，提高精力，增进心理健康水平。

第8次：建立积极的人生理念。运用积极的自我交谈和积极的心理暗示的方法，包括写心情日记、每天的积极心理暗示等，使护士生树立积极向上的自我形象，以一种积极的方式思考自己所面对的事情，从而改变压力对其心身的影响。

第九章　护士生心理健康的维护

维护护士生心理健康是护士生心理健康教育的核心内容，健康心理的维护是护士生所必须注重的一项心理健康教育内容，也是一种预防心理异常的方法。每个人所处的环境不同，碰到的问题各异，因此没有一套用于每个人皆准的方法。所以本章介绍的原则或方法并不是最重要的，重要的是你得去做，因为生活本是一种艺术，运用妙否，全在乎心。

第一节　提升护士生心理健康水平的一般方法

一、培养良好的心态

我们经常听见有护士生抱怨"老天不公"，悲叹自己"运气不好"，千辛万苦考上大学，学的却是护理专业。在学习期间，护理专业的课程多，没有多少闲暇时间，毕业后的工作环境不仅脏苦、没有正常的上下班时间，而且收入与付出不成正比，甚至还有可能受到人身伤害。于是一些人成天闷闷不乐，精神不振，意志消沉，虚度光阴。这样的人应从生命的意义这一角度进行自我教育，明白每一个人的生命都是一个极其偶然的存在，在茫茫的宇宙中，与漫漫的历史长河相比，就像电光那样短暂易逝。因此，我们要珍惜它、热爱它。要以南丁格尔为榜样，把成为一个为人服务的白衣天使当作自己一生的天职，让自己的一生活得有价值，有意义，让有限的生命为解除大众病痛做出无限的贡献，闪烁出绚丽的光芒。当然，人生道路上要经历无数风雨、坎坷，这是谁都避免不了的，但是，只有我们始终坚持自己的信念，追求自己的目标，积极地去努力，去奋斗，去拼搏，才会发现人生的天空如此广阔，青春的鲜花如此美丽，拯救生命、帮助病患恢复身体健康是如此有价值，护理工作是世上最有成就感的职业。

二、提高道德修养水平

道德修养影响一个人的健康及寿命的长短。孔子曰："仁者寿"，就说明了人的道德品质与健康长寿的关系。明代名医张景岳说："欲寿，唯其乐。欲乐，莫过于善。"他的意思是说要想长寿，就必须要乐观；要乐观，莫过于乐善好施。古人还说："有德则乐，乐则能久。"这也明确指出，有高尚的道德，才可能有快乐的心态；有快乐的心态，才可能健康长寿。现代医学、心理学也证明：道德高尚，多做好事，经常满腔热忱地帮助人，扶持人，爱护人，援救人，人们才会投桃报李，才会给予热情地回报。爱人者，人便爱之；助人者，人必助之；敬人者，人亦敬之。这种良性的反馈，必然给人带来欣慰，使人受到鼓舞，使人愉快，获得欢乐，从而保持良好的情绪状态，促进身心健康。正如古人所说："善者善，祛病而得后福。"因此，我们应在生活中讲究道德修养，勤于付出，乐善好施，见义勇为，多做好事，这样可以使我们保持良好的情绪状态，获得欢乐，有益于身心健康。

三、适度调节自己的抱负

个人的奋斗目标必须根据自身的特点进行设计，不能盲目地跟随、追逐潮流。

（一）近期目标效应

日本马拉松选手山本田一分别于 1984 年在日本东京和 1986 年在意大利米兰国际马拉松邀请赛上两次夺冠。10 年后，他在自传中解开了这个谜：每次比赛前，他都要乘车把比赛路线细细看一遍，并把沿途较醒目的标志画下来。例如，第一个标志是一栋高楼，第二个是一棵大树，第三个是……这样一直画到赛程的终点。开始比赛时，他就以百米跑的速度奋力向第一个目标冲击，等到达第一目标后，他又以同样的速度奋力向第二个目标冲去……四十几公里的路程被他分解成一个个小目标，他便轻松地跑完了全程。起初，他把四十几公里外终点上的那面旗帜作为目标，结果他跑了十几公里时就疲惫不堪了。我们把山田本一的这一目标分解法，命名为近期目标效应。

个人的奋斗目标是一个由长远目标和短期目标组合而成的目标体系。近期目标效应之所以能够产生如此神奇的效果，就在于它把大目标分解成小目标，把远目标变成近目标，把模糊目标变成具体目标，使人能看得见、追得着。人生好比马拉松比赛，学会分解目标的人，将目标具体化的人，将会更容易到达预期的终点。

（二）近期目标规划

将大学划分为四年，进行近期目标规划。

例如，规划大学第一年的目标（见表9-1）：

步骤1：选出在这一年里对你最重要的四个目标，并列出实现目标的理由（或者目标的重要性），实现目标的把握。

步骤2：列出你实现目标过程中已有的各种重要的有利条件和不利条件以及你的对策或措施。

表9-1

目标 / 对策	目标1	目标2	目标3	目标4
有利条件				
不利条件				
对策或措施				

四、学会应对挫折

人生逆境，十有八九，无论是谁在人生的道路上都会遇到大大小小的挫折。就像巴尔扎克所说，挫折就像一块石头，对于害怕它的人是一块绊脚石，对于健康的人是一块垫脚石，让人看得更高更远，不为眼前的困难所吓倒。

护士生在大学生活学习上的困难、与同学间的摩擦、爱情上的失意等都可能带来挫折感。有了对挫折的心理准备，才能在挫折面前应对自如，保持良好的心态。挫折承受能力的高低与一个人的思想境界、对挫折的主观判断、过去的挫折体验、有无支持系统等因素有关。培养挫折承受能力就应该努力提高自己的思想境界，凡事从大局出发，建立和谐的人际关系，保持良好的社会支持系统。

在挫折面前，我们需要的是进取的精神和百折不挠的毅力，同时也更需要理智。具体来说可以从以下几方面着手：

（1）遇到挫折时应进行冷静分析。从客观、主观、目标、环境、条件等方面找出受挫的原因并采取有效的补救措施。

（2）要善于正确认识前进的目标，并在前进中及时调整自己的目标。青年人要注意发挥自己的优势，并确立适合于自己的奋斗目标，全身心地投入工作之中。如果在实施过程中发现目标不切实际，前进受阻，则必须及时调整目标以便继续前进。著名剧作家曹禺年轻时一心想当医生，但三次投考北京医学院都名落孙山，随后他转向戏剧，终于取得了成功。

（3）应善于化压力为动力。其实，适当的刺激和压力能够有效地调动机体的积极因素。"自古雄才多磨难，从来纨绔少伟男"，人们最出色的工作往往是在挫折逆境中做出的。要有一个辩证的挫折观，经常保持自在和乐观的态度。挫折和教训让我们变得聪明和成熟，正是失败本身才最终造就了成功。我们要悦纳自己和他人，要能容忍挫折，学会自我宽慰，心怀坦荡、情绪乐观、发愤图强，满怀信心去争取成功。

第二节　培养健康的生活方式

一、闲暇活动与心理健康

（一）闲暇活动的内涵

"闲暇"源于拉丁语"Licere"，表示许可的意思，泛指在劳动之余进行活动的许可。"自由"是它的同义词。闲暇具有多种含义，在不同的历史时期、不同的社会环境下，人们的闲暇生活方式不同，人们对闲暇的理解与定义自然也就不同。闲暇是完全个性化的，其本质是自由。

美国著名闲暇理论专家杰弗瑞·戈比（Geoffrey Godlbey）将有关闲暇的种种定义进行了归纳，发现它们经常出现在四种基本语境中，分别是时间（time）、活动（activity）、存在方式（state of existence）和心态（state of mind）。德克尔森（torkildsen）认为，闲暇一词主要有三种用法：闲暇时间、闲暇活动、在休闲活动中的人的闲适的精神状态。戈比从哲学角度定义："闲暇是从文化环境和物质环境的外在压力中解脱出来的一种相对自由的生活，它使个体能以自己的喜好本能地感到价值的方式在内心之爱的驱动下的行为，并为信仰提供一个基础。"柏拉图曾将闲暇理解为四层含义，即"空闲""一种自我控制的自由状态""休闲的状态"和"从生活中获得自由"。亚里士多德对闲暇的个体发展价值进行了充分的论述，在他看来，人"唯独在闲暇时才有幸福可言，恰当地利用闲暇是一生做自由人的基础"。张潮认为："人莫乐于闲，人非无所事事之谓也。闲能读书，闲能游名胜，闲能交益友，闲能饮酒。天下之乐，孰大于是。"王雅林认为"休闲是一种时间结构、活动结构和心理结构相统一的特殊社会现象。"闲暇里，丰富多彩的生活可以使人身心俱爽，体力得到恢复，精神得到调整和升华。无论对个人还是对社会而言，闲暇都是一笔巨大的财富。所以，闲暇是人们自我完善与自我发展的载体，人们在闲暇中有更多的机会使自己成为生活的主体而不是活动的客体，人的物质和精神需要在闲暇中得到平衡。

闲暇活动，就是人们在闲暇时间里所进行的一切活动。护士生的闲暇指除了课堂学习、临床实习和正规活动外，用于休息、娱乐和满足多种需要，完全属于个体自由支配的时间及其在该时间里的自由生活。它不仅是一个时间概念，而且也是一个行为概念和状态概念。闲暇活动作为护士生生活中不可或缺的重要组成部分，其可以在自由支配的闲暇时间内，自由选择符合内心需要的各种有意义的活动。对护士生进行闲暇教育，能引导护士生树立科学的闲暇价值观，积极而有效地利用闲暇时间，放松紧张的情绪，提高闲暇生活质量。

(二)护士生闲暇活动的特点

1. 学业繁重，闲暇时间不够充裕

进入大学以后，护士生的生活领域大大拓宽，但由于护理学属于临床医学类，基础课程与专业课程较多，还有繁重的临床跟班实习，使护士生的闲暇时间与其他学科的大学生相比较少，这充分体现了其闲暇时间不够充裕的特点。周建伟（2007）等人的调查显示，医学生每天可供自己自由支配的闲暇时间占有状况：1～2小时的为38.64%，3～5小时的为59.9%，6～9小时的为2.27%，大于9小时的为0%。胡怿（2013）的调查显示，医学生每天生理需要的时间为11小时，一周20课时占8.6%，20～30课时占26.3%，30～40课时占31.3%，40课时以上占33.8%；"双休日"拥有的日闲暇时间1～6小时为31.3%，7～12为32.8.%。裴莉（2006）的调查

显示，普通大学的大学生周一至周五平均每天的课堂学习时间为 6 小时左右，生理需要的时间为 11 小时左右，闲暇时间为 7 小时左右；"双休日"学生生理需要时间和闲暇时间各为 12 小时。通过以上调查的比较，护士生与医学生的闲暇时间比普通大学学生的闲暇时间明显较少。

2. 闲暇活动计划性不足，影响闲暇活动质量

护士生在有限的闲暇时间里，如何充分发挥自主选择的能动性，根据各自的需要、兴趣、爱好、能力等个性特征，利用大学丰富多彩的闲暇活动，扩充知识、培养能力、锻炼素质，满足生理和精神的需要，如何实现自我发展、自我完善是护士生要思考的问题。在有限的闲暇时间里，护士生的闲暇方式属于自发的、自主的、无强迫性的，但出现了一些护士生无所事事消磨时光的现象。胡怿的调查显示，对闲暇时间经常安排有计划的只占被调查者的 24.2%，有时有计划的占到 42.9%，很少有计划的占到 23.7%，没有计划的占到 9.1%；觉得闲暇无聊的占到 41.4%。这些都表明护士生对闲暇时间的安排缺乏科学性，由此造成部分护士生在闲暇时间感到无聊和空虚。

3. 闲暇活动内容的丰富性与活动形式的随意性

闲暇活动可分为两种：娱乐消遣型和发展型。这两种闲暇活动都是个性发展的需要，要保持两者的平衡。护士生闲暇活动的内容丰富多彩，既有恢复性消遣、娱乐活动，如文体活动、聊天、聚会等；又有素质性知识、实践活动，如自修、临床实践、参加培训班等；还有无所事事消磨时光的活动，如睡懒觉、闲逛等。本着"为了健康和娱乐"的目的，闲暇活动内容呈现出多样性的特点。闲暇活动内容的多样性有利于护士生个性的全面发展，但如果缺乏正确的引导，则容易导致消极闲暇活动的出现。

据调查（周建伟等，2007），护士生课外活动取向概况为：课业学习 56.52%，体育锻炼 27.99%，娱乐 11.68%，实践 3.8%。从中可以看出，护士生课外闲暇活动在内容上表现出有主次之分的特点，但仍有不少护士生主要的闲暇活动基本上是娱乐消遣型闲暇活动，这些活动占用了他们大量的闲暇时间，而很少把闲暇时间花在发展型闲暇活动之上。

4. 闲暇消费的盲目性与经济半独立的冲突

伴随着闲暇活动的丰富性、多元化趋势，护士生的生活习惯、闲暇方式的选择有所不同，护士生群体的闲暇消费也表现出一些特点，如盲目性、攀

比性、从众性等。有的同学在闲暇时间喜欢从事阅读、运动等，到图书馆借一本书，可以说是不用消费，或是消费极少。有的护士生则喜欢购物、旅游、喝茶、跳舞等，从事这些闲暇活动的消费无疑比前一种情况要高出许多。护士生的闲暇消费存在着较大的落差，表现出多元化现象：第一，"月光族"消费，消费内容过多过快，向高档型消费倾斜，追求一种脱离个人消费承受能力的消费；第二，炫耀型消费，把高消费当作实现社会优越感和满足虚荣心理的方式，追求不切实际的奢侈、气派；第三，"大众型"消费，追求"别人有的我不能没有，别人没有的我也要有"，以求心理地位的平等。可见，护士生有了更多的金钱支配度，进行闲暇消费时往往具有一定的独立性。但也出现了一些盲目的不合理的消费，除正常消费外，还有不少奢侈消费，如旅游费、上网费、购物费、聚餐费等。

少数护士生依靠勤工助学、做见习护士或者护理员、社会实践、搞兼职等形式赚取生活费，但大多数护士生的经济都来源于家庭，随时都会把"入不敷出"的经济负担转嫁给父母，那些月消费额低则几十元，高则几百元的消费无疑成为多余的开销，这就使护士生在闲暇消费时产生经济、心理和行为的矛盾，表现出心理问题甚至是不合理行为。如部分经济能力有限而又爱面子、讲虚荣的护士生会因此自卑、忧虑、紧张等精神压力。

随着大学学费的逐年增加，多数护士生感到经济压力较重，所以，不少护士生选择了半独立半依赖的经济生活方式，部分依靠父母的帮助，部分依靠自己兼职赚取生活费。护士生大致的闲暇兼职有以下两种。

（1）做见习护士或护理员。做见习护士或者护理员信息的来源方式有四种：一是学校的学生会为护士生提供教学医院的不同需求的信息；二是学校所在地区的二、三甲医院主动联系各院系，请求学院推荐或选拔优秀的护士生到医院做见习护士或护理员；三是不少护士生也会自己留意网络平台上的社区医院、私立医院、养老院的用人信息；四是周末外出参加招聘会或通过其他途径寻找机会。通过做见习护士或护理员，护士生不仅可以赚取少许生活费，减轻家庭的经济负担，而且也锻炼了自己的毅力，提高了护理业务实际能力，训练了与人接触、沟通的技巧，还将所学理论知识应用于护理实践中，为以后步入社会做准备。

（2）促销或勤工助学。护士生利用周末或节假日选择为商家促销，以磨炼自己的意志。对于有胆怯、内向、不善言谈、娇气等性格弱点的护士生来说，这是"系统脱敏"行为疗法的最好方法，有利于锻炼自己的胆量，提高自己的表达能力。此外，护士生还可通过毛遂自荐、院系选拔等途径，在学校行政部门或院系办公室申请勤工助学工作，通过与老师接触交流，获取更多书本及课堂以外的知识技能，提早"预习"进入工作角色，增强责任感和社会服务意识。此外，护士生还可主动联系与所学专业相关的医药公司或医疗单位实习，了解大学里该学习什么，以减少学习的盲目性，积累工作经验，甚至有可能提前为自己找到一份满意的工作。

（三）护士生闲暇活动与心理健康

闲暇是护士生正常生活的重要组成部分。护士生的闲暇活动并不单纯是娱乐消遣性的活动，更多地强调在闲暇中体验生活的乐趣、身心的愉悦和自我成就感，这有利于他们形成一种文明健康的生活方式，培养良好的生活态度和积极向上的人生观；有利于护士生身心全面健康的发展，培养和发展他们的个性和情商；有利于护士生加强相互间的沟通与交往，发展和提高社交能力；有利于培养护士生健康的生活习惯，培养自控能力和独立性。

1. 闲暇活动有利于护士生身心健康发展

大学生活更多依靠学生们的自主学习，这就使护士生的生活和学习看似松散，实则紧张。护士生在闲暇之时，参加丰富多彩的闲暇活动，对改变原来产生紧张、焦虑等不良情绪有着特殊的作用。有些人在遇到挫折、困难和心情处于灰色区时，宁愿到户外走走，晒晒太阳，看看美景，散散心，以转移和消除不良情绪；有些人则进入竞争激烈的体育场地，尽情挥洒汗水，发泄抑郁情绪；有些人还参加一些社交团体活动。护士生如果能充分利用闲暇活动等，不仅可以调节自身的紧张、焦虑情绪，保持和促进人体机能的稳定，增强体质、健壮体格，使疲劳的身体得到积极的休息，从而精力充沛地投入学习，还可以宣泄情绪，缓解紧张焦虑，改善心理状态，实现身心的健康发展。

2. 闲暇活动有利于护士生提高人际交往

人际交往是护士生闲暇活动的重要内容，是促进护士生身心健康和提高其社会交往能力的有效方式，而且是护士生必备的职业技能。闲暇活动的心理互动有助于提高护士生的自我胜任感和能力感，增强他们克服困难的信心。同时，形式多样的闲暇活动为护士生提供了交往机会，使他们在闲暇中融入社会，了解和认识他人、社会及周围世界，拓展自身的生活领域和经验，不断适应变化着的新环境。在闲暇交往中，"以人为镜"和"以己为镜"相结合，不仅可以使护士生客观合理地进行自我认知、自我评价，博采众长，发扬长处，改善不足，在交往中不断提高自己，实现自我完善，还可以通过社会比较系统、准确地判断和科学地对自己的角色和行为进行定位，在真诚交往中获得帮助、指点和发展。另外，护士生利用闲暇时间发展交往技能，加速了他们社会化的进程，丰富和深化了他们的社会经验，这对于他们在校期间的学习和将来的工作，都是十分有益的。

3. 闲暇活动有利于护士生塑造健全人格

护士生的闲暇活动具有充分的自主权，活动范围广泛，内容丰富多彩，形式灵活多样，为护士生的人格发展开辟了广阔的空间。积极倡导有益的闲暇活动是增进护士生心理健康和发展个性的有效途径。积极参加闲暇活动可以最大限度地满足个人的欲望，自主选择游戏性强、趣味性高的活动项目，有利于松弛身心、舒缓压力、陶冶性情，保持较好的心境。同时，积极的闲暇活动也是一种健康、文明、科学的生活方式，个体的积极性、创造性、自主性都能在活动中得到充分的发挥，从而提高自信心，有利于建立和发展健康的个性。而且，积极的闲暇活动可以帮助护士生用积极的心态来把握自己，调适自我与外部世界的关系，预防或消除阻碍护士生社会适应能力提高的不良心理因素。对有人格缺陷者（如焦虑型人格、抑郁型人格等），可以通过参加不同项目的闲暇活动尤其是体育活动得到矫治，通过有氧练习降低焦虑、抑郁。对于自闭者、不善与人交往者、被群体孤立者，可以选择体操、舞蹈、合唱等集体活动，慢慢适应与同伴进行交往，逐渐融入群体。

4. 闲暇活动有利于护士生创造主体幸福感

护士生的闲暇生活与个人主观幸福感密切相关，主要体现为积极的影响和消极的影响。积极影响是指闲暇生活对幸福感的正向作用，即闲暇活动能增加人的幸福感；消极影响则指不当的闲暇生活引起幸福感减弱或丧失的现象。通过积极的闲暇活动，科学地支配闲暇时间，才能给幸福感创造自由的空间和肥沃的土壤，才能在闲暇中发现幸福、体验幸福并创造幸福，这是大学生闲暇的最高境界。反之，消极的闲暇观念和行为会带来"不幸福"，不但很难得到真正的幸福感，反而会因虚度闲暇而最终导致学业荒废甚至身心疾患。护士生要清醒地、辩证地认识和看待闲暇与幸福的关系，利用闲暇的积极因素，克服消极的不利影响，创造丰富多彩的大学生活和绘制幸福美好的人生蓝图。

（四）护士生闲暇生活的管理与教育

护士生闲暇活动的内容丰富多彩，既有发展型活动，也有娱乐型活动，还有虚度型活动。如何有效地实施闲暇管理、积极地开展闲暇活动，已成为护士生闲暇生活管理及教育的重要内容。护士生要加强时间管理，培养良好的生活习惯，培养自我监控及教育能力。同时，学校也应发挥组织力量，实施外部调控和督促。

1. 培养良好的闲暇生活习惯

护士生在闲暇生活中常常表现出一些不良的生活习惯，如熬夜上网、睡懒觉、不吃早饭、社会活动频繁以及不能妥善安排学习、休息、娱乐时间等。长期的不规律生活，会导致身心不适、负性情绪增加和社会技能退化等不良后果。因此，护士生应戒除不良的生活习惯，合理安排生活作息，加强生活习惯管理；既要广泛从事闲暇活动，又要避免终日放纵自己；既要钻研专业，又要兴趣广泛；既要强健身体，又要调适心理；积极参加健康的闲暇活动，加强闲暇生活的自我管理。

2. 加强自我闲暇时间的管理和教育

闲暇时间是一把双刃剑，既会给人带来活动的欢愉，也会带给人无所事事的烦恼。怎样才能利用好闲暇时光，让它变得充实而富有意义呢？作为一名当代大学生，应该学会对闲暇生活进行自我规划、自我评判、自我监督，使自在的闲暇转为自为的闲暇，在玩耍中长知识、从空闲中助成长。

首先，应端正对自我闲暇教育的态度，给自己树立合理的闲暇目标，如去学一门艺术、读一本好书、交一群朋友、找一份兼职、到医院当志愿者、到养老院做护工等。这不仅可以愉悦自己的身心，更能促进自身的成长。

其次，提高自己的价值判断能力和决策能力。闲暇的时光很精彩，闲暇的时光也很无奈。空余时间是选择去跳舞，还是去"K歌"？是去泡网吧，还是去和同学搞一些活动？这主要取决于一个人的价值判断能力和决策能力。而且，在大学中的不同阶段，有益于大学生的闲暇活动是不同的，应该学会识别。在大一阶段，应该多尝试，积极适应新环境，开阔视野；在大二阶段，应该有针对性地着重培养某些能力，全面提升综合素质；在大三阶段，应加强理论和实践的有机结合，突出专业性；在大四阶段，应重点强化职场能力的训练和人际沟通能力的提高。

最后，加强自我监控和自省自悟的能力。闲暇生活中的自我教育是我们对正规教育的补充。所以，要想在闲暇中达到充实自我、教育自我的目的，必须要有较强的自我监控能力，才能够对已有行为进行有效的衡量和监督，促进闲暇教育的顺利进行。

对时间的管理是护士生自我管理中的一个重要话题，只有做到合理地规划时间，才会使自己的时间得到充分有效的利用。另外，护士生还应加强意志力锻炼，并经常对自己的闲暇生活进行反思和总结，以克服"心动迅速，行动滞后"等不良的行为方式。

3．加强学校的闲暇教育

（1）开展学生闲暇教育。

学校应将闲暇教育列入学校的规划和日程，从培养护士生对闲暇的态度，选择闲暇活动，认识闲暇价值开始，把闲暇生活作为一种文化来宣传和对待。具体来说，一是要引导护士生充分认识闲暇时间的重要性。认识闲暇时间在愉悦身心、净化心灵、提高素质、发展个性等方面的重要作用。二是引导护士生树立正确的闲暇观。要使护士生认识到闲暇时间不是可有可无的，而是一种宝贵的资源，要合理开发、合理利用，既不能弃置不理，又不能滥用。三是引导护士生合理安排闲暇时间。要考虑开设有关的选修课，学习他人合理安排闲暇时间的成功经验，能够根据自己的实际情况，科学安排闲暇时间。

（2）加强闲暇生活辅导，提供闲暇技能培训。

闲暇技能指闲暇主体进行闲暇活动的能力，包括进行体育、音乐、舞蹈、美术等方面的活动和鉴赏的技能。现行的教育制度使许多大学生闲暇技能的准备不足，从而影响到他们利用闲暇时间的能力。所以，学校应开设一些闲暇技能方面的选修课，或以开设讲座、培训班的形式对护士生进行阅读、音乐、舞蹈、旅游、社会活动等方面的培训，或者为护士生创造各种勤工俭学和社会实践活动的机会。引导护士生走出校园，深入社区、乡村、基层，从事有偿或无偿服务；通过军训、公益劳动、暑期社会实践、社会服务等方式开展社会实践和专业实践活动；引导护士生走向大自然，有组织地开展旅游踏青、爱树护绿等活动，以增强大学生的体质，让他们更多的接触社会，使他们饱览祖国的大好河山，领略各地风土人情，陶冶自己的情操。

（3）提供充足的闲暇活动场所，创造闲暇生活氛围。

学校要加大资金、物资投入，建设好大学生活动中心、图书馆、运动场、球类馆、宿舍健身休闲小区等设施和场所，为大学生开展闲暇活动提供硬件保障。同时，要组织开展丰富多彩的校园文化活动，营造健康向上的闲暇生活氛围。活动要注意差异性，提供各种活动让学生们自由地选择，满足他们心理精神上的需要，在活动中发展他们的个性，培养各种能力，使每个人都尽可能地参加各种活动，努力提高大学生闲暇活动的质量。

二、文体活动与心理健康

大学的文体活动是丰富大学生活、陶冶大学生情操和增强大学生身心健康的重要方式。

(一)音乐与心理健康

音乐是通过有组织的音响运动来创造音乐形象、表现思想和感情、反映社会生活的艺术形式。两千多年前，孔子提出"兴于诗，立于礼，成于乐"，即（人的修养）开始于学诗，自立于学礼，完成于学乐，可见音乐是修身养性的重要内容和手段，对塑造人的修养和人格有重要的作用，更是有效的心理调节手段。

优美的音乐不仅能丰富人们的精神生活，而且可以影响人的情绪，调节人的神经、防治疾病，增进人的身心健康。人们早已认识到音乐对人情绪的影响、心理调节的作用，并加以利用。如母亲轻轻哼着优美的摇篮曲时，孩子们便会安静地入睡。再如，波兰音乐家肖邦有位朋友，是一位德国音乐家，有一次由于一点小事和妻子争吵起来。为了使自己镇静，他在钢琴面前坐下来，弹起了肖邦的《夜曲》。在优美的乐曲的吸引下，他渐渐忘了与妻子吵架的事。而刚才还气呼呼的妻子，此时，也被那优美的旋律所吸引，心情也安定了下来，她轻轻地走到钢琴旁，十分激动地抱住了丈夫……就这样，肖邦的《夜曲》竟使一对争吵的夫妇言归于好了。

优美的旋律、丰富的和声、如诗般的歌词，能触动护士生的情感，净化护士生的心灵。通过聆听和理解音乐，我们可以感受到创作者的内心世界，体会音乐作品中所蕴涵的乐观的人生态度，提升面对挫折的勇气和能力；通过音乐表演活动，激发护士生的表现欲望，使护士生在表演的过程中感悟音乐文化，提升团队合作精神，学会尊重他人，改善人际关系，同时培养其自信心。

如何选择乐曲来调适护士生的情绪呢？当然要选择符合自己性情的曲子，注意音乐的搭配。一般认为，情绪不安定可以选择贝多芬的第八交响曲，民乐中的《梅花三弄》《潇湘水云》等乐曲；心情抑郁寡欢时可选择李斯特的匈牙利狂想曲二号、西贝柳斯的交响曲《芬兰颂》、弹拨乐合奏《三六》《步步高》等乐曲；夜不能寐时可选择海顿的 G 大调三重奏、李斯特的恶魔圆舞曲、摇篮曲；失恋及其感情上的痛楚可选择亨德尔的音乐、民乐合奏《喜洋洋》和《瑶族舞曲》等曲目。

用音乐调适心理的方法和技巧多种多样，具体运用时，也会受到护士生的不同情况以及环境等因素的影响。在用音乐调适心情时，需要选择合适的环境，做好心理准备。

（二）阅读与心理健康

书籍具有巨大的力量，这种力量能够帮助我们找到宣泄情绪的方式与途径。阅读可以激发护士生的想象思维。健康的书籍对促进护士生的心理健康有积极的作用，能起到平衡心理和净化心灵的效果。作用较大的书籍主要有心理类书刊、哲理类书刊、健康的小说、休闲读物等。其中，心理类书刊主要解决人际交往、恋爱苦恼、自卑、焦虑等问题；哲理类书刊主要解决就业压力、应对挫折、人际交往、树立人生目标等问题；健康小说主要解决孤独、恋爱苦恼、学业困难、焦虑等问题。

根据苏塞克斯大学的调查数据显示，花 6 分钟时间读书可消除人体 2/3 以上的压力，该效果甚至超过了散步以及音乐鉴赏等。阅读健康读物对智力开发、社会适应、行为引导和情绪宣泄等均有帮助。

第一，智力开发。护士生阅读有指导性、教育性的书籍和材料，可以提升自身的精神集中力时间、强化理解能力、培养创新能力，激发自己对人生态度和行为的反思与分析，获得关于心理、行为等方面的知识，学会处理问题的方法。

第二，社会适应。护士生阅读相关书籍和材料，可以提高自己的社会意识水平，扩展知识范围，强化社会和文化规范，增强社会敏感性和社会责任感，为走出校园适应临床医疗环境打下基础。

第三，行为引导。护士生阅读相关书籍和材料，可以在想象中体验各种行为模式并考察可能的结果，增强活动能力，培养共感能力，抑制不成熟的行为，促进自身健康成长。

第四，情绪宣泄。护士生阅读能引起共鸣的诗歌、小说等富有感染力、想象力的书籍和材料，可以获得替代性体验，产生认同和共鸣，达到促进情绪健康的目的。

护士生具有不同的阅读心理，不同的护士生阅读自己喜欢的文学作品或报刊，以此获得良好的心理调适效果。

（三）体育活动与心理健康

世界卫生组织将健康定义为一种在身体上、精神上、社会上和道德上的完善状态。这表明健康不仅包括身体健康，还包括心理健康。体育精神可以赋予护士生果敢和激情，培养良好的意志品质，提升自我控制能力。体育力量可以使护士生的心情更加愉悦。体育锻炼可以带给护士生快乐与健康。护士生正处于心理和生理向成熟发展的过渡期，通过体育锻炼不仅可以促使护士生心理健康发展，还能为其身体健康发展提供坚实的物质基础。同时，体育锻炼是积极主动的活动过程，可以有效地缓解和释放心理压力，塑造人的行为模式，从而促进身心健康。

大学生进行体育锻炼时的心理是复杂而多样的，在体育锻炼中，成功的体验能够带来满足感和成就感，持之以恒地坚持体育锻炼，还能提高克服困难和挫折的耐心与能力，培养坚忍不拔的意志品质，促进身心健康发展。

三、网络活动与心理健康

互联网的出现，揭开了人类数字化生存的新时代。网络已成为现代人生活方式不可或缺的组成部分，深刻而广泛地影响着人们的学习、工作和生活。大学生群体是网络生活最积极的参与者。网络所构建的虚拟世界，对大学生的心理发展产生着越来越大的影响。

（一）网络对护士生心理健康的影响

1. 积极影响

（1）网络提供了更大范围的群体环境，有助于培养人际交往的能力。

网络交往通过全方位、多层次的信息传递为护士生提供了更方便且范围更大的社会交往机会，使护士生的社会性得到空前的延伸和发展。在一定意义上讲，也给护士生心理健康带来了积极的影响。在传统交往方式下，个体的人际交往常常囿于实际生活的狭小生活圈子，但在网络社会中，网络的开放性、大众性、虚拟性、直接性等多种特点使网上交往打破身份、地位、财产等限制，为人际交往提供便利。通过网络，人们可以直接地交往，而免去了彼此的客套、试探、戒备和情感道义责任。同时，由于网络交往所具有的间接性和虚拟性特点，使网络人际交往比较容易突破年龄、性别、地位、身份、外貌等传统人际交往影响因素的限制，为护士生提供了虚拟性的更为广阔的网络交往空间。

（2）网络提供了角色实践的场所环境，有助于胜任现实的社会角色。

人际交往中，交往者要扮演不同的社会角色，交往环境和交往关系不同，交往角色也会发生变化。交往者所扮演的往往是复合角色。网络为护士生提供了角色实践的"练兵场"。网络创造的"虚拟环境"使护士生能够在其中不断进行角色学习，理解角色的行为规范，体会角色的需求和情感，了解角色间的冲突，并借助网络群体成员间的互动，体验自己的角色扮演情况，进而把握自己在现实社会中各种角色的尺度。

（3）网络提供了打破传统线性思维束缚的环境，有助于激发护士生的创造性思维。

在网络中，由于大量使用的超文本阅读方式是以网状形式来构筑和处理信息的，它是一种跳跃式的、非线性的思维方式。从非线性的角度出发思考问题，那么在处理一个复杂的事物时就必须考虑它与周围事物的种种联系，并透过这种网状的联系来寻找解决问题的方法。这种思维方式改变了传统线性思维所固有的较狭隘、死板的弊端，有利于培养护士生的发散性思维，拓展护士生的思路，帮助护士生正确地看待周围的人和事，树立科学的人生观和世界观。

（4）网络提供了专业心理援助，有助于提高个体的心理健康水平。

目前，个体心理健康水平存在程度差异。低层次的心理健康指的是没有心理疾病症状，高层次的心理健康指人的潜能得到充分发挥或"自我实现"。因此，即便是正常的人也要不断地提高自己的心理健康水平。目前，互联网上普及心理健康知识、提供专业心理援助的心理健康站点比较多。尽管这些知识的侧重点有所不同，但它们都自觉担负起了普及心理健康知识、提供专业心理援助的责任，在一定程度上对护士生的心理健康辅导起到了积极的作用。

2. 消极影响

网络对护士生心理的冲击，容易造成他们情感自我和角色自我的迷失，影响其心理健康，并诱发出种种心理障碍。

（1）人际交往障碍。

交往障碍指因使用网络而引发的现实生活中的社交障碍。人际交往的互动是青年时期完成个体社会化的基本环节，人的行为在社会交往中要受社会道德规范的制约，而在网络上，他们不必遵守现实社会中人际关系和角色扮演的规则，没有必须履行的角色义务。这种匿名效应使他们在网上与陌生人交往时常表现出幽默、浪漫，而在现实生活中却不善言辞、沉默寡言。因此，长期的网上冲浪会逐渐失去自我，改变个性。

（2）情感问题。

情感交往是护士生网上交往的一个主要方面。护士生正处于情感体验的高峰时期，向往异性、渴望情感是正常的。但在实际生活中，他们的情感表露或多或少受到限制，总要面对人与人之间的情感氛围。从网上来往看，护士生的情感需求主要有两个方面：一是寻求异性朋友或对象；二是为了情感满足和心理愉悦。网上最热门的话题是网恋。就正常发展的网恋而言，由于网恋是借助于网络媒体、依靠文字进行的，缺乏重要的感性基础性环节，因此，网恋的成功率极低，大部分是"见光死"，从而造成较大的感情或心理伤害，对护士生的心理健康产生负面影响。

（3）网络人格失真。

在现实生活中，每个人都扮演着不同的社会角色，而在网络人际交往中，人的真实姓名、性别、年龄、身份等多种社会角色被掩盖，并且在网络中的角色缺乏责任感，渐渐会失去对周围现实的感受力和积极的参与意识，进而导致孤僻、冷漠、欺诈人格的出现。他们混淆了网上角色与现实生活中的角色，忘记了自己的社会责任和社会地位，在网络和现实生活情景中交替出现不同的性格特征，人格缺乏相应的完整性、和谐性，从而导致部分大学生偏执性人格、多重人格冲突等问题。这种大学生具有脱离现实、退缩孤僻、沉溺于幻想的行为特点。他们不愿与人进行面对面的交流和互动，只在网上发泄自己的不良情绪，这使他们在现实世界中的孤独感日益严重。

（二）网络成瘾的危害

网络成瘾也即"网络成瘾综合症"，简称 IAD。美国心理学家 Kimberlys Young 认为，IAD 与沉溺于赌博、酗酒、吸毒等上瘾者无异。网络成瘾者对上网有一种心理上的依赖感，主要表现为网络游戏成瘾、网上聊天与交往成瘾、网上收集信息成瘾等多种形式。过度沉湎和依赖网络对护士生的心理健康造成了极大的影响。沉湎网络使护士生的性格变得更为孤僻，对社会形成隔离感、悲观、沮丧等心理障碍。对正常的学习和娱乐活动无兴趣，消极地逃避现实，造成角色错位，把对现实的感觉和喜怒哀乐寄托在虚拟的网络世界中，感情淡薄，情绪低落，注意力分散，无精打采。只有在网上，才会精神焕发。有的护士生也明知沉湎网络会影响学业，可还是身不由己。凡是网络成瘾的护士生，大多会陷入虚幻的网恋中，人格易出现异化，道德感弱化。因长时间上网，减少了在现实生活中的人际交往和正常的文娱活动，日常的生活规律被打破，饮食不正常，体能下降、睡眠不足，生物钟失调、身体虚弱，思维出现混乱，更严重者甚至导致猝死和自杀。护士生网络成瘾导致的一个最直接的后果是成绩下降，学业荒废。《中国青年报》曾报导：北京某重点高校 30 名毕业生中有 20 人因沉湎网络游戏，缺乏学习动力和目标等原因，达不到毕业生的要求而拿不到学位。多数留级和毕不了业的护士生，几乎都存在一个共同的原因，即上网耗费时间太多，致使多科考试成绩不及格，无法完成学业。美国的心理学家研究发现，青少年是网络成瘾的多发群体，其发生率可达 14% 。随着互联网的发展和普及，上网人数的增多，网络在现代教育教学中的作用和地位的突出，护士生网络成瘾而难以自拔的人数也将逐年增多。

(三)强化自我管理，培养健康的网络行为

网络是一把双刃剑。网络极大地开阔了护士生的视野，给护士生的学习、生活带来了巨大的便利和乐趣的同时，隐藏在网络中的某些不良因素也在悄然增长，对护士生的思想观念、生活方式和心理健康都带来了潜在的深远影响。

如何有效地利用网络，尽量避免其危害，这既是摆在整个人类面前的一个大问题，也是摆在我们每个护士生面前的具体问题。从整个社会的层面来讲，应建立起一整套与这个新的信息传递方式相适应的经济文化体系；而对于个体而言，则是要构筑起属于自己的健康上网方式。

网络是信息传播的形式，又是交流、资源共享的通道，而护士生的学习是一种寻求、接受、处理、吸收信息的过程；利用网络进行远程会诊、诊疗、护理指导，尤其是康复护理指导是今后健康管理的重要途径。这种天然与必然的联系决定了网络在护士生学习过程中所占据的重要地位，利用网络进行学习也成为护士生必备的技能之一。那么，护士生该如何有效地利用网络进学习呢？

首先，要转变学习观念。要将"只有读书听课才是学习"的观念转变为"全方位学习"的观念，将"人生分为学习、工作等阶段"的观念转变为"终身学习"的观念，要将"维持性学习"的观念转变为"创新性学习"的观念，要将"只有到现场才是见习"的观念转变为"网络模拟实验同样是见习"的观念。只有转变学习观念才能适应网络社会的新型学习方式。

其次，要学会查找信息，学会去粗存精和去伪存真。由于网络信息的良莠不齐，在学习中必须充分发挥理性思维的主观能动作用，对所接触的信息进行认真分析，并将其纳入自己的思想体系、专业体系当中。在这个过程中，深入而独立的思考是最有价值的。

再次，要充分认识网络的虚拟性。网络使人与人之间的交往即时即地、更方便，但网络上传来的信息是符号化了的，不存在面对面交往时那种眼神、手势、身姿、体态的传达情境，因此使交往缺乏情感，使人与人之间变得冷漠。这种"冷酷无情"有害于护士生心理健康，甚至还会导致护士生在以后的工作交往中缺乏真诚和责任心，甚至可能对患者造成伤害。因此，在学习中必须充分发挥理性思维的主观能动作用，跨过虚拟世界和现实世界的临界线，丢掉幻想，直面自己在现实生活中存在的问题，真诚交往，树立信心，增强社会责任感。

最后，我们必须意识到网络信息组织的局限性。超级链接是网络信息浏览的基础，它将所有的信息组织成一张巨大的信息网，使信息与信息之间可以自由地跳转。但与此同时，它和知识吸收的"快餐化"趋势共同导致了知识的碎片化，造成了许多同学看上去知识很丰富，却缺乏将知识整合在一起的能力。曾经有同学讲："给我一分钟谷歌（Google），我懂的比你多。"这是一种非常片面的想法。因为知识背后的东西是难以形式化，更难以用网络的形式进行传播。完整知识体系和创新思维的获得仍然需要系统学习与实践的积累。

要求护士生学会健康地使用网络并不是一种恰当的提法。因为网络技术还在日新月异的发展过程中，新的技术手段正不断拓展网络使用的形式。与此同时，满足人类需要的方式也在新的网络条件下被找寻出来。正如移动终端不同于固定终端、及时通信时代的人际交流不同于书信时代一样，并没有一个恒定不变的健康的网络使用方式。网络只是生活、学习的一种工具，适合自己当前现状、能帮助自己达到人生目标和获取生命意义的网络使用方式才是健康的网络使用方式。

第十章　护士生临床心理健康教育的实施

第一节　患者的心理问题及其识别

一、患者及患者角色的概念

患者（patient）指患有疾病、忍受疾病痛苦的人。

患者角色指社会对一个人患病时的权利、义务和行为所做出的规范。患者是各种社会角色中的一种，有其特定的行为模式、权利和义务。

1951年，美国社会学家帕森斯提出患者角色应包括四方面的内容：① 可以免除其正常社会角色所承担的责任。② 对其陷入疾病状态没有责任。③ 应主动寻求专业技术帮助。④ 有恢复健康的责任。患病使患者脱离原有社会角色而进入患者角色，这里有一个角色适应的问题。角色适应（role adaptation）指患者现有的行为已经与患者角色的"指定行为"相符合。角色适应是一种最好的结果，有利于患者的康复。如果患者不能很好地适应角色转换，将会出现角色适应不良，常表现为：

（1）角色行为冲突：病人在适应角色过程中，不愿或不能放弃原有的角色行为，与病人角色行为发生冲突。常发生在由健康角色转向患者角色时。例如，病人因工作繁忙不能安心治疗，或因不能放弃家庭责任而影响治疗等。

（2）角色行为缺失：指没有进入患者角色，不承认自己是患者，不承认自己有病或者承认自己有病，但没有意识到疾病的严重性，拒绝就医或继续从事原来的工作，这是一种心理防御的表现，通常发生在由健康角色突然转向患者角色或疾病突然加重时。

（3）角色行为消退：指一个人已经适应了患者的角色，但由于某种原因又重新承担起原来的社会角色，如家庭其他成员突然生病，工作发生了变故等。

（4）角色行为强化：指安于患者角色，对自我能力表示怀疑，产生依赖和退缩心理，害怕出现，害怕离开医务人员等。患者在角色转变过程中，角色适应不良在多数患者身上都会发生，护理人员要积极帮助他们适应，尽快进入患者角色，引导病人为恢复健康采取某些行为。

二、患者的心理需要

古代名医希波克拉底有句名言："了解什么样的人得了病，比了解一个人得了什么病更为重要。"病是在人身上发生的，要治病，首是要治疗患病的人。因此，先要了解和认识患者心理需要和病人心理特征。

需要指有机体感到某种缺乏而力求获得满足的心理倾向，它是有机体自身和外部生活条件的要求在头脑中的反映。美国心理学家默里把人的需要分为两个层次：第一需要（生理的需要）和第二需要（心理的需要）。随着人们生活水平的提高，人们的物质需求比较容易得到满足，于是便有了更多的精神需求。治疗疾病的同时识别患者的心理需要，有利于疾病的恢复，使患者身心获得满足感。心理需要是满足于个体精神生活和社会活动的需要，亦称精神需要。患者的病情各异，想法和需求也存在差异，同时还会因为他们的生活阅历、文化背景、年龄、职业等不同而不同。患者常见的心理需要表现为以下几方面。

（一）安全的需要

安全感是患者最普遍、最重要的心理需要。安全需要含有生理上与心理上的安全感两层含义。个体在患病期间，面对着陌生的环境、与家人分离、身体上的不舒适等，容易产生不安全感。遭遇疾病或其他意外使患者感到生命受威胁，自我保护能力下降，自己感到无能为力，只能将自身生命安全寄托于医务人员。临床表现为：患者特别关注自身人身安全，既想寻求医护人员的保护、帮助，又特别担心医务人员在医疗过程中发生失误，使自身人身安全受到威胁。患者常见的表现为：担心医院医疗水平欠佳，治疗不了自己的疾病；怀疑医务人员的技术水平；担心手术或特殊检查过程中发生意外；用药时担心药物有毒副作用；担心护士执行医嘱出错；担心家属或护理人员不能很好地照顾自己等。他们希望得到住院环境安全、得到安全可靠的治疗，不出意外事故、不留下后遗症等。

研究表明，患者负性心理与身体疾病的发生、发展、转归和预后都有明显的相关性，他们因受到疾病的威胁易出现不安全感，导致出现不良的情绪，使病情出现变化。如稳定期的原发性高血压患者，在其心理需要无法满足时易出现高血压危象，血压上升，乃至发生心、肺和脑的严重并发症；冠心病患者出现心绞痛，甚至心肌梗死；慢性肝炎患者的症状加重，肝功能下降等。

（二）爱与归属的需要

爱与归属的需要指个体需要去爱与接纳别人，同时也需要被别人爱与接纳，以建立良好的人际关系。患者患病前一般都具有多重社会角色，其归属和爱的需要可从多方面获得满足。但患病住院后与亲友分离，由于环境、生活方式的改变，病人的依赖性增强，行为退化、幼稚，爱和归属的需要更加强烈。例如，他们需要医务人员对自己的病情引起重视，希望能尽快地融入到医院这个陌生的环境，希望亲人花更多的时间来陪伴自己，希望获得亲人的理解和支持，也为自己不能像健康时那样施爱于亲人而痛苦。另外，患者入院后，病房中的医护人员和病友组成了一个新的群体，患者希望在新环境中与周围人建立感情和友谊，希望得到新的人际群体的接纳和认可，在新的环境中获得归属感，需要有人与他们"同病相怜""患难与共"，需要寻求同伴最好是与自己相同疾病病友的精神支持，需要温馨和谐的人际氛围以排除孤独、驱除自卑，建立战胜疾病的信心等。资料显示，同住一室的患者自然地构成一个群体，形成患者新的社会环境，他们有着共同的心理倾向，在共同的治疗康复生活中相互影响。良好的病友关系、和谐的群体关系、医护关系，有利于消除新住院患者的陌生感和不安情绪，减少他们的寂寞和社交隔离感。

（三）尊重的需要

尊重需要指个体对自己尊严和价值的追求，包括自尊和被尊两方面。在患病前，患者都扮演着一定的社会角色，或为领导干部、专业技术人员、教师、经理，或为人之父母、兄长、姐妹等，有自己的社会地位、荣誉和业绩，为人所尊重。然而，一旦患病成为病人，原来的那些角色都暂时被免去或"忽视"，变成了一个医护人员眼中的普通"病号"。在这样一个角色转化的过程中，病人对于别人对自己的尊重（看重或重视的程度）比平时更为敏感。他们希望得到医护人员的关心和重视，尤其是慢性病、肢体残缺功能受损的患者，此需要更加强烈。有些人有意无意地显示自己患病前的身份，实为内心希望引起别人的重视，得到理解和尊重。临床工作中可以看到，由于护理人员长期接触患者，可能对患者的病情见怪不怪、态度淡漠不够重视。在与患者沟通过程中，以床号代替患者的姓名，对患者自身感受的描述缺乏同情，甚至觉得患者太矫情，小题大做；跟其他人谈论患者的隐私，在治疗护理过程中不注意遮挡患者隐私部位，过多的暴露等。这些行为都会让患者感觉自尊受损，没有得到应有的尊重，尤其是本身具有一定社会地位的患者的感觉更为强烈。尊重的需要若不能满足会使人产生自卑、无助感，甚至演变为不满或愤怒。

（四）信息的需要

患者患病后，尤其是急性病患者，面对着突如其来的疾病，不知所措。这个时候，患者最需要了解的是关于自身疾病的相关信息。例如，想知道究竟得了什么病？这个病该怎么治疗？病情严不严重？能不能治好？治好后是否有后遗症？会采取什么样的治疗方案？治疗时间需要多长？需不需要手术？治疗费用会不会超出自己的经济能力范围？患者想了解医护人员的专业水平和工作能力，特别是手术治疗的患者，更是关注"谁主刀"，多方打听主刀医生的医术是否高明，手术会不会影响工作、晋级、学业、待遇，会不会影响恋爱、婚姻、家庭。他们急切盼望得到明确可靠的回答。当疾病得到控制，患者处于恢复期，其信息需要的内容会改变和扩大，如出院后的注意事项，出院用药，如何预防复发，慢性病的家庭护理注意事项等。

护士应理解患者，了解不同的患者在不同疾病阶段中最需要的信息，及时提供有关疾病的信息与健康教育。例如，对新入院的患者要主动进行入院宣教，告知周围环境和设施（厕所、食堂、开水房、洗漱间、医护办公室等）、介绍有关规章制度（饮食、休息、探视与陪护、查房、治疗护理制度等）、介绍主管医生、护士长、责任护士等，让患者从心理上尽快适应住院环境。治疗过程中，允许并鼓励患者参与治疗护理决策，以增进其自我价值感和控制能力，这样可以减少患者对治疗、手术的恐惧心理，使患者能主动、积极配合治疗和护理，促进其康复。患者出院时，对患者进行出院宣教，如出院带药的注意事项、饮食指导、运动指导、家庭病情监测、疾病复查等注意事项，让患者了解疾病康复与保养的相关信息。

（五）刺激的需要

医院的生活环境，相对于精彩纷呈的外界社会环境显得寂静和单调。住院患者被束缚在病房这个狭小单调的"小天地"里，往往会产生单调乏味感。加之活动范围小，平时工作和生活习惯受到限制而处于被动状态，患者总感到无事可干、度日如年。患者需要刺激和新鲜感，特别是一些住院较久的患者，他们每天面对的都是这个封闭的、机械的、白色的世界，疾病的折磨，使患者可能存在焦虑情绪，也有的表现为冷淡，感到单调乏味和厌烦无聊，产生孤寂感，甚至丧失治疗信心。

适度的刺激对机体健康有积极影响，对康复期的患者尤其重要。护理人员应根据患者的病情和病房的客观条件，适当安排有新鲜感的活动，使病房变得具有一定的生活气息。如此不仅能为患者解除忧虑，而且可使患者更加积极乐观。如读报、下棋、看电视、听音乐及开展一些趣味性活动、健康讲座等，可以丰富患者的文化娱乐生活，改善患者的精神状态。还可以组织康复期患者参与社会的一些公益性活动，既可满足其接受新鲜刺激的需要，又可为其重返社会做好心理准备。

三、患者心理问题的识别

不同的患者，其心理需要有所不同，患者的心理需要得到满足，心理才会进入舒适状态，有利于疾病的治疗和康复；反之，患者的心理需要得不到满足，便会表现出各种各样的心理问题。这些心理问题甚至会加重病情，影响疾病的恢复甚至又会产生新生疾病。因此，作为护理人员，首先要学会识别患者未满足的需要以及对患者所造成的影响。不同年龄、职业、文化背景、性格特征的人面对着同样的应激所表现出来的心理问题是不一样的。例如，有些患者采用沉默的方式来压抑内心的需求，而有些患者通过愤怒的方式来引起医护人员及亲属对其心理需要的重视。护理人员首先应该跟患者建立良好的关系，取得患者的信任，详细了解患者的信息如年龄、职业、家庭社会生活状况、性格特点等，想病患之所想，急患者之所急，从生理、心理各方面及时满足患者的需要，在病患尚未感到心理需要未满足时就积极采取预防措施，防患于未然。例如，对于一个新入院的病人，护理人员应热情友好地接待患者，介绍同病室病友，介绍医院环境，以消除其陌生感，满足患者归属、信息的需要。平时注意多观察患者的言行，多与患者沟通交流，及时了解患者内心的感受，发现其心理需要并积极采取措施来解除患者的顾虑。同时，也应该取得患者家属的支持，因为家庭的精神支持对于患者来说是无法替代的，家属也应该积极参与到识别患者的心理问题的活动中来。

第二节　患者常见的心理问题

一、焦虑

焦虑来自生活的挫折与冲突，是个体面临模糊的、非特异性威胁而又不知所措的一种不愉快体验，表现为对未来的莫名担忧。适度焦虑对人体是有利的，可以使人产生较高的毅力和警惕，增加抗击刺激的能力，保持自我稳定；但过度焦虑则对心身健康造成不良影响。

（一）焦虑的分类

一般说来，病人的焦虑可分三类：

1. 期待性焦虑

期待性焦虑指面临即将发生的但又未能确定的重大事件时的焦虑反应。常见于尚未明确诊断或初次住院的病人，不了解自己疾病性质和预后的病人等。

2. 分离性焦虑

病人住院，不得不和他所熟悉的环境或心爱的人分离，包括配偶、子女、亲朋、同事、家庭和单位等。这些原来的心理生活的支柱和环境，一旦分离，便会产生分离感。特别是依赖性较强的儿童和老年人，容易产生一些心理问题。

3. 阉割性焦虑

这是一种针对自我完整性的破坏或威胁所造成的心理反应，也属一种分离性焦虑。从自我的心理发展来看，躯体的完整性是自我完整性的一个重要部分。最易产生这类反应的是要进行手术切除某脏器或肢体的病人，他们的阉割性焦虑十分强烈。但有人对即使是抽血、引流、胸透等各种治疗、检查也认为是对躯体完整性的破坏。

焦虑反应的心理状态很复杂，一般说来会导致心理活动增强，以致忐忑不安，出现失眠，并伴有头痛。言语变化方面，有人变得越说越快，而不间断；有人声音提高；有人变得吞吐犹豫，难以用适当的词汇而口吃；注意力不集中，对简单的问题也难以回答。他们对医护人员，有的坦白承认恐惧；有的则极力否认焦虑的存在，他们不提任何问题，也避免谈论自己的病情；有人故作姿态来掩饰自己的焦虑；有的人则以敌意和攻击来反应自己所感受到的威胁；有人则提出不合理的特殊照顾等。

（二）引起焦虑的因素

（1）对疾病的病因、转归、预后不明确或是过分担忧。
（2）对某些对机体有威胁性的特殊检查不理解或不接受。
（3）手术所致焦虑。
（4）医院环境的不良刺激，易使病人心情不佳、情绪低落。
（5）某些疾病的临床表现如甲亢、更年期综合征伴有焦虑。
（6）特质性焦虑，与心理素质有关。

二、恐惧

恐惧指个体企图摆脱某种不良后果或危险而又无能为力时产生的紧张情绪。与焦虑不同，它有非常明确的对象，有比较具体的危险或威胁，威胁不存在时，恐惧也就消失。患者有害怕、回避、哭泣、颤抖、警惕、易激动等表现，并有一系列生理心理反应。生理方面：肌肉骨骼系统有肌张力增高、颤抖、坐立不安等；泌尿系统有尿频、尿急、尿失禁；心血管系统有心率加快、血压升高；呼吸系统有呼吸急促；消化系统有厌食、恶心、呕吐、腹泻或大便失禁；皮肤有发红或苍白、出汗、起鸡皮疙瘩。心理方面：烦躁、失眠、易激动、健忘、注意力集中到危险的刺激物，并有恐怖、忧虑和不安的感受。逃避或对行为失去控制，可能有攻击行为、退缩行为或强迫行为。

常见的恐惧的原因包括：医院特殊的氛围，有一定危险性的特殊检查、手术、预后不良或威胁生命的疾病等。如剖腹探查、骨髓穿刺、碘油造影、腔镜检查、放射治疗、截肢、摘除器官或切除病理组织等，确实给患者带来疼痛、不适和痛苦，导致其情绪过度紧张惧怕，不能主动配合，惧怕检查和治疗带来副作用，甚至担心再添新的疾病，影响诊疗的实施。临床上，以儿童、手术和癌症患者出现恐惧最为常见。

三、抑郁

抑郁是一组以情绪低落、闷闷不乐、忧愁压抑为特征的情绪状态。疾病对任何人来说都是一件不愉快的事，多数患者都会产生程度不同的抑郁情绪，但并非抑郁都是有害的。抑郁可使病人重新分配能量，具有保护意义，但在疾病恢复期，对患者的康复则是不利的。患者抑郁情绪的表现方式多种多样。例如，有的故作姿态，极力掩饰自己低落的情绪；有的表现为沉默寡言，对外界任何事物甚至是曾经自己特别喜好的事物都不感兴趣；而有的默默哭泣或哭叫连天；还有的患者由于身患重病、长期受疼痛折磨或久病不愈而自暴自弃，放弃治疗，甚至出现轻生的念头或行为。抑郁的反应强度与个人心理素质、应激源的强度和持续时间有关，耐受性差，对外界事物反应敏感，不善于表达和发泄的人较易产生抑郁。

常见的抑郁原因：危重患者或有机体功能严重丧失的患者如器官摘除、截肢、预后不良的病人；病情加重的患者；自身性格悲观、内向，缺乏自信的患者容易将事情想得过于糟糕而产生抑郁；激素变化如分娩后或绝经期的患者因为体内激素变化均可能发生抑郁；疾病无法治愈，长期忍受病痛折磨，对治疗丧失信心，回避或拒绝治疗的患者。

四、孤独感

孤独指希望与他人接触，但无力实现这种愿望时，产生的只身孤立的心理，它是一种消极的情绪。患者患病住院后，容易产生孤独的情绪，一个人生病而离开了家庭和工作单位，住进病房，周围接触的都是陌生人。病人恢复健康的希望落在医护人员身上，而现实的情况可能是医生每天仅在查房时和病人说几句话，护士定时打针送药，又极少言谈，家人工作繁忙少有时间来探望。这样病人自然容易产生一种孤独感。特别是小病室的患者，更易产生孤独感。老年病人也容易产生孤独感。患者言行上的表现为，特别希望与他人有更多的接触，但与人交往时又往往表现出退缩、胆怯，有问题不敢问，不随便与病友交谈，盼望着亲友来探视，渴望早日回家等。值夜班护士经常可以发现，有的患者睡不着觉就按呼叫铃找护士，也有些患者莫名其妙地在值班室门口站着，有的整夜难眠，烦躁不安，干脆起来踱步。有些患者表现出情绪低落、忧郁、被遗弃感、无安全感等消极情绪。行动上活动较少、注意力分散、无法做决定、易激惹。

五、愤怒

愤怒指一个人在追求某一目标的道路上遇到障碍、受到挫折的情况下所产生的负性情绪反应，多见于患病初期或疾病迁延不愈、治疗和康复受阻时。病人常感到愤怒。他可以为一些小事而发火，也可能为自己不能自理而恼怒。这种愤怒常伴随着认为自己患病是不公平的、倒霉的。这种莫名的怒火，可能是潜意识的，如幼儿出现的无理由的攻击性行为。他可向周围的人，如亲友、病友甚至医生、护士，毫无理智地发泄。愤怒还可以产生自我惩罚的行为，如拒绝正当治疗、逃避服药，甚至破坏正在采取的措施和已经取得的疗效。

导致愤怒的因素如下：

（1）环境因素：如遥远的路程，不便的交通，医院不良的环境，设备、仪器不能满足患者治疗的需要等。

（2）社会因素：如社会支持系统不足，社会对某些疾病的偏见，以及家庭关系紧张、经济负担沉重等。

（3）疾病因素：如无法治愈的疾病，或本人期望值过高无法实现目标，医疗护理失误等。

（4）医护患间的冲突：如在检查和治疗中缺乏沟通，治疗效果不佳，给患者带来不必要的痛苦或造成误会；还有个别医护人员对患者缺乏尊重、关心，或技术水平低、工作不负责任等。

六、否认心理

否认是一种比较原始而简单的防御机制，是借着个体在创伤情境下的想法、情感及感觉来逃避心理上的痛苦，或将不愉快的事件"否定"，当作它根本没有发生。否认不是把痛苦事件有目的地忘掉，而是把已发生的不愉快的事件或者对自己不利的事件加以否认，认为它根本没有发生过，以逃避心理上的刺激和痛苦，或者逃避他人的谴责，来获取心理上的暂时安慰。

否认常见的临床表现为：

（1）否认疾病的存在，尤其是患者在毫无思想准备的前提下，对医务人员做出的病情诊断，难以接受。常见于平时无自觉症状，体检时偶然发现的如癌症等预后不良的疾病。

（2）有些患者即使接受了疾病的诊断，但仍否认症状和危险的存在，或者存在着侥幸心理，希望是误诊或者认为医生总是喜欢把病情说得夸张严重些，拖延和拒绝就医，不按医嘱行事，以致危害到患者的健康状况。

（3）不愿谈及疾病或病情，采取不理会的态度和言论，不承认疾病对生活的影响，不承认自己对死亡或失去功能的恐惧。

（4）表现出不适当的情绪反应。否认是一种常见的心理防御机制。适当应用否认的心理防御机制对个体维持心理平衡有一定的作用，可以保护个体在面对剧烈的应激时不至于崩溃，为个体采取积极的应对措施赢得时间。但过度应用这种防御机制会妨碍个体对应激事件的积极应对，使个体的内心世界和现实世界脱节，产生消极后果。患者的否认心理对疾病起到贻误的消极作用，例如，有些癌症患者明知自己得了癌症心理上却不愿意承认，也不愿意接受治疗，导致癌症转移而死亡。

七、遵医行为问题

遵医行为问题指患者不遵从医嘱，或对医嘱内容不理解或是记不住医嘱内容。患者遵从医嘱是医疗工作达到预期目的的前提，临床表现为：

（1）患者或其家属表示对治疗不合作或不参与。

（2）患者对药物剂量、服法等记忆不清，尤其是在多种药物并服时，容易发生用错剂量、服错时间或违反服药禁忌等。

（3）患者擅自更改药物剂量或擅自停药、不按时服药等，使治疗没有达到预期效果。

（4）患者或家属对医务人员交代的事情不重视、不遵从，如不按时复查，不按医嘱饮食、运动等，导致疾病复发，或发生并发症，或预后不良等。

八、自我概念变化与紊乱

自我概念指一个人所有的关于自己的印象，也就是说自己如何看待自己，认为自己是一个怎样的人。它包括自我认识（自我评价）、自我体验（自信与自尊感）和自我监控。自我概念强的人，自尊心也强，但有时自尊与自信不足常交替出现。患病后，个体常会发生自我概念变化，对自我以及自我能力的评价处于紊乱状态，出现情景性自我贬低，主要表现为自尊心和自信心下降，自我价值感丧失。引起自我概念发生变化的原因主要有以下五个方面：

（1）疾病或其他异常。失去身体某部分，失去身体某种功能，患者对存在的或感知到的躯体结构或功能上的改变表现出羞辱感、窘迫感、厌恶。如脑血栓引起的半身不遂、大小便失禁，恶性肿瘤化疗导致的脱发等。

（2）手术引起的改变。整形手术改变了人的外表，如隆鼻、隆胸术；一些手术造口，如胃造口术、结肠造瘘、气管造口、人工肛门等。

（3）变性手术或人工流产，或某些治疗性手术而失去身体具有男性或女性特征的一部分。如女性的乳房、阴道、子宫，男性的阴茎、睾丸使患者自我性别意识出现混乱，认为自己已经不是男人或女人了，产生自卑感，性心理障碍等。

（4）失去身体其他明显部位如眼睛、鼻子、脸部烧伤等引起容貌的明显改变。有些截肢的患者对损伤的躯体部分不看也不挨，故意遮盖或过于暴露；严重时可出现自伤行为，如自残、有自杀企图、过食或绝食等。

（5）药物副作用。如皮肤的皱纹、"满月脸""水牛背"、脱发、多毛症等。

自我概念紊乱指个体在怎样感觉、怎样思考或怎样看待自己方面处于有危险或处于消极变化的状态，包括自我形象紊乱、自我认同紊乱、自尊紊乱、自尊低下等。具体表现为：经常会觉得自己和别人不一样，当别人盯着自己看的时候会觉得别人眼光异样，或是眼带嘲讽；因为自己的形象感到自卑，不愿意见人，害怕被别人讨厌、拒绝自己；不愿意碰到其他人，尤其不愿意碰到熟人；不愿意外出，不愿意与人沟通和交往；不愿意照镜子，不敢或不愿意直接看自己身体改变的部分；不愿意与别人谈论自己身体的改变，常常避开话题；不愿意接受矫治手术、矫治性帮助等。

第三节　患者常见心理问题的健康教育方法

一、焦虑的健康教育

要解除病人的焦虑情绪，必须认真分析产生焦虑的具体原因，有针对性的做好病人的心理疏导工作。

（1）通过焦虑量表评估焦虑程度，评估患者的焦虑程度面对不同性格特征的患者，采取不同的沟通方式，鼓励病人说出焦虑的原因和感受，有针对性的采取措施。焦虑的产生往往与知识的缺乏有关，因此，及时提供正确的知识，对焦虑的缓解非常重要。用患者可以理解的方式讲解相关的医学知识、心理学知识，并及时、耐心地回答患者提出的问题，纠正其错误认识，可明显降低患者的焦虑水平。

（2）建立良好的护患关系。护士用热情的态度接待患者，取得患者的信任，降低患者的焦虑水平。根据患者焦虑的原因，给患者详细介绍如治病流程、疾病相关知识（如疾病的治疗方案、疾病的转归、预后、康复等），解除患者的顾虑和担忧。给患者提供舒适和安全的环境，减轻负性环境对病人的不良刺激，使其心情舒畅。

（3）对患者家属的健康教育。告知家庭支持对疾病治疗和康复的重要性，家属应该经常来探望患者，多花时间陪伴患者，即使无法长时间陪伴在患者身边也可以通过其他方式，如打电话、网络等方式关心患者，表达对患者的重视和对患者的同情、关心，耐心倾听患者的感受，给患者营造一个温馨、积极向上的家庭氛围，学习疾病的康复护理措施，并很好地配合医院进行医疗护理。

（4）减少或消除不利的应对策略。鼓励病人表达感受，在接受特殊检查或手术前，告知患者检查的方法和注意事项、手术前注意事项、手术成功的例子。在患者出现焦虑症状时，不觉得患者小题大做或心理素质不佳，在焦虑症状消失时给予肯定，鼓励病人参加社会活动，重新体现自身价值。

（5）对因某些疾病变化所致的焦虑，应指导患者积极配合治疗原发疾病。

二、恐惧的健康教育

（1）注意观察患者是否有恐惧心理，取得患者的信任，鼓励患者说出内心的真实感受以及恐惧的原因。

（2）针对引起患者恐惧的原因，设法缓解或消除恐惧。例如，患者对医院特殊氛围的恐惧，在患者入院后，鼓励其主动认识和适应新环境，消除环境中的威胁性刺激，尽量维持原有的生活规律。安排病房时，尽量安排病情相似或疾病相同的患者在同一病房，可加强病友间的交流，增强战胜疾病的信心。危重病人应当安置在危重病房，以免抢救的情形对其他病人造成不良影响；个人受到不良刺激时，让病人离开刺激源，倾听病人的诉说或使其保持安静，陪伴病人直到恐惧消失，并给予心理支持。

（3）在诊治、手术和护理前，向病人说明其基本步骤、合作方法及注意事项，使病人有充分的心理准备，应对各种处置中遇到的问题。

（4）教会病人控制恐惧的方法。教会病人放松技术，如深呼吸放松、肌肉放松、听音乐、散步等技术放松；将注意力转移到愉快的事件上，降低恐惧。

三、抑郁的健康教育

（1）当发现患者情绪低落、闷闷不乐或者有意无意表达自己的悲观情绪时，要引起重视。通过陪伴、倾听、关心、安慰、支持鼓励使患者产生安全感，增强患者生活信心，激发生活动机。

（2）对相关疾病知识的指导解释能帮助患者正确认识和对待自身疾病，主动配合治疗。

（3）帮助排除或减轻患者的实际困难，帮助他们取得亲属、朋友和社会的支持，可减轻心理压力。

（4）鼓励患者多与其他人沟通和交流，改善患者的人际交往能力和适应能力，发现患者的各种优点和各种进步的表现，并给予肯定和鼓励，消除患者的自卑心理，增强自信。

（5）指导患者尽量避免独处，少接触悲伤、消极的人或事物，改变娱乐方式如多看喜剧、笑话，多与乐观开朗的人在一起交流。参加能够使自己欢愉的活动，如轻松的运动、打球、看电影或社交，注意不要太劳累。

（6）指导患者不要给自己太大的压力，凡事不用追求完美，不要给自己设定难以达成的目标或让自己承担太多的责任，不要对自己期望太高，期望太高会增加挫折感。当出现抑郁情绪时，要尽量宽慰自己，不要因为内心抑郁而更加自责。

（7）注意观察患者情绪变化和异常举动，对抑郁严重的患者应指导患者及时寻求心理治疗，严防患者自杀。

四、孤独感的健康教育

（1）医务人员多跟患者进行沟通交流，医生查房时多跟病人就疾病、病情、治疗方案等进行详细的说明。护理人员在进行各项治疗操作时，跟患者解释、交流，平时多陪患者聊天。聊天的过程中顺便就患者的疾病、治疗护理配合注意事项、康复护理等进行健康教育，评估导致患者孤独的直接原因和促发因素。鼓励病人表达孤独的感受，宣泄内心的痛苦；与病人讨论导致孤独的原因，如社交接触障碍、社会支持资源的不足、近期生活的变化等，以消除患者的孤独感。

（2）告诉患者家属、亲友等，多抽时间来探望陪伴患者，尤其是老年或儿童患者，在患病的时候更容易产生孤独感，处在陌生的环境，害怕被家人遗忘或遗弃，没有安全感，这个时候更希望有家人的陪伴，陪他们说说话，获得心理上的支持和安慰。家人的支持和鼓励是消除患者孤独感的有效方法。而现代社会，节奏快、压力大，很多人都忙于工作，抽不出时间来探望、陪伴家人，把照顾患者的任务交给护工或保姆等，因此，对患者家属进行健康教育，说明家人对患者的陪伴和安慰对患者的心理支持是别人无法代替的。

（3）促进患者与他人交往。对有孤独感的患者，尽量不安排患者在单人病房或小病室，将患者安排与乐观开朗的人同病室，用其他人的快乐乐观情绪来感染患者，鼓励患者交朋友，加强病友间的交流和互助。对因自己身体原因如有口臭、身体有异味、外貌发生改变不敢与人交往的患者，设法通过积极的治疗和护理改善身体的变化，消除患者的自卑感，促进其与他人交往。鼓励患者发展适合自己的兴趣爱好，选择适合的娱乐休闲活动，如书法、绘画、看书报、看电视、下棋等。

五、愤怒的健康教育

（1）理解患者的情绪。一般情况下，患者的愤怒都是有原因的，发怒是内心情绪的一种宣泄，也是患者的一种心理防御机制。此时，护士不能失去耐心，也不能因为将怒火发泄在自己身上而记恨在心，对患者不闻不问或者对患者唯恐避之不及。有时候患者通过愤怒情绪的表达，只是在掩饰内心的脆弱，期望通过愤怒引起周围人的注意。护士应尽量让患者表达或发泄愤怒和不满，对患者的遭遇或痛苦表示同情和理解，待患者情绪稳定后，真诚与患者沟通，了解患者愤怒的原因，解决他们的问题，缓解他们心理上的压力，使其身心尽快恢复健康。

（2）加强医患沟通。有时候患者的愤怒情绪是由于医患沟通不足造成的，如认为疾病治疗效果不佳、医护人员对其关心不够、医院就诊流程复杂繁琐给患者带来很多不便、医护人员因技术不娴熟给患者带来不必要的痛苦等。当患者或家属通过愤怒表达对医护工作不满的时候，说明医院的服务质量及服务态度还有待提高，工作环节还不够完善，因此，应该加强医患沟通，运用倾听的技巧，主动耐心地听取病人和家属的抱怨，了解患者内心对医疗护理工作有何意见，尽可能地改进，让患者参与到疾病治疗和护理方案当中来，并对患者的病情、治疗进展等做出合理的解释，消除不必要的误会。

六、否认心理的健康教育

（1）否认是一种常见的心理防御机制。一般人最初得到不幸的消息时都会不相信或者反问：不会吧？是真的吗？怎么可能？因此，患者最初得知某些不幸的消息时，出现否认心理是很正常的，可能对患者的心理具有一定的保护作用，护士以表示理解，不必立刻处理。给患者一定的时间，让患者自己慢慢去接受和消化现实，并对患者的遭遇表示理解和同情。更不要直接就否认患者的想法，在患者还没有做好充分的心理准备之前，应避免强迫患者面对现实或谈及患者不愿面对的问题，以免加重患者的焦虑情绪，甚至使患者情绪崩溃，做出过激行为。

（2）不立刻拆穿患者的否认情绪，不代表一直不处理。发现患者长期处于否认状态，以至于影响了疾病的治疗，就需要加以干预。这时候应该与患者建立良好的护患关系，取得患者的信任，提供机会让患者表达内心的恐惧和焦虑，鼓励患者逐渐面对问题或表达对某个问题的关心，跟患者耐心解释。例如，患者否认自己的疾病，可以告诉患者这个疾病并没有患者想象得那么糟糕，现今医疗技术水平不断提高，医护人员会能尽可能地帮助患者解除痛苦，恢复健康，即使现阶段无法解决的问题，医疗技术水平也在不断发展和进步，也许在今后的某一天就能解决，因此患者要保持乐观的心态，要有战胜疾病的信心。

（3）若患者情绪稳定，提出他所否认的问题或者表达对该问题的关心时，应该提供有关的指导和必要的心理支持。例如，和患者一起商讨制订疾病的治疗护理方案，耐心倾听临终患者的倾诉，满足其情感需要，与其谈论有关死亡的话题，使临终患者能坦然面对死亡等。

七、遵医行为问题的健康教育

（1）如患者需服药，护士首先应该说明药物的作用、用法以及副作用等，发药者应在药袋上注明服用剂量、次数、服用时间、服用前后的注意事项。必要时，请患者复述一遍，以了解患者是否真正清楚。耐心回答患者的疑问，保证患者对医嘱的所有内容有一个清楚的理解。做好指导工作，指导家庭治疗的病人和家属记录服药反应的情况。请病人按时复诊以便了解病人遵从治疗情况及疗效。

（2）评估患者的年龄、疾病、依从性等，了解清楚患者不遵从医嘱的原因。例如，因患者年龄或疾病导致记忆力下降，或因患者注意力不集中而导致记不住医嘱，护士可以重复说明，反复强调，并充分强调其重要性，以加深患者的记忆。必要时，需向照看患者的家属交代清楚用药的时间、剂量、药品种类，并请家属一定督促患者按时服药。护士交代注意事项时，尽量避免使用患者或家属不能理解的医学术语，而应该通俗易懂，使者和家属充分理解讲话内容。

（3）如患者不合作，应分析患者不合作的原因，以便采取有针对性的措施。分析患者的不合作行为是有意还是无意，是因为对治疗措施心存疑虑还是由于不清楚医嘱的具体内容，是否有其他的影响因素，如医患关系、经济问题等。向患者说明不遵从医嘱的后果，与患者共同讨论并修订治疗方案。观察病人执行新治疗措施后的效果及其反应，若有异常情况及时通知医生。

八、自我概念变化与紊乱的教育

自我概念紊乱可能是患者负性情感反应和消极行为的潜在原因，护理人员要注意分析不同自我概念改变对不同患者的影响，积极采取针对性的护理措施。例如，鼓励患者表达自己的感觉，指导患者正确地评价自己；应用心理治疗的方法，帮助患者分析自身的优缺点，客观评价自身情况；改变不正确的思维模式，学会在面对挫折时，变通地看问题；接受真实自我，改变过分的自我要求，建立自己的社会支持系统。

参考文献

[1]《心理学百科全书》编辑委员会. 心理学百科全书［M］. 杭州：浙江教育出版社，1995.

[2] 陈华. 大学生职业生涯规划［M］. 成都：四川大学出版社，2009.

[3] 陈华. 创新人格研究综述［J］. 西南民族大学学报：人文社科版，2011（10）.

[4] 陈华. 在心理健康教育中培养大学生的创新心理素质［J］. 毛泽东思想研究，2011（10）.

[5] 宁维卫，陈华，陈丽. 大学生心理健康与成才［M］. 北京：高等教育出版社，2012.

[6] 王鉴忠，等. 心理资本对大学生职业生涯发展的作用机理［J］. 辽宁大学学报，2011（3）.

[7] 王伟红，等. 生物反馈疗法干预医学生考试焦虑效果评价［J］. 临床身心疾病杂志，2007，13（4）.

[8] 叶建琴，等. 国内护理本科生心理健康的研究进展［J］. 护理研究，2009，23（4）.

[9] 周红，杨英，姚欢，等. 护理专业学生心理健康状况调查［J］. 贵阳医学院学报，2007，32（3）.

[10] 吴花林，刘金泉，孙永胜，等. 护理专业大学生心理状况应对方式调查［J］. 中国健康心理学杂志，2011，19（7）.

[11] 孙海娅. 463 名护理专业大学生心理健康状况的调查［J］. 中国校医，2010，2（8）.

[12] 石林. 职业压力与应对［M］. 北京：社会科学文献出版社，2003.

[13] 史瑞芬. 护理人际学［M］. 北京：人民军医出版社，2013.

[14] 周毅，申群太. 人际交往与医患沟通［M］. 北京：北京大学医学部出版社，2011.

[15] 费凯红. 针对实习护士特点开展临床带教［J］. 护理教育，2004，10

(8).

[16] 尹毅，王娟. 高职护生各学习阶段心理特征的探讨 [J]. 卫生职业教育，2006，24 (19).

[17] 孔淑敏. 如何培养临床护理人员良好的心理素质 [J]. 医学信息，2013 (2).

[18] 宋建华. 护生毕业前心理调整初探 [J]. 卫生职业教育，2003，21 (11).

[19] 刘静. 护理专业学生心理健康状况研究进展 [J]. 心理医生，2011 (8).

[20] 陈君. 大学生闲暇生活与闲暇教育研究综述 [J]. 湖南师范大学教育科学学报，2011 (5).

[21] ELLIS, BERNARD. Clinical application of rational [J]. Emotion Therapy, 1985.

[22] 李践. 做自己想做的人 [M]. 北京：中信出版社，2001.

[23] 拓维文化. 大学生心理问题调查 [M]. 北京：中国纺织出版社，2000.

[24] 李志强. 试析大学生人格障碍的成因及 [J]. 零陵学院学报：教育科学，2004，2 (3).

[25] 周云峰. 谈大学生的自我意识缺陷与调适 [J]. 黑龙江教育学院学报，2004，23 (6).

[26] 敖小兰，石竹屏. 心理学中人格评估法综述 [J]. 重庆交通学院学报：社会科学版，2004，4 (2).

[27] 龚艺华. 大学生人格发展的现状、原因及教育对策 [J]. 理论界，2008 (6).

[28] 李彦章. 在临床应用中的人格评估 [J]. 国外医学社会（医学分册），1999，16 (2).

[29] 郭瑛. 三种人格评估方法述评 [J]. 江苏工业学院学报，2003，13.

[30] 张小明，王福，梁振. 大学生健康人格特征培养 [J]. 中国论文下载中心，2008 (12).

[31] 樊富珉. 大学生心理健康教育研究 [M]. 北京：清华大学出版社，2005.

[32] [美] JERRY M BURGER. 人格心理学 [M]. 北京：中国轻工业出版社，2010.

[33] 孟昭兰. 情绪心理学 [M]. 北京：北京大学出版社，2005.

［34］张易山. 受益一生的情绪管理课［M］. 北京：中国华侨出版社，2012.

［35］穆阳. 自控力：如何掌控自己的情绪［M］. 北京：中国妇女出版社，2013.

［36］李媛. 心理健康与创新能力［M］. 北京：科学出版社，2012.

［37］徐彬月，张雯，张鑫. 护士情绪调节与临床沟通能力的关系调查研究［J］. 护理实践与研究，2013，10（1）.

［38］张小青，刘桂萍，潘玲. 护生情绪智力现状调查分析［J］. 全科护理，2013，11（6）.

［39］王梦华，王少华. 略谈护士专业学生情绪的调控与培养［J］. 新职教，1999（4）.

［40］［美］西华德. 压力管理策略：健康和幸福之道［M］. 5 版. 许燕，等，译. 北京：中国轻工业出版社，2008.

［41］蓝采风. 挑战压力［M］. 北京：中国纺织出版社 2001.

［42］PHILLIP L RICE. 压力与健康［M］. 石林，等，译. 北京：中国轻工业出版社，2000.

［43］杰勒德·哈格里夫斯. 压力管理［M］. 刘学正，译. 北京：中国社会科学出版社，2001.

［44］吴薇莉，陈秋燕. 心理素质教育与训练［M］. 成都：四川科学技术出版社，2005.

［45］桑作银，汪小容. 大学生人际交往心理学［M］. 成都：西南财经大学出版社，2007.

［46］何贵蓉. 护理本科生的压力源和心理健康的调查研究［D］. 西安：西安交通大学，2002.

［47］孙雪芹，施建农. 我院 60 名本科实习男护生压力源和压力水平的调查分析［J］. 中华护理杂志，2009，44（3）.

［48］李俊娇. 医学生的社会支持、应对方式与压力［J］. 医学研究与教育，2012，29（6）.

［49］侯慧，程雅璐，姜峰. 医学生压力级压力源相关分析［J］. 中国校外教育（下旬刊），2011，9（20）.

［50］孙红. 护理专业学生压力源及相关因素的调查分析［J］. 护理实践与研究，2010（10）.

［51］于永菊. 医学生压力源、自我和谐与压力应对方式的路径分析［C］. 增强心理学服务社会的意识和功能——中国心理学会成立 90 周年纪念

大会暨第十四届全国心理学学术会议论文摘要集. 北京，2011.

[52] 陈婷婷，等. 医学生压力现状及影响因素 [J]. 中国公共卫生，2010 (11).

[53] 李玉蓉，赵丰. 医学生压力状况及其影响因素 [J]. 中国健康心理学 杂志，2012，20 (12).

[54] 贺淑曼. 健康心理与人才发展 [J]. 中国人才，1998 (7).

[55] 卢艳荣，李淑环，刘凤阁. 大学生网络成瘾与心理健康关系研究 [J]. 医 学研究与教育，2009，26 (1).

[56] 张聚华. 网络对大学生心理健康的影响及教育对策 [J]. 重庆科技学 院学报，2009 (6).